DE VULNERABLES A PODEROSOS

© 2024 Jordi Varela i Pedragosa

© 2025 Xavier Canyada, por la traducción

© 9 Grup Editorial
Lectio Ediciones/Angle Editorial
c. Mallorca, 314, 1.º 2.ª B
08037 Barcelona
T. 93 363 08 23
www.lectio.es
lectio@lectio.es

Diseño de cubierta: Juan Mauricio Restrepo

Primera edición: octubre de 2025
ISBN: 978-84-18735-89-9
DL T 876-2025
Impreso en Romanyà Valls, S. A.

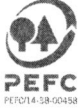

PEFC Certificado
El papel utilizado procede
de bosques gestionados
de forma sostenible
PEFC
PEFC/14-38-00458 www.pefc.es

Jordi Varela

DE VULNERABLES A PODEROSOS

La apasionante lucha de la humanidad por la salud y la vida

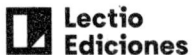

Lectio Ediciones

Contenido

TRES CIFRAS PARA EMPEZAR 15

DETERMINANTES 21

Pobreza, 23 · Comida, 25 · Violencia, 28 · Eugenesia, 32 ·
Little Boy, 37 · Acceso, 41

ACTORES 45

Mujeres, 50 · Criaturas, 53 · Gente mayor, 57 · Comunidad, 62 ·
Pacientes, 65 · Médicos y médicas, 71 · Enfermeras y enfermeros, 75 ·
LGTBIQ+, 78 · Diferentes, 84 · Indígenas, 87 · Esclavos, 91 ·
Migrantes, 94 · Presos, 97 · Vulnerables, 100 · Techo, 104

CREENCIAS 107

Divinidades, 109 · Humores y miasmas, 112 · Remedios, 115 ·
Alternativas, 118

CIENCIA 123

Cuerpo humano, 127 · Células y tejidos, 131 · Experimentar, 134 ·
Suciedad, 135 · Microorganismos, 139 · Mendel, 143 · Antibióticos, 146 ·
Causalidad, 151 · Herencia, 154 · Homologación, 159 · Evidencia, 163 ·
No lo sabemos todo, 165

EPIDEMIAS 167

Plaga bíblica, 170 · Peste negra, 172 · Peste blanca, 175 ·
Vacuna viene de vaca, 180 · Fuente de Broad Street, 182 ·
Mosquitos, 185 · Venus y Mercurio, 186 · Jinete pálido, 193 ·
Patentes, 197 · FDA, 201 · Estómago, 204 · Sitiados, 206 · Sur, 211 ·
Hilillos de plastilina, 213 · No lo puedo dejar, 218 · No puedo más, 221 ·
Corazón, 228 · Insulina, 232 · Cronicidades, 235 · Cáncer, 237 ·
Yatrogenia, 242 · Final, 244

INGENIO 251

Asepsia, 255 · Anestesia, 261 · Física, 265 · Tóxicos, 267 ·
Cirugía radical, 272 · Sangre, 276 · Cuanto antes mejor, 281 ·
Tubos, 284 · Bacterias esclavas, 289 · Electricidad, 291 · Filtros, 296 ·
ECMO, 299 · Manualidades, 302 · Compartir, 306 · Acoger, 310 ·
Rehabilitar, 316 · No sabemos bastante, 319

¿Y AHORA QUÉ? 321

TRES REFLEXIONES PARA TERMINAR 331

Notas 335

Bibliografía 367

Agradecimientos 381

A Gemma

«No estaba lejos, no era difícil.»
JOAN MARGARIT

Este libro es un conjunto de ochenta relatos breves que hablan de cómo los hombres y las mujeres han luchado, y luchan, para defender sus vidas y las de los suyos. El conjunto de la obra es comparable a un ser vivo en el que cada célula (los relatos) tiene vida propia, pero ello no impide que todas ellas se coordinen para formar un órgano (los capítulos) que, a su vez, tiene también un sentido en sí mismo.

TRES CIFRAS PARA EMPEZAR

Hace diez mil años la humanidad se fue asentando a lo largo de los ríos y las costas de todo el planeta, contando con una población que apenas llegaba a los cinco millones de personas, un número que fue aumentando, de manera casi imperceptible, durante siglos y siglos, hasta que en 1800 alcanzó los mil millones, en 1930 los dos mil y en 2022 los ocho mil. No es de extrañar, por tanto, que la de los ocho mil millones de mujeres y hombres que hoy nos amontonamos, sobre todo en ciudades y suburbios, sea la primera de las tres cifras que he escogido para enmarcar los contenidos del libro.

Una vez que ya sabemos cuántos somos, ahora habría que averiguar cuánto tiempo vivimos. Las estadísticas dicen que a principios del siglo XIX, cuando muchos campesinos morían de hambre y los niños aún trabajaban en las minas, la esperanza de vida era de tan solo treinta años. Esto no significa que la mayoría de las personas murieran a los treinta años, sino que esta cifra venía condicionada por el hecho de que la mitad, o más, de los bebés morían al nacer o poco después. En cambio, las criaturas que superaban este primer escollo podían vivir hasta los cincuenta, los sesenta o los setenta años. Todo hace pensar que esta perspectiva se mantuvo, más o menos, inalterable desde el principio de los tiempos, hasta que a lo largo del siglo XIX se observó un incremento lento y sostenido de la esperanza de vida, que alcanzó los cuarenta años a mediados del siglo XX. Pero el cambio fuerte llegó en los años sesenta del siglo pasado, cuando los países contendientes en la Segunda Guerra Mundial, agotados de tanta destrucción, se apresuraron a desplegar políticas que propiciaban el bienestar e incentivaban el consumo, y en ese nuevo clima la esperanza de vida se fue elevando hasta llegar a los setenta y dos años actuales. Es decir, que ahora no solo somos ocho mil millones, sino que, además, vivimos más del doble que hace apenas doscientos años.

Para buscar una tercera cifra igual de relevante, me gustaría que, como yo, confiaras en Thomas McKeown, un epidemiólogo británico del siglo pasado que investigó cuál era la causa de la mejora de la esperanza de vida que se había observado en Inglaterra y Gales durante el siglo XIX, y concluyó que el factor más influyente había sido que la gente pobre había empezado a comer más y más variado, lo que, según él, contribuyó decisivamente a reducir la incidencia de muchas enfermedades infecciosas mucho antes de la aparición de los antibióticos. También especificó que otro elemento clave para los buenos resultados en salud habían sido las infraestructuras que las autoridades municipales, con la finalidad de evitar brotes de cólera y de tifus, habían construido para separar las aguas fecales de las de consumo.

Según McKeown, las mejoras de las condiciones sociales e higiénicas, además de comportar un desarrollo económico más favorable, eran más beneficiosas para la vida de los humanos que los siempre admirados avances médicos. Esta tesis, conocida como la de la medicina social (que fue, de hecho, el título de su libro), era absolutamente contracultural, y por ese motivo McKeown tuvo que enfrentarse a la corriente de pensamiento mayoritaria, que defendía justamente la idea contraria. Es decir, que eran las novedades científicas las que favorecían que la gente viviera más. En esta dialéctica entre la visión social y la médica, el epidemiólogo británico contó con pocos pero notables adeptos, entre los que destacó el filósofo austríaco Ivan Illich, reconocido, entre otras cosas, por sus posiciones contrarias a las actuaciones médicas poco sustentadas. Para remachar el clavo de la medicina social, en 1974 Marc Lalonde, por entonces ministro del gobierno canadiense, propuso que las políticas de salud no se ciñeran a los servicios sanitarios, sino que se ampliaran a los determinantes más influyentes, como los sociales, los económicos, los culturales y los medioambientales. Fue a partir del informe Lalonde cuando la tesis de la medicina social de McKeown fue ganando terreno, y hoy ya es universalmente aceptado que los determinantes sociales influyen en un 75%, o más, en la salud de las poblaciones, una cifra lo bastante contundente como para obligarme a echar una ojeada a las miserias que golpean la sociedad, antes de analizar las aportaciones de la medicina a la lucha por la vida.

DETERMINANTES

Los seis relatos que vienen a continuación tienen que ver con algunos de los diferentes condicionantes sociales que han influido poderosamente en la vida y en la muerte de las personas, como la pobreza, la comida, la violencia, la eugenesia, el riesgo de guerra nuclear y la falta de acceso a los servicios de salud.

Pobreza

De todos los determinantes sociales, la pobreza es la característica que explica mejor la mala salud de una sociedad. Dicho de otra manera, la renta influye de manera decisiva en la esperanza de vida, una asociación que es tan obvia que no hace falta perder tiempo en justificarla. Todas las sociedades que han conformado la historia de la humanidad (feudales, capitalistas y comunistas) han mantenido la distribución desigual, y con frecuencia muy desigual, de la riqueza como un mal necesario, con lo cual los desheredados, los obreros y los indigentes han tenido que espabilarse contando con casi nada, o con nada en absoluto.

Para entender cómo se estructura hoy la población mundial según las rentas, te propongo una mirada al modelo de cuatro niveles del profesor sueco de salud global Hans Rosling, en el que nos dice que aproximadamente mil millones de personas viven con una renta por debajo de los dos dólares al día, un nivel de pobreza extrema (nivel uno); tres mil millones salen adelante con unos ingresos superiores a dos dólares pero inferiores a ocho (nivel dos); dos mil millones cuentan con más de ocho dólares pero con menos de treinta y dos (nivel tres); mientras que mil millones viven con más de treinta y dos dólares al día (nivel cuatro).

Un detalle interesante de la propuesta de Rosling es que esta parrilla de grupos de renta no demoniza países, sino que permite analizar la proporción de los cuatro grupos dentro de cada país o ciudad. Pongamos por caso, cuántas personas de nivel uno (menos de dos dólares por día) viven en Quebec, o cuántas de nivel cuatro (más de treinta y dos dólares por día) viven en Burundi. En esta misma línea, los informes anuales de la OCDE ofrecen una buena fuente para, yendo más allá del dinero, detectar correlaciones entre el nivel formativo de los jóvenes y su mortalidad, con el dato sobrecogedor que muestra que las personas que solo han cursado primaria viven, de promedio, cinco años menos que los universitarios.

Las estadísticas reflejan que el número global de pobres extremos de la Tierra se ha ido reduciendo, lo que no impide que, a nivel global, las desigualdades no dejen de aclimatarse a los nuevos tiempos, ya que los ricos de ahora tienen más capacidad de ser mucho más ricos que los de antes, mientras que muchos de los pobres de hoy han evolucionado desde la miseria rural hasta la de los suburbios, con acceso a móvil, obesidad y drogas. El mundo de hoy, el de los grandes avances tecnológicos, sorprendentemente continúa sin darse cuenta de que, si la riqueza no se distribuye de manera más generosa, todas las políticas que los gobiernos diseñen para mejorar la salud de las poblaciones fracasarán.

La teoría social de McKeown y el informe Lalonde actúan de manera inapelable. No importa cuántos hospitales construya un país, si no es capaz de generar una economía productiva sin corrupciones y respetuosa con el medio ambiente, una distribución social de la riqueza, una escuela pública de calidad y una política de viviendas dignas para todo el mundo.

Comida

La revolución agrícola hizo crecer la cantidad total de comida a disposición de los humanos, pero en cambio redujo su variedad, de manera que había sociedades enteras que pasaron a depender exclusivamente del trigo, del arroz, de la cebada o de la patata. Los nuevos campesinos se habían asentado para dejar atrás las penurias del nomadismo, pero se encontraron con una nueva realidad en la que trabajaban más, comían menos variedad de alimentos y estaban más expuestos a las plagas y más subyugados a los designios de los señores de la guerra.

Son muchos los que afirman que las sociedades cazadoras-recolectoras previas a los asentamientos agrícolas disfrutaban de una alimentación más variada que los campesinos, a pesar de que el hecho de no disponer de despensa les provocaba muchos quebraderos de cabeza. En este sentido, Ötzi, el hombre congelado que dos turistas alemanes encontraron en un glaciar de los Alpes italianos, ha sido una oportunidad para comprobar esa tesis. Hay que decir que el ejemplo de Ötzi tiene limitaciones, dado que vivió en tiempo de asentamientos, pero por lo visto fue un guerrero que, cuando patrullaba por cimas y glaciares, se debió de alimentar como lo hacían sus antepasados cazadores-recolectores. Los investigadores, después de analizar el ADN de los restos estomacales de Ötzi, concluyeron que había comido carne de rebeco y de ciervo, además de maíz salvaje, endrina y diversos tipos de raíces. Vaya, un hallazgo sorprendente, porque no creo que los campesinos de la época tuvieran la oportunidad de disfrutar de un menú con vegetales, dos tipos de carne, pan y postres.

Para ampliar la mirada sobre cómo era la alimentación en la antigüedad, te propongo ir a la ciudad y bajar a las cloacas del coliseo romano, donde, por los restos hallados, los arqueólogos han deducido que los espectadores consumían aceitunas, higos, uvas, melocotones, ciruelas, nueces, cerezas, avellanas y moras. También creen que se hacían barbacoas de carne. Todo induce a pensar que cuando los romanos iban a ver a los gladiadores comían mucho más sano que los ciudadanos del mundo de hoy, que cuando van a las cantinas de los estadios tienen una oferta que pivota alrededor de hamburguesas, frankfurts, patatas fritas, kétchup y helados.

Al margen del asunto de la variedad, a lo largo de la historia los plebeyos más bien han pasado hambre, y con mucha frecuencia han tenido que sobrevivir con una ración diaria de gachas, con el añadido escaso de lo que podían pillar por mercados y basureros. La plebe era un estrato social debilitado por la escasez alimentaria y, por tanto, muy expuesto a contraer infecciones. Entretanto, en sus castillos, los señores disfrutaban de comidas cargadas de grasas, proteínas y alcohol, que los inducían a sufrir enfermedades relacionadas directamente con la dieta nobiliaria, como los ataques de gota o de corazón.

Los episodios de hambre siempre habían constituido una gran amenaza que se hacía realidad cada vez que las circunstancias se volvían desfavorables. Si fallaban las lluvias o llegaba una plaga de langostas, ya era motivo suficiente como para que los campesinos, con sus graneros vacíos, murieran a espuertas. Entre las hambrunas documentadas por los historiadores, vale la pena destacar algunas de las más crueles, como la de Irlanda de 1845, cuando un hongo destruyó la cosecha de patatas y murió un millón de los ocho millones de habitantes que tenía la isla, o las sucesivas hambrunas de la India provocadas intencionadamente por la administración colonial británica, con un resultado estimado de entre treinta y cuarenta millones de muertos, o el período nefasto del Gran Salto Adelante de la China de Mao, que se inició en 1958 y duró tres años, cuando, por un error en la planificación gubernamental, murieron de hambre hasta cincuenta millones de personas. Para terminar esta recopilación tan triste, cabe hacer una mención especial a los episodios que, desde 1970, golpean sucesivamente el África oriental, con una situación endémica de hambre provocada por una sequía persistente, las guerras locales y la corrupción de los gobernantes.

En la actualidad, salvo los mil millones de personas que viven en la pobreza extrema, con una vulnerabilidad nutricional comparable a la de los plebeyos de la edad media, el resto de los habitantes de la Tierra estamos sometidos a una presión exagerada de la oferta nutricional, con bebidas azucaradas, comidas rápidas, alimentos precocinados y pastelería industrial, y lógicamente somos carne de cañón para la diabetes, la obesidad y las enfermedades coronarias. Nada demasiado diferente de lo que les pasaba a los señores feudales con sus ataques de gota y de corazón.

Pese a las abundancias del mundo de hoy, las Naciones Unidas consideran que, aún actualmente, un 16% de la mortalidad mundial está relacionada con el hambre, una cifra que debería remover conciencias, especialmente cuando un estudio revela que un 17% de la producción mundial de alimentos se derrocha. Según los historiadores Will y Ariel Durant, si los conocimientos agrícolas existentes se aplicaran en todas partes, el planeta podría alimentar al doble de su población. Cifras aparte, todo hace pensar, por desgracia, que las bolsas de hambre, y la pobreza que las sustenta, persistirán en el mundo de la inteligencia artificial.

Violencia

La naturaleza es violenta. Animales y plantas luchan para defender su territorio y para obtener alimentos, mientras que los depredadores, más agresivos, matan para comer. Los humanos, por su parte, tienden a matarse entre ellos, algo que con frecuencia hacen con una crueldad terrorífica. La violencia entre humanos más común se da, lógicamente, por el territorio y por la comida, pero a veces surge por razones estrictamente étnicas y culturales. Para ilustrar la gravedad de este fenómeno he escogido algunos ejemplos de genocidios de la era moderna, en los que los genocidas han matado al por mayor, porque sencillamente se encontraban en una posición privilegiada respecto de sus víctimas. Empecemos por el Ku Klux Klan, una organización secreta estadounidense que, después de la guerra civil de aquel país, no aceptó la abolición de la esclavitud y se dedicó a atemorizar a las comunidades negras. Se estima que, a lo largo de su dilatada trayectoria, el Ku Klux Klan ha asesinado a más de veinte mil personas, cosa que, siempre que ha podido, ha hecho mediante vejaciones y torturas. En el otro lado del mundo, el Imperio otomano, del que la Turquía de hoy sería la heredera, orquestó el genocidio del pueblo armenio, una operación que causó la muerte de más de dos millones de personas, muchas de las cuales fueron deportadas en condiciones extremas y acabaron muriendo por inanición y frío.

El Holocausto de los nazis contra los judíos, con más de seis millones de víctimas, es otro ejemplo de genocidio planificado, esta vez con mentalidad industrial. Una represión sistematizada que comportó mucho sufrimiento al pueblo judío, que de repente se sintió odiado por quienes habían sido sus vecinos. La deshumanización del oponente, un clásico en la cultura militar, fue el recurso más empleado por los nazis para justificar las cámaras de gas y los hornos crematorios.

En la Unión Soviética, la represión política se mantuvo activa a lo largo de los setenta años de existencia de aquel imperio comunista, aunque su punto álgido tuvo lugar durante la presidencia de Stalin. La represión soviética se basaba en una operación persistente de deportaciones y de eliminación de disidentes y de minorías étnicas, con un resultado estimado de tres millones de víctimas, un fenómeno que tuvo una réplica china durante la Revolución Cultural de Mao Zedong y Jiang Qing, su cuarta esposa, con una mortalidad que, según algunos, pudo llegar a los veinte millones de personas. Pero en el mundo comunista hubo aún otra locura sanguinaria más macabra que las de Stalin y Mao, la de los jemeres rojos de Camboya, que mediante un plan de exterminio lograron liquidar a más de tres millones de camboyanos, una cifra que equivalía a un tercio de la población de aquel pequeño país.

A pesar de este pasado terrorífico, los genocidios no se detienen. En este punto quiero recordar que mi generación ha visto en directo la masacre de Srebrenica durante la guerra de Bosnia, con la ejecución de ocho mil musulmanes que los serbios llevaron a cabo en un par de días; el genocidio de Ruanda, en el que un millón de tutsis fueron asesinados a hachazos y machetazos por grupos de hutus enloquecidos; el de la operación de limpieza religiosa del gobierno budista de Myanmar contra el pueblo rohinyá, de confesión musulmana, con más de veinticinco mil víctimas y casi un millón de desplazados; o el del pueblo de Gaza a manos del ejército israelí.

Los ejemplos que he elegido son todos de la era moderna, pero si miramos atrás nos resulta fácil adivinar que cualquier tiempo pasado fue peor. En el año 121 antes de Cristo, tres mil seguidores de Tiberio y Cayo Graco fueron asesinados por un decreto del Senado romano. Décadas después, Julio César, en una de sus conquistas, hizo amputar las manos de dos mil prisioneros, en un acto de violencia gratuita, que fue visto como normal en una época en la que las torturas, las luchas de gladiadores y las crucifixiones eran el pan de cada día.

La violencia ha sido el instrumento fundamental para el nacimiento de todas las naciones, que se han forjado luchando por el territorio que creían que debía ser suyo y, por tanto, sometiendo a quienes vivían en él. Tanto era así que la suerte de cualquier persona en épocas anteriores iba de la siguiente manera: si tu pueblo, debidamente amurallado, caía tras un asedio del pueblo vecino, tu ventura personal entraba a formar parte del botín de guerra. Es decir, el de la violación, el asesinato, la tortura, el encarcelamiento o la esclavitud. Por tanto, desde la perspectiva de la violencia, la civilización humana no había sido jamás un lugar recomendable, excepto si pertenecías a la estirpe de los vencedores, y si era posible de los de arriba del todo.

Siguiendo en los tiempos de antaño, las guerras de religión merecen una mención honorífica por su virulencia, especialmente los conflictos que asolaron Europa en los siglos XVI y XVII, entre dos facciones cristianas —los católicos y los protestantes— que se enfrentaron de una manera muy agresiva entre sí, aparentemente con la finalidad de resolver disquisiciones interpretativas de los evangelios. Valga como ejemplo de aquella locura religiosa la masacre de San Bartolomé en Francia, donde los católicos mataron a diez mil protestantes en menos de veinticuatro horas; lo más sorprendente, a los ojos de hoy, es que cuando el papa de Roma lo supo lo celebró con misas conmemorativas, además de encargar un fresco para recordar la matanza, una obra que al parecer luce aún en una de las salas del Vaticano. Algunos historiadores afirman que, en un solo día, los cristianos mataron a más cristianos que el Imperio romano en toda su existencia.

A pesar del gusto amargo de este relato, y admitiendo que la contención de la violencia está lejos de su deseada estabilización, los datos dicen que el problema ha mejorado mucho, sobre todo si consideramos que ahora solo el 1,3% de las muertes que hay en el mundo son debidas a la violencia entre humanos. ¿Te parece demasiado, tal vez? Sin ningún tipo de duda que lo es si el objetivo deseado es llegar a cero, pero es una cifra esperanzadora si tenemos en cuenta que venimos del 15% que se calcula que había en la edad media.

Eugenesia

Los humanos siempre hemos tenido una intuición para la selección de la herencia, algo que hemos practicado en la agricultura y en la ganadería desde la antigüedad para intentar que los melocotones sean cada vez más dulces y los huevos cada vez más grandes. En cuanto al apareamiento entre humanos, más que el interés por incidir en la genética, lo que ha prevalecido más ha sido la inclinación hacia las dotes patrimoniales, aunque hay que admitir que la belleza y la altura de los pretendientes han tenido también su predicamento. En la *República* de Platón, el autor iba más allá, con la creación de un mundo ideal que se basaba en un modelo procreativo rigurosamente planificado, en el cual la élite de los hombres se tendría que aparear con la élite de las mujeres para crear una generación de dirigentes que habría que educar aparte. Esta, según Platón, sería la garantía de la pervivencia de la República, una fuente de inspiración para los racistas de todas las épocas.

A inicios del siglo xx, la vieja idea de la selección de la herencia tomó un nuevo aire con los trabajos de Charles Darwin sobre la evolución de las especies y los de Gregor Mendel sobre la transmisión genética (unos trabajos, los de Mendel, que merecerán un relato específico), los cuales dieron pie a que Francis Galton, primo de Darwin y entusiasta de la aplicación del darwinismo a los designios de los humanos, acuñara el concepto de eugenesia como una filosofía social que pretende mejorar la especie humana mediante la aplicación de las innovaciones de la genética, pero también con otras medidas selectivas de tipo político.

En 1912, un año después de la muerte de Galton, sus correligionarios convocaron la primera conferencia internacional del eugenismo en Londres, una reunión que generó una gran expectación entre los estamentos políticos y académicos. Para que te hagas una idea del nivel de los asistentes, he recogido cuatro de los nombres que figuran en los anales: Winston Churchill, entonces responsable político de la Royal Navy; Lord Balfour, alcalde de la ciudad; William Osler, reconocido profesor de medicina de Oxford, personaje a quien más adelante dedicaré más atención; y Charles Eliot, presidente de la Universidad de Harvard. En el programa de la conferencia se trataron temas como la manipulación genética para aumentar la altura de las nuevas generaciones, la transmisión hereditaria de la epilepsia o la naturaleza genética de la criminalidad. Se hizo evidente que la ancestral inclinación de los humanos por la selección de la herencia estaba empezando a recubrirse de una pátina científica y, al menos en el Reino Unido y en los Estados Unidos, estaba deslumbrando a la clase política, que veía en la eugenesia la posibilidad de recrear la República de Platón, y así poder preservar el estamento gobernante de la presión demográfica emergente de los desclasados y de los comunistas, pero también del montón de razas, consideradas inferiores, que habitaban por los confines del imperio británico.

Mientras los británicos debatían, los estadounidenses no perdían el tiempo. En la conferencia de Londres, Bleeker van Wagenen, presidente de la American Breeders' Association, dejó a todo el mundo boquiabierto cuando explicó que su organización creía que el 10% de la población tenía una sangre inferior y, por tanto, no estaba en condiciones de tener descendencia. La lista de gente genéticamente incapacitada que Van Wagenen mostró en aquella reunión era aterradora: epilépticos, sordomudos, ciegos, discapacitados, enanos, débiles mentales, esquizofrénicos, criminales, personas con trastornos maniacodepresivos y personas diferentes en general. Van Wagenen añadió que, en aquellos momentos (1912), en los Estados Unidos ya existían ocho estados con leyes que autorizaban la esterilización por motivos eugenésicos y que por todo el país se estaban construyendo centros para internar a las personas de la lista maldita, con el objetivo de evitar que tuvieran hijos mientras esperaban una sentencia que, con toda seguridad, les obligaría a una esterilización forzada.

Más allá de este 10% de incapacitados genéticos, los eugenistas estadounidenses tenían la mirada puesta en la lucha racial, inmersos como estaban en una gran presión migratoria de italianos, irlandeses, polacos y judíos, especialmente en ciudades como Nueva York y Chicago. Los eugenistas pretendían impedir que todos aquellos piojosos criaran como conejos y terminaran arrinconando a los herederos de los poderosos linajes que habían fundado la nación. Afortunadamente, la eugenesia racial, a pesar del encendido debate en los foros políticos, no prosperó. Probablemente, la necesidad de abastecer de soldados las trincheras de las sucesivas guerras en las que se iban empantanando los Estados Unidos durante la primera mitad del siglo XX fue un elemento lo bastante disuasivo. En cuanto a los negros, con la prohibición de los matrimonios mixtos parece ser que los eugenistas ya tuvieron suficiente.

A inicios de los años treinta, con la llegada de los nazis al poder, la exaltación eugenésica pasó a Alemania, donde Hitler había rescatado la leyenda de la raza aria para crear un nuevo mito, el de una República de Platón liderada por jóvenes esbeltos, rubios y de ojos azules. El eugenista alemán Alfred Ploetz, espoleado por el nuevo régimen, tomó prestadas de los Estados Unidos las ideas para un programa de higiene racial que el Führer recibió con los brazos abiertos y, sin pensárselo dos veces, promovió una ley de esterilización, un texto legal que decretaba la captura de personas genéticamente sospechosas, con una lista de tipologías, en un principio, casi calcada de la que empleaban los estadounidenses, aunque los alemanes la ampliaron a políticos disidentes, escritores y periodistas. Como que cuando la maquinaria nazi se ponía en marcha era implacable, el gobierno de Hitler pronto dispuso de dos mil juzgados genéticos, con una producción de cinco mil esterilizaciones al mes. Los eugenistas estadounidenses, con un apoyo político más tibio, no ocultaron su admiración por la efectividad eugenista de los nazis.

En 1935 Hitler dio un paso más en la escalada eugenésica y se preguntó por qué había que esterilizar a los genéticamente incapacitados si se les podía matar. Envalentonado, y sin oposición, inició un programa de exterminio para erradicar, de raíz, todas las vidas sin valor. Y así fue como, amparadas por la nueva ley, y con el apoyo científico de la eugenesia, las matanzas dieron comienzo, primero con niños de menos de tres años, pero al cabo de poco tiempo se ampliaron a la franja de los más jóvenes, donde era fácil que fueran seleccionados adolescentes sencillamente problemáticos, sobre todo si eran judíos, y en octubre de 1939 el abanico acabó abarcando a todos los adultos. Para ejecutar su trabajo, el programa creó centros de exterminio en todo el territorio, que se dotaron cuidadosamente de un aura clínica, con protocolos y batas blancas, con un resultado estimado en un cuarto de millón de asesinatos. Los eugenistas alemanes, inspirados por los trabajos previos de las élites británicas y los centros de internamiento estadounidenses, ofrecieron a Josef Mengele, más conocido como el Ángel de la Muerte, el clima científico propicio, y los protocolos necesarios, para experimentar con personas judías en los laboratorios del terror de los campos de concentración del Holocausto.

Con un rechazo intelectual y emocional contra los eugenistas, me he visto impelido a buscar el contrapunto de tanta miseria ética en los trabajos de Theodosius Dobzhansky, un biólogo ucraniano emigrado a los Estados Unidos que, mientras los eugenistas frecuentaban cancillerías y gobiernos, estableció con rigor las bases de la biología evolutiva. Pues bien, lo que ahora más me interesa de las aportaciones de Dobzhansky es cuando concluye que, en la naturaleza, la variación genética es la norma y no la excepción.

Little Boy

La física y la química del siglo xx se revolucionaron cuando en 1898 la pareja formada por la física polaca Marie Curie y su marido, el francés y también físico Pierre Curie, descubrieron la radioactividad, un fenómeno que ocurre cuando el núcleo inestable de un átomo irradia energía hacia su exterior. Años más tarde, en 1933, el físico húngaro Leó Szilárd demostró que, si bombardeaba el núcleo de un átomo con electrones, la energía liberada creaba una reacción en cadena, y en 1939 la científica austríaca Lise Meitner y su sobrino Otto Frisch describieron la fisión nuclear como aquello que tiene lugar cuando un neutrón penetra dentro de un núcleo de uranio, lo desestabiliza y lo rompe en dos, haciendo aparecer nuevos elementos y desprendiendo mucha energía. Con este último descubrimiento, se abría la puerta a la vía científica hacia la obtención de la bomba atómica.

Hitler debió de estar al corriente de las novedades de la fisión nuclear porque, cuando en 1939 ocupó Chequia y se apoderó de las minas de uranio de Jáchymov, las mayores de Europa, lo primero que hizo fue prohibir su exportación. La radioactividad había abierto un escenario en el cual los contendientes de la Segunda Guerra Mundial estaban convencidos de que el primero que consiguiera la bomba atómica la ganaría. Por ese motivo, los aliados entraron en pánico cuando temieron que, con la invasión alemana de Bélgica, los científicos de Hitler tendrían a su alcance las minas de uranio del Congo, las más importantes del mundo, subyugadas al imperio belga. Pero aún quedaba mucho camino para pasar de los hallazgos científicos a la ingeniería militar, y Hitler, pese a disponer del uranio, no se salió con la suya, sobre todo porque científicos como Szilárd, Meitner, Frisch o el matemático experto en física cuántica John von Neumann eran judíos y, lógicamente, hicieron lo imposible para huir de los nazis.

Un caso peculiar fue el de Enrico Fermi, un físico italiano que estaba desarrollando la fisión del uranio en su laboratorio de Roma. Fermi no era judío, pero su esposa sí y, por tanto, ambos lo tenían claro: habían de escapar del yugo fascista cuanto antes. En 1938 los Fermi tuvieron un golpe de suerte cuando Enrico recibió una llamada de Suecia en que le comunicaron que le otorgaban el Nobel, lo que les sirvió para preparar un plan de huida. Se desplazarían a Estocolmo a recoger el premio y, una vez allí, embarcarían hacia los Estados Unidos. Como no podían sacar dinero ni organizar mudanza alguna para no despertar las sospechas del régimen fascista italiano, la esposa de Fermi adquirió unas joyas muy caras con la excusa de lucirlas en la ceremonia, y con eso y el dinero del premio pudieron empezar una nueva vida en Chicago. Los expertos creen que si Fermi se hubiera quedado en Roma, Hitler habría tenido más posibilidades de ganar la carrera de la bomba atómica.

La concentración de físicos europeos en los Estados Unidos impulsó la creación de muchos grupos de investigación nuclear, pero pronto se evidenció que, si el ejército estadounidense quería la bomba atómica, no había bastante con eso. Decidido, Leó Szilárd fue a ver a Albert Einstein a Long Island, donde el reconocido físico judío alemán pasaba sus vacaciones. Le puso al día sobre la posibilidad de que los nazis construyeran la bomba atómica, dado el control que tenían de las minas de uranio del Congo. Einstein no había oído hablar de aquel barullo nuclear, pero enseguida se dio cuenta del peligro real que corría el mundo. De aquella visita surgió una carta de Einstein al presidente Roosevelt, que se dice que, junto con el ataque japonés a Pearl Harbor, fue el detonante para que el gobierno federal tomara la decisión de construir la bomba atómica costara lo que costara.

El proyecto Manhattan, el nombre que adoptó la iniciativa, fue liderado por el general Leslie Groves, un militar duro, además de contar con Robert Oppenheimer, un físico estadounidense de primer nivel, como director científico. El cuartel general del proyecto Manhattan se construyó en el desierto de Los Álamos, en nuevo México, donde, de manera directa o indirecta, llegaron a trabajar ciento treinta mil empleados, entre los que había catorce premios Nobel, muchos de ellos europeos. Se estima que el coste total de aquella operación, en dinero actual, equivaldría a veintitrés mil millones de dólares. Con todo ello, la madrugada del 6 de agosto de 1945, el coronel Paul Tibbets comandó un bombardero B-29 con Little Boy, el sobrenombre que habían puesto a la primera bomba atómica, y sin ninguna oposición de la aviación japonesa la dejó caer sobre Hiroshima.

Hiroshima era una ciudad japonesa de doscientos cincuenta mil habitantes sin interés estratégico alguno que, como único hecho destacado, alojaba el cuartel del segundo cuerpo del ejército japonés. Cuando aquella mañana sonaron las alarmas, la gente vio un único bombardero que volaba muy alto. La mayoría de las personas lo tomaron por un vuelo de observación y no corrieron a los refugios antiaéreos. Eran las ocho de la mañana y en las calles había mucho trasiego entre la hora del trabajo y la de las escuelas, y Little Boy explotó justo en el medio de todo ello. La detonación y la nube en forma de seta gigante crearon un infierno. Un gran incendio arrasó una ciudad construida con casas de madera y cartón, mientras que una lluvia radioactiva remató a los supervivientes. Cien mil personas murieron a causa del impacto, a las que cabe añadir un número indeterminado que sufrieron lesiones muy graves provocadas por las radiaciones. El presidente Harry Truman, bravucón, declaró: «Es el acontecimiento más grandioso de la historia».

Hay que decir, con ánimo justificativo, que Truman debía de tener en mente la sangrienta conquista de Okinawa, que había terminado pocas semanas antes, tras unos combates terribles que duraron ochenta y dos días y que causaron más de doscientas mil bajas. Los militares japoneses avisaron de que, antes que rendirse, morirían, lo que cumplieron cuando miles prefirieron lanzarse por los acantilados para evitar entregarse al enemigo. En la difícil decisión del presidente pesaron, pues, los costes en vidas que, a la luz de la experiencia, representaría para el ejército norteamericano la conquista de todo el Japón. Pero, a pesar de la consistencia de las justificaciones, existen aún hoy preguntas sin respuesta: ¿Había que lanzar la bomba atómica en el centro de una ciudad a las ocho de la mañana sin previo aviso? ¿Había que lanzar una segunda bomba en Nagasaki tres días después sin haber esperado una respuesta del gobierno japonés?

Los bombardeos de Hiroshima y Nagasaki fueron devastadores, pero por otro lado nada demasiado distinto de la crueldad imperante en aquellos tiempos de venganza de los ya casi vencedores de la Segunda Guerra Mundial. Sin ir más lejos, cinco meses antes de la explosión de Little Boy, la madrugada del 9 de marzo de ese mismo 1945, trescientos treinta y cuatro bombarderos B-29 estadounidenses dejaron caer sobre Tokio mil seiscientas toneladas de bombas de fósforo blanco y napalm. La devastación destruyó más de tres millones de viviendas y hubo más de cien mil muertos.

Queda manifiesto que el hecho diferencial de Hiroshima y Nagasaki no fue la mortandad en sí misma, sino el simbolismo de la nueva arma nuclear. El mensaje fue claro: «La bomba es nuestra». Esas dos bombas atómicas no fueron las últimas de la Segunda Guerra Mundial, sino las primeras de la guerra fría. Todo un aviso de los Estados Unidos a la Unión Soviética. Little Boy asentó las bases para una nueva paz construida sobre un armamento que puede aniquilar a la humanidad y al planeta tan solo pulsando un botón, por cierto al alcance de personajes como Trump, Putin, Modi, Jinping o Jong-un. Una paz, la de la amenaza nuclear permanente, nada reconfortante.

Acceso

Durante la revolución industrial, los obreros estaban desprotegidos cuando sufrían una enfermedad invalidante, una situación que se convirtió en insostenible dada la elevada siniestralidad laboral del momento, lo que forzó que los sindicatos incorporaran la protección sanitaria en sus reivindicaciones. En ese contexto, Otto von Bismarck, el fundador del estado alemán moderno, tomó la iniciativa y se convirtió en el primer gobernante del mundo que, en 1883, promulgó una ley de seguros de enfermedad para garantizar el bienestar de los trabajadores, potenciar la economía alemana y apaciguar las peticiones sindicalistas. Los costes de las pólizas obligatorias del seguro se cargaban en una tercera parte a los empresarios y en dos terceras partes a los trabajadores.

Medio siglo más tarde, en el Reino Unido, apenas terminada la Segunda Guerra Mundial, con un paisaje desolador y una sociedad agotada, los laboristas ganaron las elecciones y se propusieron asentar las bases del estado del bienestar. Fue entonces cuando entró en acción William Beveridge, un economista progresista que defendía que los servicios de protección social, incluidos los de salud, eran asunto del gobierno y, por tanto, no se podían dejar solo en manos de los empresarios y de los obreros. Con ese impulso, el Reino Unido creó un servicio nacional de salud, conocido por su sigla en inglés, NHS, que ofrecía acceso universal y se nutría de los impuestos. El NHS fue el primer sistema de salud democráticamente solidario del mundo, en el sentido de que el Estado recauda los fondos de acuerdo con la riqueza generada por cada uno, mientras que el ciudadano recibe los servicios sanitarios en función de sus necesidades, al margen de su aportación a las arcas.

Con el transcurrir de los años, ¿qué revelan los resultados de uno y otro modelo? Lo que se observa es que los países Bismarck, en los que la prestación depende de la póliza individual, valgan Francia y Alemania como ejemplos, tienden a gastar más en comparación con los países Beveridge, en los que la prestación es de acceso universal y se financia con fondos públicos, como España y Portugal, pero el mayor gasto de los Bismarck no les sirve para mejorar la esperanza de vida de sus ciudadanos ni para reducir la mortalidad evitable. En esta comparativa, los Estados Unidos merecen una mención aparte. Se trata de un país Bismarck radical sin ningún interés por el acceso universal, un país que gasta en sanidad mucho más que cualquier otro en el mundo, pero que en cambio obtiene unos resultados en salud (esperanza de vida y mortalidad evitable) del nivel de los de Turquía y de los países del este europeo, que disponen de hasta tres o cuatro veces menos dinero para la sanidad.

El acceso universal y la financiación pública son, por tanto, una garantía para la eficiencia de los sistemas de salud, al menos así lo testifican los datos, pero también lo son para la sostenibilidad, ya que solo los países con modelo Beveridge tienen la autoridad moral para evitar que las personas que se lo pueden permitir utilicen inadecuadamente los recursos públicos, a la vez que están en disposición de atender, con la intensidad requerida, a las personas más vulnerables. Ahora bien, hay que admitir que los países Beveridge sufren mucho a la hora de ofrecer un acceso que satisfaga a todos, y no es extraño que se produzcan agrios debates políticos sobre listas de espera en sus respectivos parlamentos, unas dificultades que empeoraron con la covid, debido a la introducción apresurada, y con frecuencia forzada, de la vía telemática para atender a las personas.

El acceso universal a los servicios sanitarios es un derecho alcanzado en muy pocos países, pese a que ha demostrado con creces que mejora la salud de las poblaciones, lo que no impide que los sistemas públicos deban ser mucho más cuidadosos para conseguir que ese derecho se haga viable de manera equitativa y eficiente.

ACTORES

En este capítulo hablo sobre cómo los diferentes actores han interpretado, y están interpretando, su papel en relación con la manera de vivir y de morir, y lo hago en un conjunto de quince relatos, empezando por los grupos esenciales catalogados en función de género y edad: hombres, mujeres, criaturas y gente mayor; una diferenciación que, por sí misma, no lo explica todo, debido a que la comunidad y los pacientes, también actores, son una base esencial para el trabajo de los profesionales: médicos-médicas y enfermeras-enfermeros. Además, hablaré de colectivos minoritarios que llevan implícito un sello propio en su defensa de la salud y de la vida, como son los miembros del colectivo LGTBIQ+, las personas diferentes, las indígenas, las esclavizadas, las migrantes, las prisioneras y las vulnerables.

Para terminar este capítulo sobre los actores, lo haré con un decimosexto relato de conclusión que tiene como finalidad compartir contigo la previsión que hacen los expertos sobre el techo que se estima del crecimiento de la población mundial. Si ahora somos ocho mil millones de actores y no dejamos de aumentar, ¿cuántos llegaremos a ser? ¿Existe un techo? ¿O el crecimiento será ilimitado?

Hombres

La posición social del hombre a lo largo de la historia se ha movido entre dos esferas, la del poder y la del trabajo fuera de casa. Este hecho, más allá de la condición biológica del sexo masculino, ha comportado, para los hombres, una exposición a unos riesgos diferentes de los de las mujeres. Repasémoslos. Los cazadores-recolectores eran hombres atléticos, fibrosos, con unas actividades muy diversas, como las de observar, encaramarse a los árboles, correr, ocultarse y atacar a la presa. Su comida, cuando tenían un golpe de fortuna, podía ser abundante, e incluso variada, aunque con demasiada frecuencia era escasa. Sus amenazas más temidas eran los depredadores, pero también las lesiones que los podían invalidar o matar. Si conseguían escaparse de los peligros y las enfermedades que los asediaban por todos lados, los hombres adultos de las cavernas podían llegar a vivir muchos años.

Los campesinos, desde los orígenes de la sociedad agrícola, trabajaban de sol a sol, en unas labores rutinarias y pesadas que los obligaban a estar encorvados buena parte del tiempo, un motivo por el que, los que sobrevivían, envejecían mucho peor que sus antecesores cazadores-recolectores. En cuanto a la alimentación, gracias al almacenamiento en graneros y bodegas, tanto ellos como sus familias tenían un plato en la mesa más o menos garantizado. Había, sin embargo, tres problemas que les podían complicar la vida hasta el extremo de perderla: las plagas, como las langostas, con capacidad de arrasar las cosechas; las epidemias, como la peste negra, que se expandían la mar de bien en la suciedad ambiental; y la avaricia de sus señores, que les podían requisar buena parte de la cosecha hasta dejarles sin subsistencias.

Con los asentamientos apareció otro actor, el soldado, un oficio mal pagado que comporta el ejercicio de la violencia grupal, con unas reglas de juego rígidas y a las órdenes de algún que otro tipo que lo puede vejar cada vez que lo crea oportuno y le puede obligar a largas marchas en las situaciones más desfavorables, a dormir al raso y a comer ranchos infectos, por lo que, en los tiempos de antaño, las neumonías, las diarreas y las epidemias mataban a más soldados que el enemigo. Tampoco hay que olvidar que, en su esencia, el oficio de soldado consiste en matar o morir, o lo que aún es peor, quedar lesionado. Los soldados que tienen la fortuna de sobrevivir a una guerra quedan marcados para siempre, ya que casi todos necesitan rehabilitación, tanto de las lesiones físicas como de las psicológicas, además de tener que afrontar una reinserción social casi siempre muy complicada, lo que hace que muchos de ellos acaben en el ostracismo, la depresión y las adicciones.

La extracción de materiales del subsuelo es otra actividad que han ejercido todas las civilizaciones y, por tanto, el oficio de minero es casi tan antiguo como la humanidad. Se trata de un trabajo muy poco recomendable, al que se destinaban los esclavos, los indígenas esclavizados y, en términos generales, los parias de la tierra. El minero trabajaba en condiciones pésimas, se alimentaba mal y moría joven, o bien directamente por accidentes o por acumulación de lesiones, maltratos y desnutrición. Las cosas, no obstante, mejoraron con la aparición de los sindicatos, pero aún hoy los mineros, cuando envejecen, suelen sufrir enfermedades crónicas específicas, sobre todo pulmonares, como la silicosis y la asbestosis.

En la misma línea insalubre de la minería, he de hablar de la industria pesada, como la del metal y la de la construcción, en el sentido de que, a pesar de que las medidas preventivas modernas son muy efectivas, sus trabajadores siguen sufriendo más accidentes y envejecen peor que los hombres que trabajan en oficinas climatizadas. En este sentido, me parece oportuno recordar esa vertiginosa foto tomada por Charles Ebbets a un grupo de trabajadores comiendo sentados en una viga del piso sesenta y nueve de las obras del Rockefeller Center en Nueva York. Viendo esa mítica imagen, uno piensa que no es de extrañar que, hasta mediados del siglo pasado, se considerara ineludible que en las obras hubiera siniestros.

Como resultado de todo ello, y de otras cuestiones que han quedado en el tintero, como la dureza de la vida de los marineros o el trabajo infantil, las estadísticas de hoy aún muestran que las mujeres viven unos cinco años más que los hombres, una diferencia que los expertos atribuyen a que todavía hoy los hombres, en comparación con las mujeres, están más expuestos al tabaco y al alcohol y, además, comen de manera menos saludable, por lo que sufren una mortalidad superior por infarto de miocardio, por cáncer de pulmón y por accidentes. Así las cosas, hay que tomar nota de que la diferencia en la esperanza de vida de ambos sexos se ha reducido de seis a cinco años desde el 2000, una tendencia que va en la buena dirección de la igualdad entre hombres y mujeres.

Mujeres

En muchas sociedades, como por ejemplo la china, tener una niña se consideraba una desgracia. Tanto es así que, cuando la China comunista decretó la política del hijo único, había algunos padres que si les nacía una niña la abandonaban, o la mataban, con la finalidad de optar a una nueva oportunidad de tener un hijo varón. En algunos países, las mujeres aún son propiedad del marido o del hermano, hasta el extremo de que, en sus jurisdicciones, la violación se considera un delito contra la propiedad. Es decir, para los jueces la víctima es el hombre a quien pertenece la mujer violada. En esta misma línea, la Biblia, en uno de sus pasajes, dice que, si los hombres desean emparejarse, lo que han de hacer es violar a una mujer que aún no esté prometida y, claro, el castigo que recibirán es casarse con ella. No hay que insistir en muchos más ejemplos para convenir que en todas las culturas, con mayor o menor intensidad, el hecho de ser mujer es un valor que cuenta a la baja.

Si hablamos de maternidad, hay que tomar nota de que hasta 1950 el promedio de nacimientos de bebés vivos por mujer era de cinco, lo que equivale a decir que, durante su vida fértil, las mujeres vivían en situación de embarazo y puerperio de una manera casi continua, un hecho que debían compaginar con las duras labores de sacar adelante la casa y criar a los niños. En cuanto al parto, el riesgo de dejar la piel en él no era una cuestión menor, si se tiene en cuenta que entre un 10% y un 35% morían en su transcurso. Era una ruleta rusa que, como promedio, cada mujer practicaba cinco veces en la vida. No es de extrañar, pues, que muchas mujeres jóvenes tuvieran temor, por no decir pánico, a la peligrosísima aventura que les esperaba tras la ceremonia de la boda.

Afortunadamente, el promedio de hijos por mujer empezó a descender de manera drástica a partir de 1965, hasta los dos y medio actuales. Con los datos en la mano, todo hace pensar que cuando las mujeres perciben un incremento del bienestar a su alrededor reaccionan teniendo menos hijos. Por tanto, es el nivel de renta, y no la creencia religiosa, la variable que mejor se correlaciona con el descenso de la fertilidad, la cual ha contado con el apoyo de los anticonceptivos, unos servicios que han resultado capitales para la mejora de la posición social, laboral y económica de las mujeres, pero también por su impacto en la contención del número total de habitantes del planeta.

A pesar de los avances evidentes en cuestiones de igualdad, aún hoy las mujeres tienen menos acceso a algunos ámbitos estratégicos, como los poderes económicos y jurídicos, y si bien es cierto que algunas, pocas, llegan a posiciones alfa, pongamos por caso Christine Lagarde o Ursula von der Leyen, es evidente que se trata de excepciones en un mundo, el del poder, eminentemente masculino. En este punto resulta ilustrativo que la reina Isabel I de Inglaterra, que en el siglo XVI comandó el imperio británico durante cuarenta y cinco años, contara con un parlamento formado solo por hombres, una exclusividad masculina que se extendía a todos los militares de cualquier rango, jueces, abogados, obispos, arzobispos, teólogos, sacerdotes, médicos, cirujanos, alumnos, profesores, alcaldes, alguaciles, escritores, arquitectos, poetas, filósofos, pintores, músicos y científicos. Parece claro que la soledad de

Isabel I como mujer fue absoluta, al menos en lo tocante al género de quienes la acompañaban en los cenáculos del poder.

La posición de las mujeres en el mundo de hoy, sin ningún tipo de duda, ha mejorado, una afirmación global que, siendo válida, no debería hacer olvidar los lugares del mundo donde aún se les impide el acceso a la enseñanza, se las obliga a llevar velo, se las tutela por parte de los miembros masculinos de la familia, se las obliga a aceptar matrimonios de conveniencia, se las lapida por adulterio, se las prostituye en bien de un futuro mejor, se les mutila el clítoris apelando a la tradición y, para colmo, lo más tremendo de todo es que existe un número muy grande de mujeres que, pese a que no han recibido ninguna de las agresiones anteriores, llevan una vida miserable en la que no tienen ninguna posibilidad real de decidir sobre su futuro.

En cuanto a los países cuyas constituciones han recogido la igualdad de género, se observan tres frentes donde aún queda mucho margen para la mejora: el primero es el laboral, especialmente en las ocupaciones menos cualificadas; el segundo es el del derecho de las mujeres que quieren poner fin a un embarazo no deseado, y el tercero es el de la violencia de género y los feminicidios, una lacra que, recluida en el ámbito de la pareja, persiste tozudamente.

Criaturas

Cuando los homínidos optaron por caminar de pie ganaron en muchos aspectos, pero la nueva posición requería unas caderas más estrechas y, por ese motivo, las mujeres empezaron a tener partos más complicados. En la nueva configuración anatómica, las hembras que parían prematuramente sobrevivían cuando la cabeza del bebé aún era pequeña y flexible, mientras que las otras no. Y así fue como los humanos recién nacidos, desde entonces más inmaduros, requerían un período de crianza mucho más largo que sus antecesores, un tiempo en el que los niños son especialmente vulnerables, una nueva circunstancia que motivó que las mujeres, como ya has visto en el relato anterior, tuvieran asumido que debían parir muchas criaturas, con la expectativa de que al menos algunas de ellas llegarían a adultas. Pongamos por ejemplo a Leonor de Inglaterra, una reina que vivió en el siglo XIII y que parió a dieciséis hijos vivos, de los que se sabe que siete murieron antes de los cinco años y que tan solo tres llegaron a cumplir cuarenta, o, sin ir tan lejos, el caso de la descendencia de James Syme, un profesor de cirugía de la Universidad de Edimburgo que vivió a mediados del siglo XIX. Su primera esposa murió en su noveno parto. Syme se volvió a casar y tuvo cinco hijos más, con un balance final de solo cinco supervivientes de los catorce nacidos vivos de sus dos matrimonios. O el caso trágico de Louis Pasteur y su esposa, Marie, de cuyos cinco descendientes murieron tres. Aun tratándose de situaciones nada representativas, dado que Leonor y su esposo vivían como reyes, en el sentido literal de la expresión, y que Syme y Pasteur eran dos reconocidos profesores decimonónicos, estos ejemplos demuestran que la vulnerabilidad de los recién nacidos en los tiempos de antaño era muy grande sin distinciones, aunque entre los plebeyos las cosas, como es habitual, eran aún peores.

Las familias debían aprender, pues, a salir adelante arrastrando los duelos recurrentes de sus niños muertos, un asunto en el cual nadie esperaba que la medicina tuviera que tener papel alguno, salvo una excepción, la de Louis Pasteur, algunos de cuyos biógrafos remarcan que la pérdida de sus tres hijas por haber enfermado de fiebre tifoidea lo estimuló a elaborar la teoría germinal que, contra la opinión académica predominante, defendía que los microorganismos eran los causantes de las principales enfermedades que en su tiempo asolaban la humanidad.

¿A qué se debía tanta mortandad entre los niños y las niñas? Es una pregunta fácil de responder, dado que la mortalidad infantil estaba directamente relacionada con la mala alimentación y la suciedad, especialmente la de las aguas para beber, que causaban las diarreas, un auténtico azote para las criaturas, particularmente para las más débiles. Finalmente, sin embargo, ya en el umbral del siglo XXI, de la mano de la transición de los grandes países asiáticos hacia el pleno desarrollo económico, se consiguió que la mortalidad de los niños menores de cinco años cayera desde el 44% ancestral hasta el 4% actual. Un hito espectacular que, juntamente con el posterior descenso de la fertilidad, ha provocado un impacto absolutamente disruptivo en la demografía de la humanidad.

Una vez observada la importancia de la higiene y el desarrollo económico en la disminución de la mortalidad infantil, la siguiente pregunta es si los avances de la medicina han tenido algo que ver con ello. La respuesta es que sí, sin ningún tipo de duda, siempre que no te olvides del 75% del informe Lalonde. Recuerda que esta es la tercera de las cifras con las que he comenzado el libro, un porcentaje que nos ofrece una dimensión del impacto de los determinantes sociales en los resultados de la salud. Con esto quiero decir que, a pesar de que los avances médicos en la supervivencia de los niños han sido muy efectivos, siempre se han ceñido al marco del 25% de su influencia real. En este sentido, la receta idónea para cualquier país que quiera cuidar de sus niñas y de sus niños es apoyar a las familias con la finalidad de que, en la crianza de los recién nacidos, apliquen las mejores medidas alimentarias e higiénicas posibles, además de garantizar el acceso universal a unos servicios de pediatría de calidad.

Siguiendo en el campo de los servicios sanitarios, me gustaría destacar la relevancia de la disponibilidad de vacunas contra las infecciones más comunes en la edad infantil. Las vacunas son unos productos biológicos ingeniosos que hacen que la inmunidad de cada individuo reaccione como si ya hubiera pasado la enfermedad que se quiere prevenir (la esencia científica de las vacunas la trataré más adelante en «Vacuna viene de vaca» y «Patentes»). Las vacunas han representado un avance impresionante en el ejercicio de la pediatría y, si no eres lo bastante consciente de ello, déjame recordarte la lista de enfermedades que, habiendo llegado a ser temibles para los niños, hoy han desaparecido del panorama (o prácticamente) gracias a las vacunas: la viruela (extinguida de todo el planeta desde 1980), la varicela, el sarampión, las paperas, la rubeola, la tos ferina, el tétanos, la meningitis meningocócica, la neumonía por neumococo y la hepatitis. Creo que vale la pena que tengas a mano esta relación para cuando te topes con gente carente de memoria histórica.

Hasta ahora he hablado solo de prevención, pero alguien se podría preguntar si, con todos estos éxitos de la salud pública, los servicios de neonatología y de pediatría tienen alguna utilidad. Me apresuraré a decir que por supuesto que sirven, y mucho. Estos servicios tan especializados son muy efectivos para atender a bebés que nacen con unas condiciones vulnerables, como por ejemplo un bajo peso, unas dificultades respiratorias o una malformación tratable, pero también para cuidar criaturas con enfermedades crónicas y oncológicas. Son, por tanto, servicios imprescindibles en una sociedad moderna que no desea que nadie quede atrás, aun teniendo que aceptar que su impacto en la mejora de las cifras de la mortalidad infantil sea escasamente apreciable.

Para explicar la posición que ocupa cada cual en la salud de los niños y de las niñas, imagínate una pirámide en una pizarra. Arriba de todo dibujaríamos los servicios médicos (neonatología y pediatría), los cuales reposarían sobre una base nutrida por el desarrollo económico, las acciones sobre las familias y los programas de vacunación. Pues si lo que queremos es construir una pirámide bien sustentada, hay que disponer de una base bien calzada, para luego rematarla con un vértice airoso. Vaya, que a nadie se le ocurriría elaborar un plan para mejorar la mortalidad infantil de un país con pobreza extrema creando una unidad de neonatología, y no porque las criaturas que viven en esos lugares no merezcan los servicios especializados, sino porque antes necesitan poder comer cada día, beber agua limpia y recibir las vacunas que les corresponden.

Gente mayor

La humanidad está envejeciendo a marchas forzadas. No te marearé con cifras y tendencias, ya que de eso se ocupan los periodistas cada vez que les queda un espacio vacío y deben rellenarlo con algún reportaje sobre temas de fondo. Pese a lo que te acabo de decir, creo que tendría que darte a conocer un par de datos, solo para enmarcar de qué quiero hablar: la ONU considera que, de los ocho mil millones de personas que hoy estamos en la Tierra, mil cuatrocientos somos mayores (me incluyo), cifra que superará los dos mil millones en 2050 y llegará a representar un tercio de la población mundial. Una vez efectuada esta breve introducción numérica, te quiero hacer notar que, de los expertos que suelen hablar de este tema, hay algunos que lo hacen en positivo, en el sentido de que el fenómeno representa un reto que acabará removiendo el mercado laboral y el financiero, que hará repensar las políticas de protección social, que dará nuevas alas a los servicios de ocio y de turismo, que generará unos tipos nuevos de viviendas, etcétera. En esta visión positiva del envejecimiento, a las personas mayores se las ve como un colectivo que contribuye, cada vez más, al desarrollo de una sociedad más orientada al bienestar y de unas familias más estructuradas alrededor de la solidaridad intergeneracional. Los otros expertos, los que no son positivos, suelen diseñar escenarios sombríos, en los que las pensiones serán insostenibles porque no habrá bastante masa de trabajadores activos para financiarlas, los servicios sociales serán incapaces de dar respuesta a tanta demanda y no habrá hospitales suficientes para albergar tanta enfermedad.

La mayoría de los ancianos prefieren vivir en su casa y participar en las actividades de su comunidad en la medida que les sea posible. Por eso, los modelos más avanzados de prestación de servicios se esfuerzan en focalizarse en la atención a domicilio, ofreciendo de manera combinada servicios sociales y de salud. Según esos modelos, se trata de evitar, tanto como sea posible, que una persona que ha quedado eventualmente en una situación delicada tenga que ser desenraizada de su entorno natural e ingresada en una residencia. Estos modelos que requieren la integración de los servicios, desgraciadamente tan solo los vemos en países socialmente avanzados, como los del norte de Europa.

Por otro lado, se ha observado que la gente mayor que vive sola, que no tiene cuidador o que está socialmente aislada, acude con mucha frecuencia a la consulta de los servicios sociales y de los centros de salud, necesitada de afecto. Muchas de estas personas sufren tristeza, depresión o ansiedad, lo que empeora su nivel cognitivo, mientras que los trabajadores sociales procuran poner un poco de orden y de sentido en su vida cotidiana, hasta que una ambulancia los acaba llevando a urgencias. Entonces se convierten en un auténtico quebradero de cabeza para los hospitales, especialmente porque bloquean camas, ya que no hay manera de devolverlos a unos domicilios donde hace frío, del de verdad.

A pesar de los esfuerzos, a veces la institucionalización es inevitable, por lo que habría que modelar (o remodelar) las residencias con la finalidad de que hagan recordar, en la medida de lo posible, la calidez de un hogar con habitaciones individuales, *offices* que den prestación de cocina de apoyo y entornos acogedores para recibir a la familia y las amistades, además de gozar de las ventajas de vivir en comunidad, como el uso de espacios compartidos, la participación en actividades y, en definitiva, la socialización. Hay que evitar, pues, los modelos de residencias que, por su estructura y su talante, favorecen el amontonamiento y la despersonalización.

En lo que respecta a la salud de la gente mayor, se distinguen dos categorías: las personas que envejecen bien y las que envejecen mal. Si nos centramos en las primeras, vemos gente activa e independiente, lo cual no quiere decir que estén como una rosa, pero son personas que, a pesar de los achaques, se cuidan, son independientes, consumen servicios culturales, se sociabilizan, hacen turismo y cuidan de sus nietos cada vez que sus hijos se lo piden. Luego están las otras personas mayores, las vulnerables, las frágiles y las que acumulan enfermedades crónicas, y que, en resumen, son dependientes, un grupo que merecerá un relato específico más adelante («Cronicidades»).

Llegados a este punto, no quisiera dejarme en el tintero un problema que afecta a prácticamente todas las personas mayores, las independientes y las dependientes, que es el de la excesiva medicación. Existe un estudio que advierte de que en los últimos diez años la población española que toma más de cinco medicamentos se ha triplicado, mientras que la que toma más de diez se ha multiplicado por diez. La polimedicación, un fenómeno en aumento, está representando una carga añadida para los ancianos, que repito, independientes o dependientes, toman medicamentos específicos para cada una de sus dolencias (o para los riesgos de sufrirlas), que si son muchas acaban llenando los blísteres de pastillas de multitud de colores y tamaños, con un riesgo real de sufrir efectos adversos por interacciones imprevistas. Los expertos estadounidenses creen que, al ritmo actual de crecimiento de la polimedicación entre los ancianos, en la próxima década puede haber, solo en los Estados Unidos, más de cuatro millones de hospitalizaciones y ciento cincuenta mil defunciones inducidas por el fenómeno.

Esta escalada en el consumo de pastillas no suele surgir como fruto de un plan razonado, sino que se debe a la acumulación de prescripciones que, cada una por sí misma, probablemente tienen algún sentido. ¿Y qué hay detrás de todo eso? Pues a la hora de buscar a los responsables de llenar tantos blísteres encontramos, en primer lugar, los médicos y las médicas de familia, pero en muchas otras ocasiones la prescripción viene de un día en que un paciente fue a urgencias, o de una visita puntual a un especialista. Y así aparece una pastilla porque el azúcar está un tanto alto, otra para la presión, otra para el colesterol, otra para dormir, además de un anticoagulante para evitar un ictus o unos antiinflamatorios para el dolor articular, que se acompañan de un protector gástrico, y así ir tirando.

Ante el fenómeno de la polimedicación, se observan diferentes reacciones. En un extremo hay personas que, aturdidas, acaban ingiriendo pastillas de manera caótica, mientras que otras se lo toman seriamente y van vaciando su blíster de acuerdo con las instrucciones que reciben, con la ayuda frecuente de la farmacéutica del barrio. No se dejan ni una y, si algún día alguna doctora les sugiere reducir pastillas, se lo toman con prevención y puede ser que incluso lo atribuyan a los recortes.

La sociedad envejece, es un hecho imparable, y por este motivo es necesario que los ancianos envejezcan bien, y preferiblemente en compañía; por tanto, sería muy recomendable potenciar la vejez activa y los servicios a domicilio, a cambio de reducir la institucionalización evitable y la medicación excesiva.

Comunidad

El epidemiólogo británico Michael Marmot afirma que, si los determinantes de la salud son mayoritariamente sociales, las soluciones también lo deben ser, lo que resulta evidente porque para mejorar la calidad de vida de una comunidad son necesarios programas de promoción económica, de vivienda, de educación, de seguridad y de infraestructuras. Dicho esto, ¿qué pueden hacer los sistemas de salud con los determinantes sociales? Para empezar, saber ajustar sus recursos a las circunstancias de cada comunidad, además de aportar una visión propia a todas las iniciativas políticas que promuevan el bienestar social y la salud pública, como por ejemplo las leyes que penalizan la fiscalidad de las bebidas azucaradas, las que limitan las zonas para fumar, las que castigan la conducción de vehículos bajo los efectos del alcohol u otras sustancias, las que aumentan la seguridad en el trabajo, las que promueven la vivienda pública, etcétera.

La salud comunitaria, por su parte, es un modelo de intervención que tiene como finalidad la mejora de la salud de una colectividad definida. Para que comprendas la importancia de esta visión, imagínate una clínica privada de endocrinología que atiende a las personas con diabetes de la mutua correspondiente y, por el otro lado, un equipo público de atención primaria que no solo ofrece atención a las consultas de diabetes, sino que además, como tiene una mirada comunitaria, promueve acciones para fomentar los estilos de vida saludables en el barrio que tiene asignado, lo que hace disminuir la incidencia de esa enfermedad. En este punto está el motivo por el que los países Beveridge tienen mejores resultados que los Bismarck (recuerda «Acceso»), pese a que algunos de ellos, como los Estados Unidos, dispongan de los mejores hospitales del mundo.

La realidad de los sistemas públicos, no obstante, es que están tan desbordados por la demanda espontánea que la mayoría de sus profesionales no tienen nunca la cabeza lo bastante despejada, ni el tiempo, para desplegar estrategias de salud comunitaria, con lo cual en la atención primaria no se observan ni un discurso homogéneo ni un proyecto sólido en esa línea.

Dada la gran variabilidad observada, me ha parecido oportuno explorar qué sucede en el mundo y, para resumirlo, he visto sistemas de salud que han orientado sus programas a problemas locales muy específicos, como Kaiser Permanente, una aseguradora californiana que, en un entorno de gran prevalencia de la obesidad, promueve la actividad física y la alimentación saludable; Nuka System of Care, de Alaska, centrada en el trabajo comunitario para reducir la violencia doméstica; Gesundes Kinzigtal, de Alemania, que organiza grupos comunitarios para fomentar el deporte y la promoción de la salud; Counties Manukau, de Nueva Zelanda, con programas que ponen el acento en las mejoras saludables de las viviendas de tipo social; Jönköping County Council, de Suecia, que, con sus «life cafés, learning cafés», abre foros de debate sobre temas de salud; y el Institut Català de la Salut, que tiene organizada una red de farmacias en el barrio de Bellvitge de Hospitalet de Llobregat para que cooperen con el equipo de atención primaria en el seguimiento de los pacientes crónicos, además de un programa compartido con las asociaciones de vecinos en los barrios de Morera y Pomar de Badalona para perfilar conjuntamente cuáles deben ser las actividades comunitarias del equipo de atención primaria.

Para terminar esta selección ilustrativa de la gran variedad de actividades de salud comunitaria que existen en el mundo, quiero mencionar la ONG Possible, que actúa en Nepal desde 2001. Su director, David Citrin, explica que, al principio, la gente acudía a los campos de salud de la organización a recoger medicinas pero, viendo el afán por acapararlas, en seguida se dieron cuenta de que aquellos medicamentos se convertían en moneda de cambio en el mercado negro para obtener alimentos. Era evidente que Possible estaba lejos de entender las necesidades reales de la comunidad de Achham, el distrito que les había asignado el gobierno. Aquella observación, sin embargo, les dio pie a invertir su estrategia hacia un programa activo de desmedicalización social conducido por voluntarios nepalíes, quienes trabajan de acuerdo con las prioridades marcadas por un consejo de salud del distrito. Con ese giro, el nuevo programa de Possible se basó en el reconocimiento de la dignidad y en el respeto por una comunidad pobre y marginada, y su objetivo, a partir de entonces, fue el de mejorar la salud de la población en general, en vez de concentrarse tan solo en dar respuestas a casos concretos. Dice David Citrin que ahora, con los veinte dólares por persona y año con que cuentan, su modelo comunitario se ha vuelto transformativo, efectivo y sostenible.

Para concluir, recomiendo que los equipos de atención primaria se entretengan en comprender la cultura del barrio o el pueblo en el que actúan y en detectar sus activos para la salud, con la finalidad de no limitarse a ser tan solo prescriptores sanitarios, sino también sociales, contando con las instalaciones deportivas, los centros cívicos, las asociaciones de vecinos, los grupos de jóvenes, los hogares del jubilado, las farmacias, etcétera. En esa línea, sería necesario que las actividades de salud comunitaria tuvieran sentido local y apoyo social, sin olvidar los programas que ya han demostrado su efectividad, como la promoción de la vacunación infantil en grupos de baja adherencia, las actuaciones de salud maternal y neonatal en colectivos vulnerables y la reducción del riesgo de contagio del sida en hombres que tienen sexo con hombres.

Pacientes

En la medicina que yo aprendí, los enfermos eran simplemente los huéspedes de las enfermedades, que por sí mismas eran objeto de observación y de clasificación, una labor que los médicos de los siglos xix y xx efectuaban con un espíritu y un rigor comparables a los de los coleccionistas de mariposas. Las reglas del juego eran bien claras: los médicos eran los que sabían y los pacientes eran los que les obedecían. Nadie esperaba que los enfermos tuvieran opinión, y si alguno se atrevía, de inmediato lo tildaban de problemático. Harvey

Picker, un empresario que sufrió como paciente la incomprensión de sus médicos, decidió que no se podía resignar y con la ayuda de su esposa, Jean, en 1986 fundó el Instituto Picker con la finalidad de promover la atención centrada en las personas, una tarea que se preveía ingente; por ese motivo, Harvey y Jean comenzaron por definir cuáles debían ser los principios de esa nueva visión por la que pensaban luchar.

Con el propósito de aligerar su lectura, he resumido los principios de Picker en cinco puntos: accesibilidad, empatía, respeto, decisiones compartidas y servicios integrados. Pese al innegable grado de adhesión que despiertan estos principios, los sistemas de salud, cuarenta años más tarde, aún no dan muestras de ofrecer soluciones estables y eficientes para cada uno de ellos. Una vez aceptado el hecho de que existen problemas en el despliegue de la atención centrada en las personas, sería justo mencionar que se observan algunos brotes verdes, como ciertas unidades clínicas que están incorporando a pacientes en dinámicas de planificación para mejorar sus servicios, unas iniciativas muy prometedoras que se inspiraron en Cleveland Clinic, cuando en 2013 este hospital tomó la decisión de crear una unidad de experiencia del paciente con capacidad para producir transformaciones significativas en la provisión de los servicios. También cabría destacar algunas iniciativas interesantes, aunque tímidas, de fomento de las decisiones clínicas compartidas que se observan aquí y allá. Todo ello, sin embargo, aún lejos de seguir, de manera generalizada, los principios pickerianos.

El cambio que se desea está tan encallado que menos mal que disponemos de la tenacidad de ciertas personas afectadas de enfermedades crónicas, degenerativas y oncológicas, que mediante las redes sociales están empujando a los sistemas de salud a abrir puertas y ventanas. Pongo como ejemplo a Stephen Heywood, quien cuando tenía veintinueve años, en 1988, recibió un diagnóstico de ELA. Consternados, dos de sus hermanos y un amigo decidieron que debían hacer algo para ayudarlo y, en un momento muy incipiente de internet, crearon el chat «patientslikeme» como un foro para que Stephen pudiera compartir vivencias con otros pacientes de ELA. Esa iniciativa ha evolucionado hacia una web que en la actualidad agrupa a una comunidad de casi un millón de pacientes de más de dos mil enfermedades diferentes y se ha convertido en un lugar común para las personas enfermas, una plataforma donde se generan un montón de propuestas genuinas, incluyendo proyectos de investigación que cuentan con el entusiasmo de los miembros de la comunidad para la colecta voluntaria de datos sensibles.

Otro caso destacable es el de Dave deBronkart, un experto en mercadotecnia que, un día de 2007, recibió una llamada de su médico: «Hemos encontrado algo en tu pulmón». DeBronkart recuerda ese momento con precisión porque aquella noticia cambió su vida. A partir de ese momento abandonó su estado de ciudadano normal para convertirse en un enfermo metastásico de un tumor de origen renal. Recibió un tratamiento que normalmente no funciona, pero fue afortunado y salió adelante. Hasta aquí una historia de final feliz, pero en el relato de deBronkart destaca cómo, con la sentencia de muerte encima, el hombre removió internet en busca de otros pacientes con el mismo diagnóstico y, con la información recopilada, decidió que tenía que compartir con sus médicos cada una de las decisiones que se debían tomar. Ahora e-Patient Dave, como se lo conoce en la red, se ha convertido en un referente en la atención centrada en la persona.

DeBronkart defiende que los pacientes sean actores de su proceso clínico. Ahora mismo, dice, la situación es bien contraria, ya que cuando se deciden cosas trascendentales, como por ejemplo en un comité de tumores, los pacientes nunca están presentes. Sencillamente, son alguien que está en la sala de espera, alguien que ya recibirá la comunicación adecuada cuando los que saben se hayan aclarado. Los médicos y las médicas creen saberlo todo, pero deBronkart dice que los enfermos también saben cosas, algunas de las cuales clave para el éxito del tratamiento. Por tanto, los pacientes tendrían que dejar de ser un recurso infrautilizado, algo que solo se conseguirá si están bien informados desde el inicio de sus procesos.

Por suerte, cada vez hay más pacientes que desean hacer oír su voz, como por ejemplo Sue Robins, la madre de un niño que murió de cáncer, y que está ofreciendo su experiencia a otras familias que están pasando por el mismo trance, además de influir en los servicios de oncología para que sean cada vez más humanos; o Patricia Ripoll, que ha creado una cuenta de YouTube y una web para ayudar a más personas que, como ella, sufren jaqueca crónica, con lo que se ha convertido en una persona referente en la materia.

En un congreso sobre humanización de la sanidad celebrado en Valencia en 2019, una paciente presentó el decálogo «Qué queremos los pacientes», que en resumen dice lo siguiente:

1. Por favor, llamadnos por nuestro nombre. No queremos ser un número.
2. Explicadnos qué nos pasa con un lenguaje inteligible.
3. Dadnos tiempo para digerir noticias difíciles.
4. Escuchadnos activamente. Tened paciencia con nosotros.
5. Decidnos la verdad, pero tened cuidado con vuestro lenguaje no verbal. Los pacientes somos expertos en interpretar vuestras palabras, vuestros silencios y vuestros gestos.
6. Sed simpáticos y, si es posible, empáticos, imaginando que estáis dentro de nuestra piel.
7. Nos gusta formar parte del equipo. No nos subestiméis dejándonos al margen.
8. Humanizad vuestras instalaciones.
9. Sabemos que no siempre nos podréis curar, pero no olvidéis que siempre nos podréis cuidar.
10. La confrontación, si llega, es un signo de nuestro fracaso común.

La autora del decálogo pide que en la historia clínica, además de su diagnóstico, también conste: «África, de cuarenta y cinco años, madre de una niña, periodista y enferma». En esta misma línea, el internista estadounidense Abaar Karan dice: «¿Se imaginan empezar una historia clínica en unas urgencias de hospital con la frase siguiente: "La persona que he atendido tiene sesenta y siete años, es madre de tres hijos adultos que no viven con ella, es profesora retirada y una ciclista empedernida", para añadir a continuación: "Ha ingresado con un dolor repentino en la zona del estómago que se ha exacerbado tras un desayuno frugal"?». Karan dice que la despersonalización empieza en el momento mismo en que un residente anota: «Mujer de sesenta y siete años con dolor abdominal», y nada más.

Quiero dejar claro que los personajes que he elegido (de-Bronkart, Robins, Ripoll y África) son excepcionales. Se trata de personas líderes dispuestas a convertir su experiencia de enfermas en una referencia, con la finalidad de ayudar a otras en su misma situación, pero también de presionar a los sistemas de salud para que abran sus puertas a las voces de los pacientes. Sin embargo, la mayoría de las personas no son tan excepcionales, y ante una enfermedad grave se sienten abatidas y prefieren que sus médicos tomen las decisiones que haga falta. Al fin y al cabo, piensan, para eso estudiaron.

El diabetólogo peruanoestadounidense Victor Montori, un entusiasta de la buena medicina, ha contribuido a crear The Patient Revolution, una organización que promueve una práctica clínica más humanizada. En su libro promocional, Montori detalla cómo la sanidad industrializada ha corrompido la misión de la medicina, al extremo de que hoy los médicos y las médicas se ven incapaces de cuidar las personas que confían en ellos. El relato del libro de Montori va creciendo a través de una trama precisa y original, que empieza con la crueldad que desprenden muchos profesionales ocultos tras la pantalla del ordenador, lo que ha provocado que los médicos y las médicas se conviertan en técnicos que apenas comprenden los problemas reales de las personas que atienden. De la reconfortante lectura de ese libro se desprende que se deberían abandonar los indicadores de eficiencia médica para promover, al contrario, el arte de la conversación, la única manera posible de acercar la evidencia científica a la manera de ser de cada persona, y con ello conseguir una mayor efectividad clínica.

Médicos y médicas

Hipócrates pidió a los médicos que fueran honestos, limpios y pulcros, y que además procuraran ejercer su oficio en habitáculos decentes (de esto hablaré más adelante en «Humores y miasmas»), unas recomendaciones que son tan de sentido común que no es de extrañar que hayan pervivido a través de los tiempos, al extremo de que no fue hasta veinticinco siglos más tarde cuando el médico decimonónico britanicocanadiense William Osler, considerado por muchos el padre de la medicina moderna, refinó el concepto hipocrático poniendo el acento en la entrevista clínica como un elemento capital para el diagnóstico. Suya es la frase «Escuchad a los pacientes, porque en sus palabras podéis hallar el diagnóstico». Desde los tiempos oslerianos ha llovido mucho, y muchos médicos y médicas de hoy deben pensar que escuchar a los pacientes es una lata que puede reventar los escasos minutos que los gestores les conceden para cada visita.

Con Osler en el pensamiento, la médica estadounidense Danielle Ofri explica que un día hizo un experimento en su consultorio. Dispuesta a saltarse la programación de las consultas, decidió que daría prioridad al monólogo de los pacientes, y a ver qué pasaba. Dice que el primer enfermo que atendió necesitó treinta y siete segundos para explicar, de carrerilla, cuáles eran sus preocupaciones, y el segundo treinta y dos. Pero luego llegó una señora mayor, de aquellas a las que les duele desde la punta de la nariz hasta el dedo gordo del pie. De acuerdo con su experimento, Ofri se cargó de paciencia y, cuando finalmente la mujer hubo terminado, la médica afirma que tuvo la percepción de que aquello había durado mucho, pero en realidad el cronómetro tan solo marcaba cuatro minutos y siete segundos. Para pasar de la anécdota a la estadística, muchos estudios han concluido que el tiempo medio del monólogo espontáneo de los pacientes es de un minuto y medio. No parece tanto, ¿verdad? Las personas con dolor crónico suelen generar consultas muy insatisfactorias, porque por un lado los médicos no les aportan soluciones y, por el otro, se sienten incomprendidas. En el último caso, Danielle Ofri, tras haber escuchado el relato completo de la paciente, por fin pudo trabajar de manera compartida con ella la lista de problemas que habían ido surgiendo durante el monólogo.

En busca de otro autor comprometido con el humanismo de la medicina, he encontrado a John Launer, un médico de familia de un barrio pobre de Londres, que cuenta con una graduación en literatura inglesa, un conocimiento que lo sitúa en una posición privilegiada para reflexionar sobre la importancia de la narrativa en la práctica clínica. En un mundo en que la medicina se ha convertido en un producto normativizado con un montón de protocolos, guías y códigos, John Launer reivindica el humanismo, la sabiduría, la naturalidad y la espontaneidad. Sus artículos muestran que nada de lo que sucede en el mundo —donde por cierto viven los pacientes, los médicos, las médicas, las enfermeras y los enfermeros— tendría que ser ajeno a la medicina. Dice Launer que lo que los pacientes valoran más de los profesionales sanitarios que los atienden es la honestidad y la credibilidad, por encima de otras consideraciones. Por eso este autor insiste en el hecho de que médicos y médicas deben saber cuándo llega el momento de arrojar manuales y protocolos por la ventana, para afrontar, en cambio, los casos mirando a los ojos de los pacientes y tener además el valor de afrontar riesgos, incluyendo los emocionales.

Los médicos y las médicas, poco o mucho, son conscientes de sus carencias comunicativas pero no acaban de desenvolverse bien con ello, dado que escuchar activamente no es una materia que se aprenda en un cursillo, sino una cuestión de actitud repleta de pequeños detalles, como el de tener cuidado de confirmar que los pacientes los reconozcan, saber mirar genuinamente a los ojos de las personas cuando hablan, evitar que las distracciones quiebren la atmósfera de la conversación, no interrumpir el relato si no es para interesarse por él, estar atentos a las emociones cuando aparecen, ajustar el lenguaje al nivel de comprensión de cada persona, confirmar que los pacientes entienden sus propuestas, además de pedirles su opinión, y finalmente no olvidarse de preguntar si hay algo que haya quedado en el tintero.

Con todo esto, ¿qué sucede con el segundo elemento osleriano, el del proceso diagnóstico? Te lo explico. En 1991, tres autores vinculados al *New England Journal of Medicine* dieron forma académica al razonamiento clínico, pero a pesar de la gran calidad de sus propuestas las cosas no fueron demasiado bien, porque veinte años más tarde, en 2011, publicaron una segunda edición del libro y, en su presentación, dijeron que se habían visto obligados a actualizarlo porque observaban que los médicos y las médicas iban cada vez más acelerados y con demasiada frecuencia se los veía cortocircuitando el razonamiento diagnóstico al enviar rápidamente a los pacientes a hacerse todo tipo de pruebas. Los autores afirman que el trabajo clínico más común de hoy, especialmente en las urgencias, se resume en la frase siguiente: «Échale un vistazo y pídele un TAC».

Leana Wen y Joshua Kosowsky, dos internistas del Brigham and Women Hospital de Boston, en sus publicaciones se preguntan: «¿Cómo puede ser que la medicina moderna se haya deshumanizado tanto?». Según estos autores, salvo contadas excepciones, la práctica de la medicina está subyugada por la dictadura de algoritmos y guías. Wen y Kosowsky parten de la idea de que el proceso para llegar a un diagnóstico es complejo y requiere una entrevista en la que la persona enferma pueda relatar francamente lo que le pasa, una exploración física de acuerdo con las hipótesis que se plantean y un razonamiento clínico participado; todo ello, muy lejos de la práctica vigente de manual.

Leana Wen afirma que, debido a los algoritmos y las guías, en las urgencias de los hospitales se derrochan muchos recursos en pruebas de laboratorio y de imagen que no tan solo no aportan nada, sino que provocan que muchas personas vuelvan a casa más irradiadas y más anémicas, además de insatisfechas y desorientadas sobre cuál es el origen de sus síntomas. Esta medicina exageradamente tecnificada, dice Wen, está generando un montón de errores diagnósticos, precisamente porque muchas personas relatan historias inconcretas, o incluso extrañas, sencillamente no se saben explicar, tienen problemas de memoria o no tienen la cabeza lo bastante clara como para decidir si deben contestar sí o no en el formulario de turno. También puede ocurrir que el enfermo esté asustado, o que oculte detalles porque piensa que si los desvela podría contrariar a su médico. No en vano una encuesta revela que, en una de cada tres consultas, los médicos no se acaban enterando de la preocupación principal que ha generado la visita de su paciente.

William Osler actualizó el profesionalismo hipocrático profundizando en la enseñanza de las entrevistas clínicas para conseguir diagnósticos afinados, pero cien años más tarde las médicas y los médicos, especialmente los más jóvenes, van arriba y abajo intentando cumplir protocolos y códigos y, cuando tienen delante a sus pacientes, en lugar de promover unas entrevistas abiertas y sinceras, se ven forzados a llenar cuestionarios de preguntas cerradas, mientras que el razonamiento diagnóstico queda enterrado bajo montones de pruebas complementarias.

Enfermeras y enfermeros

Cuidar a las personas, especialmente si son frágiles o están enfermas, es una necesidad universal que en cada sociedad y en cada momento se ha resuelto de maneras diferentes. En épocas anteriores al siglo xx, esa era una labor exclusivamente restringida al ámbito doméstico, pero para los pobres sin hogar hacía falta que las autoridades religiosas ofrecieran un cierto refugio en conventos y hospicios, unos lugares donde monjas y frailes hacían lo que buenamente podían, en una mezcla nebulosa entre la compasión y el perdón por los pecados que, probablemente, habían causado la enfermedad (este asunto lo trataré más adelante en «Plaga bíblica»).

En el siglo XIX, el cambio hacia la profesionalización de las enfermeras llegó de la mano de Florence Nightingale, una inglesa clarividente que dedicó su vida a dotar de contenidos al arte de cuidar las personas enfermas, cosa que hizo, hay que decirlo, porque había sentido la llamada de Dios, un hecho que, dado el entorno del momento, lo más normal es que la hubiera conducido a un convento. Pero en Nightingale se daban dos circunstancias que empujaron su carrera en otra dirección. La primera es que, en contra de las costumbres, su padre le facilitó una formación muy completa, especialmente en matemáticas y estadística, materias en la cuales llegó a despuntar, y la segunda es que la vocación la llevó a implicarse en la atención a los heridos de la guerra de Crimea.

Una vez en el campo de batalla, Nightingale, junto con un grupo de treinta y ocho esforzadas compañeras, no podía hacer otra cosa que ir de cabeza en una enfermería de la base de operaciones británica, en la que los soldados morían a miles, sobre todo a causa de enfermedades infecciosas como el cólera, el tifus y la disentería. Aquella experiencia tan traumática hizo reflexionar a Nightingale, desconocedora aún de la teoría germinal, sobre la importancia de la limpieza del cuerpo, la higiene de los habitáculos y la alimentación sana. Pese a los pésimos resultados de la enfermería de Crimea, el prestigio adquirido por Nightingale, azuzado por la prensa británica, que vio en ella un icono de bondad en medio de tanta mortandad, le permitió recaudar fondos para crear una escuela de enfermería en el Saint Thomas Hospital de Londres. También ayudó a la causa de la profesionalización de las enfermeras que

Henri Dunant fundara la Cruz Roja, según dijo, inspirado por las experiencias de Florence Nightingale en Crimea.

Con estos antecedentes, el siglo XX popularizó la imagen de unas enfermeras abnegadas en la atención de los heridos de guerra, y así el mundo pudo ver a las enfermeras milicianas comunistas, las colaboradoras del programa nazi de eutanasia eugenésica y las muchachas sonrientes con delantal y cofia almidonada del ejército estadounidense en la Segunda Guerra Mundial. ¿Recuerdas la icónica foto del beso de un marinero a una chica en la celebración en Times Square de la rendición del Japón en 1945? Pues aquella muchacha con medias blancas era una enfermera que, al oír las celebraciones, había salido corriendo de un hospital cercano. Con esta imagen solo quiero recordar que las enfermeras se habían convertido en la cara humana de la guerra.

En la segunda mitad del siglo XX, ya en tiempo de paz, Virginia Henderson, una enfermera domiciliaria estadounidense, dio cuerpo de doctrina a la enfermería, definiéndola como una carrera independiente de la de los médicos. Aquel fue un hecho capital, porque en el entorno académico había la impresión de que, cuando el oficio de enfermera salía de los conventos y de los cuarteles, quedaba abducido por unos médicos todopoderosos, por lo que muchos creían que lo más adecuado era que las escuelas formaran enfermeras de perfil bajo. Por todo ello, las aportaciones de Henderson constituyeron la base para que las enfermeras de posguerra elevaran su nivel y adoptaran unas competencias bien definidas y un rango universitario.

A pesar de este pasado tortuoso, las enfermeras y los enfermeros del siglo XXI se han convertido en un eslabón imprescindible para la provisión de unos servicios que alcanzan un rango muy amplio, que comprende la salud pública —por ejemplo, el rastreo de contactos en un brote epidémico—, los programas comunitarios —como la atención a la salud materna e infantil en colectivos de riesgo—, los primeros auxilios en los servicios de urgencias, el cuidado de heridas crónicas, el trabajo en los equipos quirúrgicos, la rehabilitación de los pacientes mentales o la asunción de responsabilidades en la atención de las personas con necesidades sociales y sanitarias complejas, para mencionar los más comunes.

Hablando de este último colectivo, el de las personas con enfermedades crónicas y fragilidad geriátrica que precisan de atención domiciliaria, me gusta destacar la experiencia neerlandesa de Buurtzorg, en la que las aseguradoras encargan a las enfermeras comunitarias la organización de los servicios que se derivan de cada plan de cuidados individualizado y, gracias a la estrategia del liderazgo de las enfermeras, en vez del de los médicos, los pacientes crónicos y geriátricos van menos veces a las urgencias de los hospitales, toman menos pastillas y están más tiempo en casa libres de institucionalizaciones evitables.

Los retos para la profesión de las enfermeras y los enfermeros son muy grandes y, entre un pasado de hábitos y de cofias y un futuro de prácticas avanzadas, desgraciadamente se observa cierto pesimismo existencial que no hace sino acrecentar las deserciones, al mismo tiempo que ofrece una imagen poco atractiva de esta profesión a la juventud universitaria.

LGTBIQ+

Las personas que mantienen relaciones sexuales con personas de su mismo género han sufrido discriminación en intensidades diferentes según las culturas y las épocas. En la Grecia antigua había cierta tolerancia a la homosexualidad masculina, siempre que el penetrador fuera de casta superior al penetrado, y no al revés, por lo que las relaciones más frecuentes eran las de hombres nobles con adolescentes, la mayoría de los cuales esclavos, un tipo de abuso de poder que, por cierto, se ha perpetuado a lo largo de los tiempos dentro de las instituciones cerradas y de las escuelas religiosas. El caso más llamativo de homosexualidad en personajes poderosos fue el del emperador macedonio Alejandro Magno, quien mantenía como compañero sexual al general Hefestión, pero que además gozaba de varios amantes masculinos y femeninos, a conveniencia. En cuanto a la homosexualidad femenina, también tiene un referente griego, el de la poeta Safo de la isla de Lesbos, que, según la leyenda, ejercía en una casa donde las muchachas nobles se reunían y leían versos románticos y eróticos, y así nacía el amor entre ellas. Los pueblos primitivos, por otro lado, no veían la homosexualidad de la manera como la vemos hoy, y en la mayoría de aquellas culturas la orientación sexual diferente de algunos de sus miembros no solía generar rechazo.

En la Europa medieval, la discriminación de la homosexualidad derivó hacia la represión cuando el Vaticano se obsesionó con este y otros asuntos; y empezaron las persecuciones, las expulsiones, los encarcelamientos, las torturas, las lapidaciones y las condenas a la hoguera. Las otras religiones monoteístas (islamismo, judaísmo e hinduismo) y las modernas ideologías humanistas (fascismo y comunismo) siguieron el mismo camino. Valgan para ilustrar la homofobia de estas últimas los cuatro ejemplos siguientes: a) Hitler envió a diez mil homosexuales a los campos de concentración, donde además del encarcelamiento sufrieron vejaciones específicas por su condición; b) Franco les dedicó prisiones especiales al amparo de la «ley de vagos y maleantes»; c) Stalin envió, sin contemplaciones, a todos los homosexuales, o a los sospechosos de serlo, a los campos de internamiento de Siberia, donde pasaban a ocupar la casta más baja, efectuaban los trabajos más duros y se convertían en esclavos sexuales de los carceleros y de los prisioneros de las castas superiores; y d) Fidel Castro creó unidades militares específicas para la reeducación de los gais. Como puedes deducir de esta breve ojeada a la historia, el odio hacia las personas LGTBIQ+ no contempla barreras ideológicas. En cuanto a las lesbianas, las mujeres que prefieren tener sexo con otras mujeres, también han sufrido —y sufren— represión. ¡Y tanto! Pero las formas del lesbianismo suelen ser diferentes, más suaves, más ocultas e incluso, en las culturas más intolerantes, generan menos rechazo, siempre que las lesbianas sean discretas en sus manifestaciones públicas.

La historia negra de tanta discriminación y represión se resiste a aflojar y hoy, lejos de la normalización, el panorama a nivel mundial se podría resumir de la siguiente manera: en los países europeos y americanos (norte, centro y sur) existe un grado razonable de aceptación, a pesar de que se detectan muchas situaciones de discriminación laboral y de vulneración de derechos; mientras que en los países eslavos, musulmanes, asiáticos y africanos persiste un rechazo comparable al de la edad media, con persecuciones, encarcelamientos e incluso penas de muerte. A todo ello hay que añadir que, además del acoso oficial, existe gente espontánea que por su cuenta, o en grupos organizados, deciden humillar a las personas LGTBIQ+, con unos resultados aterradores de palizas y asesinatos, unos hechos que se dan en todo el mundo, pero sobre todo en Brasil, México y los Estados Unidos. Teniendo en cuenta todo ello, he de admitir, de forma vergonzante, que aún hoy, en más de medio mundo, las personas sexualmente diferentes viven discriminadas y aterrorizadas.

La teoría de la homosexualidad como enfermedad hizo fortuna hace algo más de cien años, una idea supuestamente bienintencionada porque descargaba a la persona afectada de culpabilidad. Esto tuvo lugar en unos tiempos, a caballo entre los siglos XIX y XX, en los cuales existía un fervor social por los grandes avances que estaba experimentando la medicina; por eso, muchos pensaron que si, pongamos por caso, las piedras de la hiel se podían curar con una extracción quirúrgica de la vesícula biliar, bien podría pasar lo mismo con la supuesta patología de la sexualidad errónea. Así fue como se pusieron en marcha las terapias reparativas en manos de psiquiatras sinvergüenzas que practicaron todo tipo de terapéuticas conductistas, hipnosis, psicoanálisis y electrochoques; pero también se apuntaron a ello otros especialistas, igualmente desaprensivos, con tratamientos hormonales, castraciones, ablaciones del clítoris e incluso lobotomías. Todos querían ser los primeros en encontrar una solución médica a la homosexualidad, pero la cosa acabó mal, con un derroche de esfuerzos y con mucho sufrimiento añadido, que solo consiguió desprestigiar a la medicina, además de inducir en los supuestos pacientes un montón de efectos adversos, entre los más comunes infecciones, depresiones y suicidios. En un escenario mundial mayoritariamente contrario a las personas gais y lesbianas, los disturbios de Stonewall de 1969 constituyeron un punto de inflexión. Stonewall Inn era un pub de ambiente alternativo del Greenwich Village de Nueva York frecuentado por el colectivo gay en el que la policía dio una batida, un hecho que encendió los ánimos y acabó siendo la espuela para el nacimiento del movimiento LGTBIQ+ en los Estados Unidos y, de rebote, en todo el mundo.

Por otro lado, hay personas que, habiendo nacido machos o hembras, en algún momento de su infancia o de su pubertad se sienten incómodas con su sexo, una circunstancia conocida como transexualidad o transgénero. Se trata de un universo complejo, en el que se detecta una gama muy amplia de sensibilidades diversas sobre la identidad de género, cosa que está generando una tendencia a la medicalización inapropiada, con provocación de retrasos de la pubertad, tratamientos hormonales de por vida, amputaciones de pechos y penes o incluso intervenciones de gran complejidad para crear vaginas. Impelidos por esa presión transgénero, en los últimos años algunos países han creado unidades especializadas para atender a los niños y las niñas que plantean incomodidades con su sexo biológico. Por ejemplo el Reino Unido, cuyo sistema público puso en marcha el Tavistock's Gender Service for Children, un programa que, tras más de treinta años de recorrido, ha tenido que cerrar al no superar una evaluación de resultados. Tavistock era un referente para todo el país, con una demanda de unos cincuenta nuevos niños y niñas cada año, que sorprendentemente en los últimos tiempos había dado un salto con la llegada de miles de nuevas peticiones. ¿Qué pudo haber sucedido? ¿Cuál debió ser la explicación de ese incremento? El prototipo de persona atendida en Tavistock, y en otras unidades por el estilo, solía ser de sexo masculino con ideas muy claras sobre la reversión de su género; pero, con el empuje de los movimientos liberadores LGTBIQ+, y con la influencia de las redes sociales, había aflorado una heterogeneidad de casuística, sobre todo de chicas que dudaban de su género, muchas de las cuales procedentes de entornos familiares complejos.

Con todo eso, la periodista británica Hannah Barnes planteó una pregunta a los expertos: ¿cómo es posible que una tipología tan variada de situaciones puberales complejas tenga el mismo tratamiento? Todo hace pensar que criaturas con dudas sobre su género se están convirtiendo en enfermas consumidoras de prestaciones costosas y traumáticas. La periodista sueca Kajsa Ekis Ekman ha constatado que el valor del mercado de la industria de reasignación de sexo fue de más de trescientos millones de dólares en el año 2019, a un ritmo creciente del 25% anual, algo que no ha pasado desapercibido a la industria relacionada y que ha empujado a la creación de clínicas privadas especializadas en la afirmación de género. En la misma línea que el Reino Unido, Finlandia y Suecia, tras evaluar sus respectivos programas de atención a las personas con disforia de género (es el término actual) han seguido los pasos de Tavistock y los han cerrado.

El colectivo LGTBIQ+, que aún sigue sufriendo una fuerte discriminación y represión en más de medio mundo, tendría que evitar la fascinación por las soluciones médicas para situaciones de transexualidad, salvo casos bien delimitados. Si la identidad de género es una elaboración del pensamiento, y su expresión lo es de las emociones, es en estos dos ámbitos donde habría que trabajar la disforia de género, antes de remover hormonas y genitales.

Diferentes

Las personas con pensamiento absurdo o con actitudes extrañas y destructivas siempre han generado incomprensión, si no rechazo, por parte incluso de sus círculos más cercanos. Las religiones politeístas, como la griega y la romana, como disponían de un dios para cada circunstancia, tendían a ser más comprensivas con las personas diferentes, pero las monoteístas, como el cristianismo y el islam, desde sus inicios consideraron que los locos eran personajes que habían recibido un castigo divino por culpa de sus pecados; con ello, asociaron la ofensa a Dios con la enfermedad mental y, por tanto, fomentaron el estigma y el rechazo, lo que ha sido la génesis de los manicomios, unas instituciones construidas por todo el mundo a partir del siglo XV que tenían como objetivo aislar a las personas diferentes de su entorno natural, encadenándolas a los muros cada vez que se creía oportuno, una tortura que con el paso del tiempo evolucionó hacia las camisas de fuerza, las sujeciones a las camas y las celdas de aislamiento.

Los manicomios evolucionaron, pero nunca abandonaron su esencia represora, algo que quedó manifiesto en el personaje de la enfermera Mildred Ratched en la película *Alguien voló sobre el nido del cuco*, donde Ratched representa a una enfermera de corte autoritario que lleva a cabo sus actuaciones en la sala de internamiento del hospital psiquiátrico donde trabaja, con el firme convencimiento de que redundan en el bienestar de los internos. Si le preguntáramos si tiene en cuenta el punto de vista de sus pacientes, sin ningún género de duda respondería que sí. Valga como ejemplo de lo que quiero decir una escena en que algunos pacientes piden a la enfermera poder ver un partido de béisbol en la televisión, petición a la que ella accede siempre que exista consenso, algo que sabe inviable; con esta maniobra consigue denegar la petición sin asumir ninguna responsabilidad en la decisión. Pero a Ratched le quedan otras armas represivas: persuasión, presión, inducción y amenaza, que no duda en emplear siempre que lo necesita.

El cierre de los manicomios hubo de esperar a la tozudez de un psiquiatra italiano, Franco Basaglia, un hombre con una fuerza emprendedora excepcional que, durante la Segunda Guerra Mundial, fue encarcelado por antifascista, una experiencia que fue clave porque cuando, tras la guerra, lo nombraron director del manicomio de Gorizia, se dio cuenta de que la psiquiatría que se practicaba en él era de raíz carcelaria. Basaglia, en su primer día como director del centro psiquiátrico, ya rechazó firmar órdenes represivas, y desde aquel mismo instante comenzó a trabajar por la democratización de la vida interna de la institución. Dice su biógrafo que el entusiasmo transformador de Basaglia y de sus colaboradores, incluida su esposa, era arrollador. Las fuerzas reaccionarias le plantaron cara, pero él lo tenía claro: los manicomios no se podían reformar, se tenían que abolir. En 1978, poco antes de morir con tan solo cincuenta y seis años, Basaglia consiguió que el parlamento italiano aprobara la ley que lleva su nombre, una iniciativa que supuso el desmantelamiento de todos los manicomios italianos, y de rebote, de los de los otros países europeos.

Uno de los motivos más preocupantes cuando se habla de enfermedad mental es el de sus límites, un campo de batalla que cada época ha manipulado sin demasiados escrúpulos. Si damos por hecho que la patología psiquiátrica tiene un núcleo incontrovertible (la esquizofrenia, la psicosis y el trastorno bipolar), lo que se ha observado es que, a lo largo de todos los tiempos, las autoridades han utilizado los manicomios también para personas que no tenían trastornos mentales, como los pacientes epilépticos, siempre sospechosos de ser rehenes del diablo, los indigentes y los disidentes, un campo este último que fue muy explorado por los psiquiatras nazis y estalinistas.

En la Barcelona franquista existía un «preventorio municipal», un lugar siniestro a disposición de la Guardia Urbana donde ingresaban enfermos mentales en crisis, pero también un montón de personas calificadas como peligrosas. Se trataba de un manicomio que servía a las autoridades cada vez que querían limpiar la vía pública de desafectos al régimen. Años más tarde, ya en plena democracia, nadie sabía qué hacer con aquella institución. La fortuna quiso que yo fuera nombrado su director, y desde el primer momento lo tuve claro. Me investí de Basaglia y lo cerré.

Con una historia vergonzosa sobre cómo el poder en general, y el eclesiástico en particular, han vejado a las personas con trastornos mentales, a los gobiernos de hoy, después de haber cerrado los manicomios, se los ve muy confusos a la hora de aplicar lo que sus asesores no dejan de recomendarles: que es preciso promover una sociedad más justa y equitativa, unas políticas comunitarias dirigidas a personas y colectivos vulnerables, unos servicios más proactivos y más cercanos a la realidad de cada paciente y unas unidades de internamiento más humanas. No parece tan difícil, ¿no?

Indígenas

Las sucesivas colonizaciones que las naciones europeas llevaron a cabo contra los pueblos indígenas americanos, asiáticos, africanos y oceánicos se acompañaron de mucha agresividad, debido a que, desde el mismo descubrimiento de cada nueva tierra, los conquistadores daban por hecho que todos los seres que vivían allí eran inferiores; por tanto, sus civilizaciones debían ser sometidas mediante campañas evangelizadoras y, además, se las debía desposeer de sus cultivos y de su subsuelo. Dicen las crónicas que, veinte años después de la llegada de los españoles, casi toda la población caribeña había sido exterminada. Pero, más allá de la terrible mortandad causada, mucha de ella por las enfermedades introducidas por los invasores, aún fue más terrible el hecho de que los indígenas supervivientes se vieran sometidos a un nuevo régimen codicioso y racista, mucho peor que el que habían sufrido bajo la opresión de los aztecas.

Dando muestras de tener mucha cara, el arzobispo de Lima Melchor de Liñán y Cisneros negaba la aniquilación de los indios aduciendo que lo que hacían, malévolamente, era esconderse para no pagar tributos. Al margen del cinismo de

Cisneros, la realidad sobre el terreno era que los colonizadores campaban impunes a sus anchas pese a las atrocidades que infligían a los nativos. En el Perú, de donde ese señor era también virrey, los indios eran arrancados de sus comunidades y enviados a las minas de mercurio de Potosí, una siniestra explotación de donde solo volvían vivos tres de cada diez mineros. Algunos historiadores han estimado que, durante los tres siglos en que la explotación minera de Potosí estuvo activa, murieron en ella ocho millones de indígenas.

En 1537, el papa Pablo III promulgó una bula, *Sublimis Deus*, que reconocía que los indios eran humanos, lo que desató una reacción encendida de la cristiandad. Pienso que, para comprender el sentimiento general de ese momento, vale la pena escuchar un par de voces de las que tronaban en los púlpitos de las iglesias. Juan Ginés de Sepúlveda, sacerdote y filósofo, sostenía que los indios merecían el trato que recibían porque sus pecados e idolatrías constituían una ofensa a Dios, mientras que el padre Gregorio García iba más allá al afirmar que los indios eran de ascendencia judía, porque eran perezosos, no creían en los milagros de Jesús y no mostraban agradecimiento a los españoles por todo el bien que les habían hecho. El supremacismo, sin embargo, no se ceñía a la Iglesia, dado que fuera de ella muchos intelectuales influyentes, como Francis Bacon, Friedrich Hegel, Voltaire, Montesquieu o David Hume, también negaron la condición humana de los indígenas, ofreciendo, por tanto, una pátina intelectual justificativa para el genocidio. En ese entorno histórico abyecto, solo había algunas voces que defendían a los indios; una de ellas fue la del sevillano Bartolomé de las Casas, obispo de Chiapas, que, desesperado por lo que veía, no se avergonzaba de decir que los indios preferían ir al infierno antes que encontrarse con los cristianos.

Existe un relato espantoso de Stefan Zweig que expresa, como ningún otro, la crueldad que se respiraba en el desprecio de los colonizadores hacia los indígenas. La escena se enmarca en el momento estelar del descubrimiento del océano Pacífico, un hito atribuido a Vasco Núñez de Balboa, un explorador español que atravesó el istmo atlántico. Dice Zweig: «Núñez de Balboa ya ha adquirido una gran experiencia en la lucha con los indios. Solo hay que disparar una salva con los arcabuces, y los relámpagos y los truenos artificiales demuestran una vez más su poder mágico sobre los indígenas. Huyen espantados y chillando, perseguidos por los españoles y los perros de caza. Pero en lugar de alegrarse por una victoria tan fácil, Balboa la deshonra haciendo que una traílla de perros de caza desgarre, desmiembre y devore en vida a un grupo de prisioneros atados e indefensos. Una carnicería repugnante envilece la última noche, la vigilia del día en que Núñez de Balboa conoce la inmortalidad». Atroz.

En términos de crueldad, los colonizadores británicos tampoco se quedaron cortos. Tras haber aprendido a cultivar el opio en la India, el imperio británico declaró la guerra a China porque sus autoridades no le abrieron sus mercados a la droga. Aquella ofensa comercial generó una guerra desigual entre un ejército moderno contra uno antiguo, con el resultado de unos sesenta millones de muertos y un país inmenso, China, en manos de un hatajo de conquistadores sin escrúpulos, que les vendían droga, hacían negocio con ella y los convertían en adictos y sumisos. De la conquista de Tasmania, el historiador Yuval Noah Harari dice: «Después de sobrevivir durante diez mil años en un aislamiento espléndido, al cabo de un siglo de la llegada del capitán británico James Cook, los nativos de Tasmania fueron casi exterminados». Harari explica cómo los británicos primero echaron a los indígenas de los mejores territorios, luego de los páramos y al final los aniquilaron de manera sistemática y, lo que aún resultó peor, los escasos supervivientes que quedaron fueron internados en campos evangelizadores, donde perdieron interés por la vida y decidieron morir.

Con las ganas que tenía de hablar de las atrocidades de los colonizadores, me he encarnizado con las tropelías de los imperios español y británico, pero no me gustaría terminar este relato sin recordar que, a partir del siglo XVI, todas las otras grandes naciones europeas (Portugal, Francia, Italia, Bélgica, Alemania y los Países Bajos) obraron en Asia y en África con la misma bajeza moral que sus colegas españoles y británicos. No me quiero extender mucho más con esto, pero no puedo dejar de comentar un texto que he encontrado sobre las maneras de actuar de los belgas en las explotaciones de caucho en el Congo, un relato que explica que a los nativos que no alcanzaban los objetivos les cortaban los brazos y que de vez en cuando, para demostrar quién mandaba, aniquilaban poblados enteros. De acuerdo con las estimaciones más moderadas, al final del siglo XIX, fieles a la estrategia de alta productividad marcada por los accionistas de las compañías que allí operaban, los belgas podían haber matado al menos a seis millones de congoleños y congoleñas, lo que equivalía a un 20% de la población de ese territorio.

La persecución de los pueblos nativos, desgraciadamente, ha continuado también en los siglos XX y XXI, esta vez ejercida por los herederos de los colonizadores, muchos de los cuales han subrogado el trabajo en mercenarios financiados por empresas que tienen en agenda liquidar el medio natural, nativos incluidos. La lista del exterminio de la era moderna es aterradoramente larga, pero quisiera recordar la terrible aniquilación de los indios selknam en la Patagonia por parte del ejército argentino, azuzado por los ganaderos, o el genocidio físico y cultural del gobierno australiano contra los aborígenes, u otro muy parecido que se llevó a cabo con los indios norteamericanos (incluyo los Estados Unidos y Canadá). Un drama que parece no tener fin, pues aún hoy en la Amazonia se oye el zumbido de helicópteros con ametralladoras.

El exterminio de indígenas se ha dado en el ejercicio de un derecho de colonización que los conquistadores se han otorgado desde su supremacía. La historia del colonialismo es una vergüenza para todas las grandes naciones europeas, que han explotado riquezas y subyugado a indígenas con intensidad, insistencia y crueldad. Todo ello suena a deuda histórica de dimensiones gigantescas que los herederos de los colonizadores deberíamos reparar cuanto antes mejor.

Esclavos

En las antiguas Grecia y Roma existía el estatus de esclavo, un rango equivalente al de los animales. Es decir, los individuos se podían comprar y vender y, sobre todo, explotar. El trato que tuviera con ellos el amo era una cuestión privada. Por tanto, nunca tenía que rendir cuentas a nadie, incluso si el esclavo era maltratado o asesinado. La provisión más importante de esclavos procedía de los pueblos derrotados en las campañas militares, pero también de criaturas abandonadas que el infortunio acababa lanzando a los brazos de los traficantes. Los esclavos efectuaban los trabajos más pesados, especialmente en las minas, en las obras, en el campo y en la guerra; además, lógicamente también había labores domésticas reservadas a las esclavas: cocinar, limpiar, criar a niños, acompañar a los amos y ofrecer servicios sexuales. De hecho, los esclavos estaban presentes en casi todas las facetas de la actividad humana, salvo en la política. La procreación entre esclavos existía, pero en general no estaba bien vista, porque exponía a las esclavas a demasiados riesgos y, por otro lado, a los amos les resultaba más barato comprar un esclavo nuevo en el mercado que tener que criar a uno en casa. Con estas reglas del juego, entre los esclavos también era posible encontrar a hombres con una formación elevada, como cuando los romanos sometieron a los griegos y aprovecharon los maestros helénicos para que ejercieran de pedagogos de los hijos de las familias ilustres, o de escribas, o de lectores. Por tanto, el estatus de esclavo no se ceñía solo a los trabajos que los hombres y las mujeres libres no querían hacer.

En Egipto, en cambio, los que hacían el trabajo duro, tanto en el campo como en la construcción, eran obreros, pero tenían tan pocos derechos que fácilmente podían ser confundidos con esclavos. Ahora bien, desde el punto de vista jurídico eran ciudadanos, aunque de una categoría muy baja. El esclavismo disfrazado de Egipto es comparable a lo que sucedió, siglos más tarde, con los siervos en los sistemas feudales europeos. Los siervos eran unos campesinos que tenían un vínculo de sometimiento social y jurídico a su señor que, de hecho, los diferenciaba muy poco de los esclavos, pero no se denominaban así porque ese era un término que no agradaba a las autoridades eclesiásticas. El hinduismo, por otra parte, merece una atención especial porque se sustenta en un modelo de castas, en el que las personas categorizadas en el escalón más bajo, conocidas como intocables, tienen una consideración asimilable a la de los perros, o aún peor, porque se las destina a trabajos denigrantes como la limpieza, con las manos, de excrementos humanos. Aunque en la India moderna la intocabilidad ha sido formalmente abolida, el fenómeno persiste de forma siniestra en el medio rural.

Admitiendo que, de una manera más o menos encubierta, ha habido formas de esclavitud en todas las civilizaciones, el premio de la crueldad humana se lo lleva el capitalismo desatado de la edad moderna, un sistema de explotación que concibió una operación de tráfico de esclavos al por mayor. Se estima que, durante cuatrocientos años, contando a partir del siglo XVI, unos diez millones de africanos fueron arrancados de sus tribus y embarcados en unas naves infames, bajo los designios de una actividad económica que no estaba controlada por gobierno alguno, sino por unas compañías que cotizaban en las bolsas y que enriquecían a muchas familias acomodadas europeas. El tráfico de esclavos en las plantaciones y en las minas de América causó la muerte de millones de africanos jóvenes, la mayoría muchachos, y los que sobrevivieron tuvieron unas vidas cortas y desgraciadas. Este plan comercial de la esclavitud africana contó con la bendición del cristianismo, tanto del protestante como del católico, en un ejercicio de cinismo vergonzoso aunque con algunas honrosas excepciones, como la de san Pedro Claver, el jesuita catalán que destinó su vida a aliviar las penurias de los esclavos que llegaban, en un estado deplorable, en los barcos negreros al puerto de Cartagena de Indias. En cuanto a la procreación, los esclavos afroamericanos, al contrario de los grecorromanos, podían ejercerla, lo que favorecía que, como mínimo, pudieran vivir en poblados, rememorando la vida familiar que habían llevado en sus tierras de origen.

Durante el siglo xix hubo una ola abolicionista de la esclavitud que, con muchos altibajos, muchas pugnas entre favorables y partidarios y muchos intereses económicos de por medio, acabó generando la abolición jurídica de la esclavitud en todas las colonias, pero también en las jóvenes naciones que habían nacido tras las respectivas guerras de independencia. Especialmente sonada fue la aprobación de la decimotercera enmienda de la constitución estadounidense en 1865, tras una sangrienta guerra civil. Una abolición que contó con la firma de Abraham Lincoln, un hecho que, por cierto, le costó la vida. Se trataba de una modificación constitucional que ilegalizaba la esclavitud y que repercutió en la liberación de tres millones y medio de negros. Pese a las sonoras protestas de los traficantes, el abolicionismo se extendió por el mundo, pero una vez terminadas las celebraciones se abrió la puerta a una nueva batalla, la de los derechos civiles de la raza negra, especialmente en los Estados Unidos y en Sudáfrica.

Tras la abolición de la esclavitud, con la finalidad de evitar que el mundo entre en un período de gran inestabilidad social, habría que ofrecer más oportunidades a quienes no han tenido la fortuna de nacer ni en el lugar ni en la familia adecuados.

Migrantes

Desde la revolución cognitiva de los *sapiens*, un hecho que ocurrió en algún lugar de África oriental hará unos setenta mil años, los nuevos humanos, con la ventaja que les daba la sobredosis de inteligencia acabada de adquirir, se fueron extendiendo por los cinco continentes en búsqueda de nuevos recursos, y si por el camino encontraban escollos, como por ejemplo otras especies de homínidos, se las arreglaban para dominarlos o, sencillamente, eliminarlos. Con estos antecedentes, en todas las épocas la humanidad ha vivido momentos migratorios muy intensos, como si la migración fuera inherente a la naturaleza humana. Por poner tres ejemplos de grandes migraciones del pasado, solo hay que recordar las sucesivas colonizaciones de nuevas tierras generadas por las ampliaciones del Imperio romano, las de los millones de europeos y asiáticos desheredados que fueron en busca de los nuevos horizontes americanos o el enorme éxodo rural hacia las ciudades ocasionado por la llamada de la revolución industrial y del mundo global.

En términos generales, los migrantes se acaban integrando en un par de generaciones en las sociedades adonde van a parar. Una afirmación, esta, que está llena de excepciones, como por ejemplo el pueblo gitano, que se empeña en mantener su nomadismo y sus costumbres, vaya adonde vaya. Otra excepción sería la del pueblo judío, con experiencia migratoria de dos milenios y que cada vez que ha llegado a una nueva ciudad ha construido barrios cerrados, las juderías, para evitar mezclarse con los nativos. Por otro lado, nada muy distinto de lo que está sucediendo hoy con los musulmanes que migran a los países que profesan otras religiones que no son la suya.

A nosotros, los ciudadanos de la primera mitad del siglo XXI, las olas migratorias que nos toca vivir son las que están motivadas por la globalización, la desesperación y las guerras, unos movimientos que toman los caminos que van del hemisferio sur al norte, con campos de batalla en Río Grande y en el Mediterráneo, desde donde se retransmiten las tragedias en directo. Unas batallas cuyos perdedores siempre son los miserables que se atreven a llamar a la puerta de quienes en el pasado (y en el presente) se enriquecieron (y siguen enriqueciéndose) a costa de sus reservas naturales.

También existe otro movimiento migratorio notable, el motivado por los excedentes demográficos del continente asiático, donde se podrían diferenciar tres tipologías: una rama de jóvenes bien formados y con talento tecnológico dispuestos a ir a trabajar a cualquier país occidental; otra rama comercial más vinculada a los chinos, quienes, con mucha tenacidad, han tejido un auténtico entramado mundial, y otra rama proletaria, que es la que llena los andamios de las construcciones y los trabajos domésticos de los países ricos.

La migración de hoy, una vez que ha logrado llegar a su destino, tiene muchas diversificaciones, pero la que predomina es la dedicación a los trabajos que los trabajadores autóctonos no quieren hacer, generando unas situaciones laborales de gran incomodidad para los gobernantes, porque deben tener un ojo puesto en sus votantes, en general contrarios a la apertura de fronteras, y otro en la necesidad de abastecer de brazos las residencias de gente mayor, los servicios de limpieza y las campañas de recolección agrícola. Las fórmulas laborales que se adoptan con los migrantes varían mucho según los países, pero el rasgo común se resumiría en los siguientes elementos: salarios bajos, derechos restringidos, vulnerabilidad social y discriminación en el uso de los servicios laborales, sociales y sanitarios. La ONU estima que los movimientos migratorios actuales movilizan unos doscientos cuarenta millones de personas cada año, lo que equivale al 3,3% de la población mundial.

La migración ha existido desde el principio de los tiempos, eso es cierto, pero lo que hoy nos sucede es que tiene forma de presión demográfica desde los países empobrecidos del sur hacia los enriquecidos (y envejecidos) del norte, incapaces sin embargo de afrontar el tema desde una perspectiva social y laboral, mientras caen en la respuesta fácil: la de las restricciones policiales, el levantamiento de muros en el desierto y la negación del principio de salvamento marítimo.

Presos

Las prisiones son los contenedores donde los gobiernos despiadados recluyen, además de a delincuentes y criminales, a las personas que les son desafectas. Al margen de la pérdida de libertad, las prisiones pueden suponer, para quienes las sufren, vejación, aislamiento, tortura y muerte. La literatura, la dramaturgia y la filmografía se han explayado mucho sobre la naturaleza esencialmente cruel de las prisiones, con artefactos sádicos como los grilletes, las horcas, las hogueras, las guillotinas y los garrotes viles, o acciones punitivas como los latigazos, las amputaciones, los asesinatos y los descuartizamientos.

Al llegar al siglo XXI, ante la comisión de delitos se ha abierto un debate entre el castigo y la reinserción, dos elementos que no suelen combinar demasiado bien. En un extremo encontramos sesenta países, con los Estados Unidos al frente, que aún aplican la pena de muerte, mientras que en el otro hay países que avanzan en el despliegue de condenas alternativas que tienen como finalidad favorecer la rehabilitación de los delincuentes. Pese a los avances y las reformas, la realidad de las prisiones del mundo es muy dura, y en muchas, ya sea por amontonamiento o por falta de presupuesto, se pasa hambre y frío, en un clima interno de violencia, de drogas y de corrupción insoportables.

Los observatorios especializados estiman que hoy debe de haber algo más de diez millones de presos en el mundo, con una prevalencia media de ciento sesenta y ocho internados por cada cien mil habitantes, y cuando echas una ojeada a las estadísticas te das cuenta de que los Estados Unidos, el paraíso de la libertad, es la nación que está en cabeza, con más de dos millones de reclusos y una tasa de encarcelamientos que duplica la media mundial. ¿Y en segunda y tercera posición? Pues justo tras los Estados Unidos aparecen Ruanda y Turkmenistán. Sorprendente, ¿verdad? Y más aún si te entretienes en revisar la lista, donde encontrarás tres países (Rusia, China e Irán), considerados hoy como el paradigma de la represión, que presentan unas cifras de encarcelamientos en la parte media de la clasificación, muy por debajo de las de los Estados Unidos.

Entrando en la casuística, las personas con problemas de salud mental y adicciones tienen muchas más probabilidades de ser encarceladas, precisamente por haber manifestado actitudes antisociales o por haber cometido delitos, a veces menores. Los jueces, en el ejercicio de su autoridad, aplican las condenas que tocan y, por ese motivo, las prisiones se llenan de enfermos psiquiátricos, de jóvenes adictos a las drogas o de personajes sencillamente conflictivos. No cabe decir que la despersonalización y el aislamiento social inherentes a la reclusión ofrecen a esa tipología de reclusos un círculo patológico que refuerza más, a su vez, su problema mental y los desarraiga aún más del mundo. No en vano la tasa de suicidios en las cárceles es siete veces superior a la media.

En los Estados Unidos, con una cuarta parte de los reclusos con trastornos mentales severos, las prisiones se han convertido en unos enormes manicomios donde se aplica más palo que terapia. Para paliar este problema, algunos de los presos con trastorno mental severo reciben la orden judicial de ingreso en una unidad penitenciaria psiquiátrica, unos lugares especializados donde, en teoría, se aplica más terapia que palo. No obstante, esas unidades son un callejón sin salida para unos enfermos que se ven condenados a la polimedicación, el aislamiento y la degradación personal. Para ellos el mundo exterior es tan solo un recuerdo de fantasmas y dolor.

Las prisioneras representan solo entre el cinco y el diez por ciento del total de las personas recluidas. Aunque, como es evidente, el riesgo de sufrir prisión que tienen las mujeres es mucho menor que el de los hombres, convendría recordar que para ellas las reclusiones tienen algunos elementos particulares de sufrimiento, especialmente para las madres, que con frecuencia se ven sometidas a regímenes inapropiados de visitas de sus hijos, o incluso crueles, y para las prostitutas, con un riesgo permanente de abusos sexuales por parte de sus guardianes. Por ello quiero destacar que muchas de las mujeres encerradas en las prisiones se ven abocadas a sufrir ansiedades y depresiones de difícil reversión, incluso tras haber salido de ellas.

Las drogas, por otro lado, representan un gran quebradero de cabeza en las prisiones. Si me ciño a los datos de los centros penitenciarios catalanes (que son los que tengo más a mano), observo que un tercio de los presos tienen problemas activos de drogas y, evidentemente, precisan de atención especializada, pero por otro lado cada año mueren en ellas seis reclusos por sobredosis. Y la pregunta es: ¿de dónde sacan la droga? La cruda realidad es que la concentración de tantas personas con adicción en un solo recinto es un mercado muy goloso para los traficantes, que se las ingenian, incluso mediante la corrupción, para introducir su mercancía intramuros y dejarla en manos de las mafias internas. Todo ello constituye un mal asunto para los programas de desintoxicación y rehabilitación.

El encarcelamiento en instituciones de talante fuertemente autoritario limita las probabilidades de reinserción social de los condenados. Es decir, que el castigo que los jueces imponen con mano de hierro, y que la sociedad suele aplaudir, es una puerta abierta a la adicción a las drogas, a la indigencia, a la depresión y al suicidio, todo ello muy lejos de la deseada rehabilitación social por la que la jurisprudencia moderna aboga.

Vulnerables

En todo el mundo existen personas y familias que, por motivos diversos, se descuelgan del entramado social y se sitúan en posiciones de vulnerabilidad. Para paliar el problema, los gobiernos despliegan servicios de protección en una escala que va desde Finlandia, con políticas muy generosas de bienestar social, hasta Burundi, el país más pobre de la Tierra, que no debe de tener ninguna por motivos obvios.

Para hablar de vulnerabilidad propongo empezar por los suburbios, unos lugares donde vive la mayoría de la población mundial. Es evidente que hay suburbios de todo tipo, pero los preocupantes son los más desprotegidos, habitualmente barrios alejados de los centros de las ciudades, donde la gente con bajos ingresos económicos vive en pisos minúsculos o en barracas, con servicios públicos de dudosa calidad, con problemas raciales y con falta de oportunidades para los más jóvenes. En esos suburbios es fácil encontrar clanes tribales que perpetúan la cultura originaria, un hecho que dificulta la integración de sus miembros en las sociedades en las que viven.

Los ayuntamientos de los suburbios se esfuerzan por desplegar en ellos políticas públicas efectivas, pero obtienen escasos resultados, dado que es en la concentración y el aislamiento de la población desclasada donde se encuentra la esencia de la vulnerabilidad. Yo mismo nací en una población del área metropolitana de Barcelona, Santa Coloma de Gramenet, un pueblo campesino, y de veraneo, que ofreció sus huertas y campos a la construcción de bloques de pisos para unos migrantes del sur de España que vinieron atraídos por la ola industrial catalana de mediados de siglo xx. Con el transcurrir de los años, los hijos de esos migrantes que pudieron tomar el ascensor social se mudaron a lugares que les resultaban más atractivos, un vaciado que sirvió para que Santa Coloma acogiera nuevas oleadas migratorias y que así el espíritu de suburbio se perpetuara. Valga como ejemplo de lo que quiero expresar el informe de salud del Ayuntamiento de Barcelona, un documento en el que se observa una diferencia de once años en la esperanza de vida entre los barrios con rentas más extremas, un dato que se repite año tras año porque se vincula a elementos estructurales, pero también al estigma de cada barrio.

Otra manifestación de vulnerabilidad social es el sinhogarismo, un fenómeno que afecta a personas que viven en la calle en situación de exclusión social por motivos de pobreza o por una desgracia personal. La mayoría de las personas sin hogar son hombres relativamente jóvenes, algunos con trastornos mentales y con problemas de consumo de alcohol o de otras sustancias, con un estado de salud delicado y un riesgo elevado de sufrir agresiones. Todos los ayuntamientos de las grandes ciudades, con la ayuda de entidades voluntarias, despliegan estrategias que suelen focalizarse en la parte más vulnerable del sinhogarismo, como los niños, las personas con trastornos mentales, los enfermos crónicos y los casos de larga duración. Unas políticas que, afortunadamente, retiran a muchas personas de la calle, pero que siempre son insuficientes. Los expertos calculan que, pese a los esfuerzos municipales, en el mundo debe de haber más de cien millones de personas sin hogar.

La vulnerabilidad de las personas mayores es otro motivo

de preocupación. Dada la tendencia demográfica al envejecimiento, cada vez existen más personas que viven en la franja más avanzada de edad que sufren diversas circunstancias que las convierten en vulnerables. La soledad no deseada es la primera de todas, y la pobreza, sobre todo de muchas mujeres con escasos ingresos económicos, es otra, sin olvidar la aparición paulatina de la fragilidad física y psicológica, que entorpece movimientos y habilidades imprescindibles para llevar a cabo una vida diaria autónoma. A todo ello cabe añadir las enfermedades crónicas, con toda la carga que representan por tener que ir con frecuencia al centro de salud o a hacerse pruebas al hospital, además de tener que tomar un montón de medicamentos. Y, finalmente, el elemento que lo acaba de complicar todo: la pérdida de memoria y la aparición de trastornos cognitivos.

Los sistemas sociales y sanitarios no acaban de dar una respuesta apropiada a las necesidades de las personas mayores y vulnerables. Por poner un ejemplo de este desencuentro, recuerdo que cuando revisaba los registros clínicos de los centros de atención primaria y de los hospitales, algo que por razón de mi trabajo debía hacer con frecuencia, siempre observaba que los códigos «vivir solo/a» y «tener bajos ingresos económicos» prácticamente no se informaban. Para los profesionales de la salud es como si la vulnerabilidad de las personas mayores, es decir, lo que les sucede tras salir de la consulta, les interesara poco. Todo lleva a pensar que tanto para los sistemas de salud como para muchos de sus profesionales lo que cuenta es haber cumplido apropiadamente la guía clínica establecida, antes que el valor real de su actuación en la vida de las personas vulnerables.

La vulnerabilidad que afecta a tantas personas es una muestra de que, en este mundo tan trepidante que hemos montado, no todos tenemos cabida. Algunos modelos sociales, como los nórdicos, disponen de políticas para subir al barco a cuanta más gente mejor, mientras que otros modelos, como el estadounidense, entienden que se trata de un problema doloroso pero inevitable; una cultura, la norteamericana, que es más insolidaria que las tribales, que solo dejan caer a los débiles cuando peligra la seguridad del grupo.

Techo

Con la finalidad de responder la pregunta de si el crecimiento desatado del número de humanos convertirá en inviable la vida en la Tierra, me concentraré, para empezar, en un país grande como Irán, que en solo dos generaciones ha pasado del nivel uno, de pobreza extrema, al tres (recuerda que la parrilla de Rosling tiene cuatro niveles y el cuarto es el de los países más ricos); por tanto, en la mayoría de los hogares iraníes ha aparecido agua corriente, un lavabo en condiciones y cierto sentido de la higiene general, así como algunos electrodomésticos muy útiles, como las neveras. Con todo ello, la mortalidad infantil ha caído en picado, del 19% en 1971 al 1,3% en 2020, si bien las mujeres, aun estando atentas al fenómeno, han tardado un poco más en reducir su fertilidad, desde los 6,5 hijos de 1971 a los 2,1 de 2020. El resultado de esta espectacular transición demográfica es que la población de Irán, en este período de cincuenta años, ha aumentado en ocho millones, el equivalente a un crecimiento del 10%.

¿Tenemos que asustarnos con el ejemplo de Irán? He ido a buscar la respuesta entre los demógrafos, para quienes existe mucho consenso al determinar que para 2100, cuando el planeta se acerque a la cifra de los once mil millones de habitantes, la humanidad habrá tocado su techo demográfico. ¿Cómo lo saben? Según dicen, esta cifra, que es inmensa, por cierto, surge de la combinatoria de los dos vectores que acabamos de ver en el ejemplo de Irán. Por una parte, una caída de la fertilidad en el momento en que los países salen del umbral de la pobreza extrema, y por la otra, una presión demográfica al alza, debida al par de generaciones que transcurren entre que los niños ya no fallecen tanto y las madres perciben que ya no necesitan criar tanto. Los demógrafos piensan que la transición demográfica observada en Irán se extenderá a todos los países que aún malviven en el nivel de pobreza extrema, y que en 2100 ya no quedará ninguno pendiente de transición.

También cabe hablar sobre si la expectativa de vida de la población mundial irá mucho más allá de los setenta y dos años actuales, especialmente porque en determinados ambientes, de vez en cuando, suena la idea, ilusionante para algunos, de una inminente inmortalidad. Para enmarcar este tema, recuerda que, al principio del libro, en «Tres cifras para empezar», he explicado que al final de la Segunda Guerra Mundial la esperanza de vida de la humanidad era de tan solo cuarenta años, una cifra que se ha casi doblado desde entonces, cosa que se ha conseguido gracias a la caída en picado de la mortalidad infantil. Por tanto, a partir de ahora los nuevos incrementos en la esperanza de vida estarán solo relacionados con todo aquello que llamamos envejecimiento saludable.

Pero, al revés de lo que sucede con la expectativa del número de habitantes de la Tierra, al hablar de la tendencia de la esperanza de vida ningún experto se atreve a vaticinar demasiados pronósticos.

Por tanto, ahora que ya conocemos que el techo de la humanidad se estima en once mil millones (recuerda que ahora somos ocho mil millones), sería necesario que todos los países salieran de la pobreza extrema, un pozo en el que aún quedan mil millones de personas y que es la causa mejor correlacionada con la alta fertilidad. Supongo que, igual que yo, debes pensar que la cifra de once mil millones da un poco de miedo, pero al menos, ahora que la conocemos, ya no valen excusas. Lo que hay que hacer es ver cómo compaginar un nivel de vida razonable para los once mil millones de personas con el respeto por el planeta en el que han de vivir. Una estrategia para la que no valen subterfugios: los del nivel cuatro tenemos que aflojar en nuestro consumo desorbitado, los de los niveles dos y tres deben contenerse, y los del nivel uno han de salir de la miseria.

CREENCIAS

En su lucha por la vida, las culturas ancestrales han tendido a buscar refugio en el Todopoderoso, algo que, de paso, les ha evitado tener que elaborar teorías sobre la salud y la enfermedad. En cambio, cuando alguien tuvo el valor de desprenderse del yugo divino, como hizo Hipócrates, se vio obligado a buscar alguna explicación para comprender un asunto tan complejo como el funcionamiento normal del cuerpo humano y poder interpretar cómo los procesos patológicos lo alteran.

Cuando el pensamiento teórico se ciñe a las creencias, sean divinas o terrenales, el debate se limita a posicionamientos y especulaciones. Es la ley de la cháchara. Siempre gana el que grita más fuerte. En cambio, la observación llevada a cabo con la mirada limpia de prejuicios y la experimentación cuidadosa para confirmar hipótesis de trabajo no interesan ni a los profetas ni a los doctrinarios. De todo ello hablo en los cuatro siguientes relatos.

Divinidades

Los chamanes, guías espirituales de la mayoría de las culturas primitivas, tienen (utilizo el presente porque sospecho que el chamanismo aún perdura) la capacidad de conectar con el más allá, por lo que utilizan métodos espirituales, el más común el del trance espiritista, como una argucia para ahuyentar los malos espíritus de las personas enfermas. Los chamanes siempre han gozado de gran prestigio en sus respectivas comunidades, pero curiosamente no han establecido nunca un entramado corporativo con una doctrina compartida, como sí han hecho todas las otras religiones.

En la antigua Grecia, su particular mitología explica que mientras Asclepio, considerado el dios de la medicina, meditaba una curación, una serpiente aprovechó su distracción para matar al enfermo. Luego, afortunadamente, apareció otra que se enroscó en su bastón llevando unas hierbas en la boca que hicieron que el muerto resucitara. Conocedor de estos hechos, Zeus fulminó a Asclepio con un rayo para evitar que, con sus actuaciones terapéuticas, convirtiera a los hombres en inmortales. Los griegos, esperanzados en sus poderes curativos, confiaron en Asclepio y llenaron el territorio de templos en su honor, unos lugares donde los enfermos debían esperar que los sacerdotes, durante sus sueños, recibieran alguna inspiración divina para curar sus males. En los restos arqueológicos de esos templos se han encontrado un montón de tablillas votivas en las que constan el nombre del paciente, la enfermedad y el tratamiento recibido. En el mundo de los antiguos griegos —y también en el de los romanos, donde el dios equivalente se llamaba Esculapio— no existía relación entre enfermedad y culpa; sencillamente, los dioses habían delegado en uno para que ayudara a los mortales en sus sufrimientos y, cuando vieron que lo hacía demasiado bien, lo apartaron y dejaron la medicina en manos de los sacerdotes.

El cristianismo y el islam, en cambio, dieron mucha relevancia a los milagros como una potestad de los apóstoles para demostrar al pueblo el poder de Dios, una acción que llevaban a cabo habitualmente con una simple imposición de manos y alguna frase alegórica sobre el Creador, evitando la parafernalia espiritista. El propio Jesucristo utilizó los milagros para dejar claro que era el enviado de Dios y no solo caminaba por encima de las aguas, sino que, cada vez que lo consideraba oportuno, hacía que algún ciego pudiera ver, algún leproso sanara o algún muerto resucitara. La Iglesia católica ha explotado, como ninguna otra, el poder seductor de la curación contra natura, al extremo de que, aún hoy, los candidatos y las candidatas a ser reconocidos como santos y santas necesitan certificar que han obrado curaciones milagrosas. En la vertiente comercial, los católicos han construido grandes superficies expendedoras de milagros, como el santuario de Lourdes, además de haber generado una red de santuarios y ermitas donde los devotos cuelgan exvotos en señal de agradecimiento por alguna curación atribuible a la madre de Dios o al santo local.

Los reyes, como al jurar el cargo lo hacen por la gracia de Dios, también han querido ejercer la potestad de curar enfermos. Valgan como ejemplo los reyes de Francia, que cuando practicaban sus curaciones, para evitar que alguien se confundiera sobre cuáles eran sus competencias, pronunciaban una frase ritual: «Dieu te guérisse, le roi te touche». Llorenç Villalonga, el escritor mallorquín de quien he tomado prestadas esas palabras reales, explica que los reyes de Francia se habían especializado en escrófulas y paperas. Tal vez, añade Villalonga, porque esas dos enfermedades tienden a curarse por sí solas.

Todas las religiones monoteístas han utilizado la teoría del castigo divino según les ha convenido, de manera que, de acuerdo con sus sacerdotes, la curación depende en gran medida de esta línea directa con Dios, una eventualidad que se puede ejercer mediante la plegaria, las donaciones y los sacrificios. Si las cosas van bien hay que dar las gracias al Todopoderoso, y si no, hay que buscar las culpas en algún otro lugar: la mala vida, la desventura o cualquier otra maldad terrenal.

Humores y miasmas

Hipócrates, que vivió en Grecia a caballo entre los siglos v y iv antes de Cristo, fue un médico empecinado en separar la medicina de la teología para unirla, en cambio, a la filosofía, cosa que hizo con una teoría que, basada en el razonamiento, proclamaba que las enfermedades procedían del entorno, de una alimentación y de la manera de vivir. Con estos fundamentos terrenales, la medicina hipocrática buscaba tratar a las personas enfermas desde una perspectiva física, emocional y espiritual, alejándolas de las influencias de los sacerdotes.

La escuela hipocrática estableció la teoría de los cuatro humores (bilis negra, bilis amarilla, flema y sangre), como los cuatro ejes capitales para el correcto funcionamiento del cuerpo humano. Teorías aparte, la medicina hipocrática creía en la capacidad curativa de la naturaleza, y por ello sus recomendaciones se basaban en la dieta, el reposo y la limpieza, a las que se podían añadir linimentos balsámicos u otros tratamientos coadyuvantes. Hipócrates desconocía la anatomía y el funcionamiento del cuerpo humano (la disección de cadáveres se consideraba una ofensa a los dioses), pero a pesar de ello su corpus doctrinal perduró durante más de veinticinco siglos.

¿Cómo es posible que una teoría especulativa haya perdurado tanto? Pues ha sido así porque la escuela hipocrática, más allá de los cuatro humores, se concentró en el profesionalismo de los médicos, de quienes decía que tenían que ser pulcros (con las uñas cortadas y limpias), honestos, comprensivos y rigurosos; y no se quedó aquí, sino que definió, al detalle, cómo debían ser los habitáculos donde se llevaban a cabo las prácticas médicas, las exploraciones de los enfermos y los registros clínicos. Con todo ello, Hipócrates se ganó el reconocimiento como padre de la medicina, sobre todo por sus aportaciones en el terreno del profesionalismo médico, un regalo inestimable que permitió que los médicos preservaran cierta aureola académica durante la ofuscación religiosa de la larga edad media y buena parte del Renacimiento.

Tras alabar a Hipócrates, pienso que es justo reprocharle que haya sido, con su teoría, el inspirador de la práctica de las sangrías, que se llevaban a cabo mediante la punción de una vena del codo o, un poco más orgánicamente, por la succión de las sanguijuelas. La teoría hipocrática considera que muchas enfermedades se producen por desequilibrios internos entre los cuatro humores y, por tanto, cree que el vaciado de sangre actúa como un estímulo para un reequilibrio interno. La práctica de las sangrías, una actuación clínica que sorprende a ojos de hoy, ayudaba a dar una imagen trascendente del acto clínico, porque al menos los pacientes, y sobre todo sus familias, tenían la percepción de que los médicos hacían algo. Tanto era así que, durante muchos siglos, los ingleses empleaban el mote de sanguijuela (*leech*) como sinónimo de médico. Las sangrías, desgraciadamente, se extendieron mucho y aceleraron la muerte de muchos enfermos. Para poner un ejemplo documentado, George Washington, afectado por una neumonía a los sesenta y siete años, murió a consecuencia de una actuación exagerada de sus médicos, quienes mediante sangrías reiteradas le llegaron a extraer más de dos litros y medio de sangre. Un auténtico magnicidio médico.

Volviendo a Grecia, y en concreto a su particular mitología, me gustaría destacar que el concepto de miasma era entendido como un medio etéreo que utilizaban los dioses para canalizar su ira. Los griegos creían que los miasmas eran como un mal aire que tenía vida propia y que se extendía entre quienes no se habían purgado con los correspondientes sacrificios. La teoría de los miasmas impregnó la cultura médica occidental hasta el punto de que, en pleno Renacimiento, Thomas Sydenham, un prestigioso médico londinense considerado por algunos como el Hipócrates inglés, la actualizó, entendiéndola como el conjunto de emanaciones fétidas que procedían de la basura y de las aguas pestilentes y que se convertían en el mecanismo de transmisión de las epidemias.

La teoría miasmática, a pesar de ser meramente especulativa, afortunadamente fue premonitoria, porque, si bien la causa de las plagas no son los miasmas sino los microbios, la mayoría de las enfermedades infecciosas necesitan de la suciedad y la contaminación fecal de las aguas para extenderse. Los miasmas de Sydenham al menos sirvieron para situar el pensamiento higienista en el centro del debate sanitario. Por tanto, mi reconocimiento al ojo clínico de Sydenham, pese al desacierto de su teoría.

Remedios

Cuando yo era pequeño los problemas domésticos de salud se curaban en casa, donde siempre había una madre o una abuela dispuestas a echar una mano. Sin protocolos establecidos, aquellas mujeres intuían cuándo una infusión de manzanilla iría bien para el dolor de barriga o cuándo, en cambio, había que correr. El arsenal terapéutico de esas mujeres se ajustaba obviamente a las plantas que, de manera natural, tenían cerca y, por tanto, el catálogo de remedios dependía de la vegetación de cada territorio. En el entorno mediterráneo donde yo me muevo, tienen fama la manzanilla, el poleo, el espliego, el tomillo, el hinojo, la hierbaluisa, la menta y el orégano, entre una lista interminable de plantas que tratan de echar una mano a la salud de las personas que confían en ellas.

Hay que decir que lo que hoy llamamos remedios caseros fue el arsenal terapéutico de los médicos hasta bien entrado el siglo xx. De hecho, si los médicos querían consolar a los pacientes no tenían alternativa. Lewis Thomas, decano de la escuela de medicina de Yale a mediados del siglo xx, explica que, a pesar de los grandes avances en la clasificación de las enfermedades, los médicos seguían sin disponer de herramientas terapéuticas efectivas para cambiar el curso de los procesos patológicos de mal pronóstico. Thomas recuerda que la terapéutica de su padre, también médico, consistía en unas fórmulas memorizadas que, con mala letra, transcribía en recetas aparentemente personalizadas. Esos remedios se basaban en ingredientes vegetales, algunos de los cuales potentes, como la morfina, la estricnina, la quinina, la atropina o la codeína; o minerales como el mercurio o el arsénico. El boticario, por tanto, tenía que medir los principios activos prescritos con precisión, convertirlos en polvo en el mortero, disolverlos en alcohol e introducir el líquido resultante en una botellita con una etiqueta donde se escribían el nombre del paciente, la fecha de preparación y las instrucciones de uso. Toda una liturgia al servicio de la incapacidad de los médicos para entender lo que se traían entre manos, y de eso hace tan solo un siglo.

Galeno de Pérgamo, que vivió a caballo entre los siglos II y III, dedicó un libro a explicar la triaca, un remedio creado a partir de más de setenta componentes de origen vegetal, animal y mineral, donde no faltaban ni el opio ni la carne de víbora. La triaca, con todo tipo de variantes locales, se popularizó durante la edad media como el remedio universal para todos los males, una especie de polipíldora milagrosa que despertaba auténtica veneración y que era uno de los pocos productos supuestamente terapéuticos que los médicos tenían a su alcance. No en vano, en todas las farmacias antiguas se reservaban los mejores botes y estanterías para la triaca.

A partir de finales del siglo XIX, las compañías farmacéuticas hicieron su agosto con la comercialización de productos milagrosos como el Cerebrino Mandri, unos polvos ideales para curar las jaquecas y los males de todo tipo; el Agua del Carmen, un tónico estomacal que en realidad era un licor de cincuenta y cinco grados, muy popular entre las mujeres mayores, o el Vicks VapoRub, un ungüento con un olor balsámico inconfundible que se aplicaba en el pecho de las criaturas y que, según sus fabricantes, curaba las laringitis, los resfriados y las inflamaciones en general. Durante mi infancia, las estanterías de las farmacias estaban repletas de productos mágicos, como estos tres que he recordado y montones de otros que también cumplían su papel.

En el mundo actual, el entorno natural de los remedios populares se tendría que ceñir a los problemas de salud de baja complejidad y autolimitados, como serían los resfriados, los síntomas gripales, los dolores de barriga, las picaduras de insectos, los golpes, las heridas y las quemaduras. Todos ellos en su versión leve, que es la más habitual. Hay que entender, pues, que la efectividad de los remedios caseros, pongamos por caso un ungüento de caléndula para paliar un golpe que está causando un hematoma subcutáneo, tiene que ver no solo con el producto en sí, sino con la friega y con las palabras amorosas de la madre o de la abuela.

Pienso que debo insistir en esto del entorno propicio para los remedios caseros, porque son muchas las personas que intentan resucitarlos en una sociedad que ya funciona con parámetros diferentes. Imagínate una familia que ha pasado una mala noche por la fiebre de una de las criaturas. Padre, madre y niña acaban en urgencias, donde pasan cuatro horas. Finalmente salen con un informe y un tratamiento antipirético. De camino a la farmacia, como es domingo, en el barrio hay tenderetes en la calle y hay uno, que la madre conoce bien, de productos naturales. El padre aparca el coche en doble fila y la mujer sale corriendo a comprar un botecito de cola de caballo, una hierba diurética que emplea como coadyuvante para el régimen de adelgazamiento; de repente ha recordado que tiene el bote a las últimas. Valga esta breve historia de la vida cotidiana para ilustrar que el mundo de antes ya no existe y que ahora, pese a la insistencia en las mil y una bondades de las hierbas que hay dentro de cada botecito del tenderete de productos naturales, la médica de urgencias ha tenido que atender a una niña con una virasis menor.

Alternativas

Dicen los psicólogos que las personas somos altamente impresionables, de lo que se deriva un efecto, conocido como placebo, que obliga a que los proyectos de investigación distribuyan de manera aleatoria a sus participantes en los ensayos clínicos, con la finalidad de evitar sesgos debidos a la susceptibilidad de los participantes. Se considera probado que el efecto placebo puede alterar los resultados de los tratamientos, cosa que confirma que la capacidad sugestiva de los humanos es una ventana abierta a las medicinas alternativas, entre las cuales hay una gran cantidad de teorías especulativas, con un amplio abanico que incluye el equilibrio energético interno entre el yin y el yang (medicina china y acupuntura), el refuerzo del vitalismo y del holismo (naturopatía), el estudio de las corrientes electromagnéticas naturales (magnetoterapia y radiestesia), la conexión entre huesos y músculos mediante una continuidad tisular que une todas las partes del cuerpo (osteopatía y quiropráctica) y la conexión de los reflejos con todo el organismo mediante el sistema nervioso (reflexoterapia).

En el catálogo de las medicinas alternativas, la homeopatía merece una mención aparte. Nacida en el siglo XIX como reacción contra la medicina oficial de la época, aún desorientada entre humores y miasmas y practicando sangrías y purgaciones a diestro y siniestro, el médico alemán Samuel Hahnemann desarrolló una teoría según la cual las mismas sustancias que generan enfermedades también las pueden curar. No entraré ahora en la rareza de esta teoría, pero he de admitir que, en el contexto decimonónico, la homeopatía era tan inverosímil como la teoría de los humores, que la ciencia oficial mantenía imperturbable desde los tiempos de Hipócrates. Lo que no entiendo es cómo, dos siglos después de Hahnemann, todavía hoy hay quien defiende una teoría tan estrambótica como la homeopatía. Claro que también hay quien aún cree que la Tierra es plana.

Con el adjetivo *estrambótico* aún en mi cabeza, se me ha despertado la asociación con otros modos terapéuticos de antaño que, sin modelo alguno que los justificara, de repente aparecían de la mano de un charlatán o de una hechicera y, sin acabar de saber por qué, rápidamente obtenían un reclamo popular más que notable, como fue el caso de los purgantes y las lavativas, que partían del concepto de que, de vez en cuando, al tubo digestivo le iba bien una limpieza en profundidad, unas teorías que movían un mercado económico muy importante de productos especializados.

Los farmacéuticos de antes, por su lado, tendían a elaborar productos sofisticados con supuestos usos terapéuticos diversos, como las melazas o las cataplasmas, con un abanico tan amplio de aplicaciones que los hacía poco creíbles. En este catálogo mágico de los boticarios, recuerdo un producto que era especialmente famoso cuando yo era pequeño, que era el aceite de hígado de bacalao, por el que mi padre tenía devoción. Decía que, como tenía muchas vitaminas, iba bien para el crecimiento. Aquel producto tenía su acierto en un tiempo de privaciones, ya que aprovechaba una víscera que nadie quería, de un pez, el bacalao, que a pesar de todo no escaseaba. Se trataba de una manera razonable y barata de aportar grasa y vitaminas a unas criaturas más bien malnutridas. Pese a sus supuestas bondades, el aceite de hígado de bacalao sabía tan espantosamente mal, al menos para mi gusto, que el día que me tocaba (una vez al mes), la noche anterior tenía pesadillas.

Con todo, aún no he hablado apropiadamente de la medicina china y tal vez debiera hacerlo, porque tiene mucho predicamento, pero como no me atrevo por puro desconocimiento se me ha ocurrido seleccionar un par de fragmentos del libro *La hija del curandero*, una obra autobiográfica de la escritora estadounidense de ascendencia china Amy Tan. En el primero, la autora habla de su bisabuela con Alzheimer: «Al final de su vida, los pensamientos de la bisabuela eran como paredes que se hunden, como piedras sin argamasa. Un médico dijo que su viento interior se había enfriado y que su pulso era un riachuelo lento y poco profundo a punto de helarse. Le recetó comidas calientes». Con este texto se evidencia que es imposible practicar una medicina que se sustenta en la poética y la cultura de China en un entorno que no sea el original. Para remachar esta idea, en el segundo texto que he elegido, Tan deja claro que los ingredientes de los tratamientos tan solo pueden ser genuinamente chinos: «El remedio tradicional incluía los huesos de dragón, los caballitos de mar y las algas, insectos y semillas extrañas, corteza de árboles y excrementos de murciélago, todo de la mejor calidad».

Con mucha frecuencia alguien me pregunta qué pienso de las medicinas alternativas. «Me han hablado de un centro de acupuntura que por lo visto es muy bueno, ¿y si pruebo a ir? ¿Qué me recomiendas?» Imagínate por un momento que quien pregunta sufre de dolores de cabeza que no responden a los tratamientos convencionales. En esos casos, suelo responder: «¿Crees en ello?». Si la respuesta es que sí, la recomendación es evidente: «Ve». Creer en la acción terapéutica es equivalente a tener un primer paso ganado (recuerda el efecto placebo). Por tanto, la credibilidad de las medicinas alternativas se sustenta en la confianza entre las personas que creen en ellas y los profesionales que se dedican a ellas. Ese es su punto fuerte, y por este motivo esas prácticas no necesitan entrar en el juego de tener que demostrar resultados objetivos en estudios científicos, un terreno en el que siempre pierden: por ello deben saberse ceñir a las enfermedades autolimitadas o a otras, especialmente psicosomáticas y crónicas, en las que las personas no reciben la respuesta apropiada de la medicina académica.

CIENCIA

En el siglo XVI, Colón y Magallanes, con sus descubrimientos, convirtieron los viejos mapamundis en un desecho y, de camino a la basura, arrastraron también los tratados científicos elaborados en la oscuridad de la edad media, una larguísima etapa en la que el pensamiento, concentrado en los monasterios, daba por hecho que todo lo que era importante saber sobre el mundo ya se sabía. Imagínatelo: si una persona tenía una duda, lo que debía hacer era leer los libros sagrados con atención, y si después de eso la duda persistía, debía preguntar a un sabio, que para eso servían.

Con el ensanchamiento de los horizontes, la necesidad de un renacimiento fue imparable y, de rebote, se fueron dando las condiciones para una revolución científica. Pero, para hacerla posible, los científicos renacentistas tuvieron que recorrer un camino pedregoso desde la soberbia hasta la ignorancia, en un acto de humildad imprescindible para aprender de verdad. La revolución científica empezó, pues, empleando una metodología desconocida hasta entonces que requería observar la realidad con una mirada limpia, sin prevenciones ideológicas ni religiosas, tomar notas, analizarlas, aventurar hipótesis explicativas y, mediante la experimentación, comprobar si eran ciertas.

De acuerdo con los nuevos planteamientos de tipo inductivo, si la ciencia quería saber cómo funcionaba el mundo, tenía que bajar del púlpito, salir de los conventos y empezar a escribir su propia historia en un libro nuevo. Y las hojas de ese libro se empezaron a llenar. En 1543, el astrónomo polaco Nicolás Copérnico se atrevió a afirmar que el Sol, y no la Tierra, era el centro del sistema solar, una idea escandalosa que fue castigada con la prohibición de su obra. En 1609, el astrónomo italiano Galileo Galilei construyó un telescopio, mediante el cual no solo confirmó la teoría copernicana del Sol, sino que pudo estudiar la Luna, los planetas y las manchas solares, elaborando una obra inmensa que buscaba demostrar, de manera irrefutable, el movimiento de la Tierra alrededor del Sol. La Inquisición, sin embargo, lo condenó a abjurar de sus ideas, cosa que Galileo lógicamente hizo, no sin soltar, se supone que en privado, la frase mítica: «Eppur si muove» ('Sin embargo, se mueve').

En la lista de los personajes que empujaron la revolución científica tienen un lugar notorio el filósofo francés René Descartes, que en 1637 publicó el *Discurso del método*, y el físico inglés Isaac Newton, que en 1687 demostró que la Tierra sigue unas reglas físicas inamovibles, al margen del resto de las consideraciones sobre las que los teólogos y los filósofos puedan especular. En un entorno académico fuertemente presionado por el Vaticano, Descartes declaró «Pienso, luego existo», con lo cual dejaba claro que el racionalismo había llegado para destronar a la teología.

Aterrizando la revolución científica en la medicina, debo hablar del filósofo inglés Francis Bacon, quien en 1620 publicó un documento que concebía la ciencia como un instrumento para dominar la naturaleza. Un Bacon valiente abogó por deshacerse de prejuicios y desarrollar las técnicas de la experimentación, también en la medicina, una disciplina atrincherada contra las innovaciones, dado que las tradiciones seculares hipocráticas, aristotélicas y religiosas pesaban demasiado en el mantenimiento del prestigio social de los médicos. Tanto era así que tuvieron que transcurrir tres siglos más hasta que, a mediados del siglo xix, Claude Bernard, un médico francés muy emprendedor, estableció las bases de la metodología experimental para llevar a cabo las investigaciones médicas. Los trabajos de Bernard, finalmente, sirvieron para estimular el avance en el descubrimiento no solo de la anatomía humana, sino del funcionamiento de los órganos y los sistemas.

Dadas las dificultades que la revolución científica tuvo en el campo de la medicina, he preparado doce relatos para ilustrar cómo fueron algunas de las batallas más notorias entre investigadores y conservadores, las cuales ciertamente llegaron al enfrentamiento cuerpo a cuerpo.

Cuerpo humano

En la escuela alejandrina, en el siglo cuarto antes de Cristo, la disección de cadáveres se admitía, y ello permitió que algunos de sus médicos describieran estructuras anatómicas como las del colédoco, la circulación sanguínea portal, el cerebro o las meninges, pero que también se aventuraran con tratamientos de fracturas o de dislocaciones, descritas en unos términos estrictamente técnicos, lejos de la magia habitual de la época. Pero esta línea prometedora de la medicina egipcia cayó en el olvido, junto con las ruinas de Alejandría, en un nuevo entorno, el de los dioses griegos y romanos, contrario a que los humanos estudiaran la anatomía de sus muertos.

Durante la edad media, mientras el cristianismo imponía la verdad inescrutable de los evangelios a todos los científicos, en el imperio islámico los médicos seguían bebiendo de las aportaciones hipocráticas; por tanto, allí resplandeció una medicina más libre que la cristiana, y lo hizo de la mano, entre muchas otras, de tres figuras que quisiera destacar. El primero, Abulcasis, un cirujano andalusí del siglo X que estableció las bases de la cirugía moderna, con un diseño cuidadoso de materiales y técnicas quirúrgicas, las cuales, una vez traducidas al latín, resultaron inspiradoras para los cirujanos europeos durante muchos siglos. El segundo, Ibn Sina (traducido como Avicena), fue un intelectual persa del siglo XI que escribió más de trescientos libros sobre filosofía y medicina, cosa que hizo desde una perspectiva realista, al menos en lo tocante a la práctica clínica, con detalles muy precisos de anatomía y patología, unos conocimientos que surgían de estudios clínicos que no estaban al alcance de sus colegas contemporáneos cristianos. El tercero, Ibn al-Nafis, fue un médico sirio del siglo XIII que describió la circulación sanguínea tres siglos antes de que lo hicieran los cristianos.

Volviendo al cristianismo, cuando el Renacimiento comenzó a aflorar hubo rebeldes que tuvieron el valor de enfrentarse al orden vigente que prohibía el estudio de los cuerpos de los muertos, como Andrés Vesalio, un médico nacido en Bruselas que ejerció en las cortes de Carlos V y Felipe II. Vesalio, escudándose en su posición privilegiada, pudo renovar el conocimiento de la anatomía humana a base de diseccionar cadáveres, arriesgando mucho, pues la Inquisición permanecía muy atenta a cualquier desviación de las reglas. La valentía de Vesalio permitió actualizar las teorías anatómicas de Galeno de Pérgamo, que habían sido elaboradas en los siglos segundo y tercero a partir de disecciones de monos. El modelo de Galeno era evidentemente erróneo, pero con tantas prohibiciones se convirtió en la única base del conocimiento del cuerpo humano para los médicos occidentales durante más de catorce siglos.

Los trabajos de Vesalio abrieron la puerta a otros estudiosos de la anatomía humana, como fue el caso de Miguel Servet, un teólogo aragonés contemporáneo de Vesalio que describió la circulación pulmonar con mucho acierto, aunque muy lejos de la visión clínica de Ibn al-Nafis. Con sus investigaciones, Servet en realidad iba en busca del alma. Tanto es así que su clarividente descripción fisiológica de la circulación sanguínea entre el corazón y los pulmones la publicó en una obra de carácter teológico. Años más tarde, William Harvey, un médico inglés de una generación posterior, describió también la circulación correcta de la sangre, pero, al revés de Servet, lo hizo en un sentido estrictamente médico y con ello echó un capote a Vesalio para seguir enterrando la errónea concepción galénica de la anatomía humana. A pesar de su acierto incuestionable, para Harvey las cosas no resultaron nada fáciles, ya que su teoría de la circulación sanguínea, publicada en medios médicos, era tan disruptiva que tuvo que soportar todo tipo de burlas y vejaciones por parte de la comunidad científica, que tardó veinte años en aceptar sus tesis.

En el cuadro *La lección de anatomía del doctor Tulp*, Rembrandt pintó, por encargo del gremio de cirujanos de Ámsterdam, la sesión anual de disección del año 1628. En el lienzo, Nicolaes Tulp, el anatomista oficial de la ciudad, aparece en primer plano explicando la musculatura del brazo a un grupo de siete cirujanos que tuvieron que pagar para estar ahí. La cantidad no debió de ser menor, porque, a modo de créditos, sus nombres se pueden leer en una hoja que uno de ellos blande sin pudor alguno. En los Países Bajos de aquellos tiempos, las disecciones públicas de cadáveres se consideraban actos sociales solemnes que se abrían a estudiantes, médicos y artistas interesados en el conocimiento de la anatomía humana; por ese motivo, los personajes retratados por Rembrandt van vestidos con sus mejores galas. El estudio del cuerpo humano había pasado, pues, de la prohibición al exhibicionismo, pero con el paso del tiempo el asunto fue perdiendo su aureola, y las salas de disección descendieron a los sótanos de las facultades de medicina, unos lugares sórdidos donde era frecuente ver salir a estudiantes retozones que llevaban la ropa manchada y las manos sucias de restos orgánicos.

Con Harvey, el conocimiento médico entró en una nueva etapa, que posteriormente se ha conocido como la de la fisiología, pero que en ese momento se veía como una visión animada de la anatomía, y no fue hasta los siglos XIX y XX cuando diversos equipos de fisiólogos fueron elaborando un conocimiento verosímil del funcionamiento de los órganos y de los sistemas del cuerpo, ahora ya casi sin secretos, salvo dos funciones que aún se resisten a ser descubiertas: la de la interpretación de la mayoría de los filamentos de ADN y la de la esencia cognitiva del cerebro.

Células y tejidos

En 1665, el hombre de ciencias inglés Robert Hooke publicó un libro que recogía sus observaciones de insectos y plantas a través de un microscopio rudimentario, en el que utilizó por vez primera el término *célula* para definir unas estructuras que le recordaban las celdas que hacían las abejas y que, en una variedad muy grande de formas, observaba en todos los tejidos de los seres vivos. Con su obra, Hooke despertó expectación por el descubrimiento de un mundo invisible al ojo humano, pero su actividad alcanzaba tantos temas que no profundizó en ninguno de ellos. Como científico del Renacimiento, Hooke entendía que su misión consistía en abrir puertas al conocimiento y, en el caso que nos ocupa, nos dejó la primera constatación de la existencia de las células. Un primer paso.

De manera coetánea a Hooke, un joven neerlandés de dieciséis años, Antonie van Leeuwenhoek, siendo aprendiz de tratante de telas tuvo un primer contacto con un microscopio, que no era más que una lupa montada en un soporte de madera, un instrumento muy sencillo que, en el ramo del textil, se empleaba para analizar la composición de las ropas. Maravillado por ese ingenio, compró uno y abrió su propio comercio de telas. Años después, Van Leeuwenhoek ganó una plaza de funcionario municipal y, con el tiempo que su nuevo trabajo le dejaba libre, se animó a perfeccionar el microscopio que había comprado y se entretuvo en observar todo tipo de materiales, incluyendo plantas y animales. Como Van Leeuwenhoek era un hombre prolífico, enseguida acumuló anotaciones e ilustraciones sorprendentes y envió más de quinientas cartas a la Royal Society de Londres, en las que describía todo lo que veía mediante sus microscopios, cada vez más perfeccionados.

Con tanta carta, Antonie van Leeuwenhoek se hizo famoso y eran muchos los que lo visitaban en Delft para admirar ese nuevo mundo microscópico. Dicen que una vez se acercó incluso el propio Pedro el Grande de Rusia, a quien Van Leeuwenhoek pudo mostrar la circulación sanguínea de la cola de una anguila. Muchos académicos lo criticaban por su falta de preparación, pero algunos piensan que justamente esa carencia era la que motivaba que sus observaciones fueran más francas que si hubiera tenido que estar pendiente de todos los envaramientos académicos de su época. A pesar de la admiración popular, las descripciones de microorganismos que Van Leeuwenhoek observaba tras haber recogido muestras de aguas estancadas no trascendieron. Sencillamente, lo que él veía al microscopio no encajaba con la teoría de los miasmas, y aún menos la observación de huevos en las hembras de piojos, un hallazgo que chocaba frontalmente con las ideas preconcebidas sobre la generación espontánea de los insectos.

Los trabajos de Hooke y Van Leeuwenhoek quedaron desgraciadamente archivados y tuvieron que transcurrir más de doscientos años, ya en pleno siglo XIX, para que dos botánicos alemanes, Matthias Schleiden y Theodor Schwann, contando con microscopios más refinados, pudieran enunciar, de manera incontrovertible, que todos los seres vivos están formados por células (primer principio de la teoría celular), que a su vez se organizan y forman tejidos con funcionalidades imprescindibles para la buena marcha de los animales y de las plantas (segundo principio). Contemporáneo de Schleiden y Schwann, Rudolf Virchow era un médico polaco que ayudó a definir el tercer principio de la teoría celular, que es aquel que dice que toda célula procede de otra célula.

La observación del tejido neuronal presentaba problemas a los investigadores porque solo veían en él un embrollo de filamentos que imposibilitaba la visualización de las células que les daban vida, hasta que el investigador aragonés Santiago Ramón y Cajal tintó las preparaciones con una solución de plata, una técnica que previamente había sido descrita por el italiano Camillo Golgi. Ese tinte tenía una cualidad curiosa, que era que solo impregnaba una célula de cada cien, pero cuando lo hacía permitía ver toda su extensión y sus ramificaciones y, como no había teñido las otras, Cajal pudo elaborar unos clarividentes dibujos de células nerviosas, que pasaron a denominarse *neuronas*, además de describir la morfología de las correspondientes conexiones sinápticas. Cajal y Golgi compartieron el Nobel en 1906, aunque en sus respectivos discursos en la recepción del premio, partiendo de la misma técnica y del mismo descubrimiento, defendieron dos doctrinas distintas. Golgi se aferró a la tradición de la teoría reticular, la del manojo de filamentos, mientras que Cajal defendió la teoría de las neuronas que creaban la trama a partir de las conexiones sinápticas, a la que el tiempo acabó dando la razón.

Virchow se ha considerado el padre de la patología moderna, porque sus trabajos, especialmente los de la teoría celular, resultaron definitivos para refutar la teoría de los cuatro humores, que había llegado al siglo XIX como una losa procedente de la antigua Grecia, una teoría especulativa que no hacía sino dilapidar todos los intentos de la revolución científica de abrir la lata de una práctica clínica hasta entonces rígida y desesperanzada.

Experimentar

James Lind era un aprendiz de cirujano escocés que tenía entre ceja y ceja descubrir un tratamiento definitivo para el escorbuto, una enfermedad provocada por la carencia de vitamina C que diezmaba las tripulaciones desde la antigüedad. Los hombres que la sufrían se mostraban abatidos, les sangraban las encías y, a medida que la enfermedad avanzaba, perdían los dientes, les subía la fiebre y entraban en una parálisis generalizada. Se cree que entre los siglos XVI y XVIII el escorbuto causó la muerte de dos millones de marineros.

Para lograr su objetivo, Lind elaboró un diseño de ensayo clínico encomiable, probablemente el primero de la historia de la medicina, y lo hizo durante un viaje del barco *Salisbury* de la armada real británica. Seleccionó a doce marineros enfermos de escorbuto y, de manera controlada, los dividió en seis parejas, a las que sometió respectivamente a los complementos dietéticos siguientes: sidra, elixir vitriólico (ácido sulfúrico diluido), agua de mar, vinagre, naranjas y limones, y purgante. Con esta sencilla metodología prospectiva, Lind observó que los pacientes del grupo de los cítricos sanaban, mientras que los otros no. Publicó su trabajo en 1753, en un documento en el que explicaba cuál debía ser la prevención y el tratamiento del escorbuto, pero nadie le hizo caso, y no fue hasta cuarenta y dos años y cien mil muertos más tarde que la armada británica adoptó sus recomendaciones.

Dice la crónica que, un siglo antes del descubrimiento de Lind, un grupo de marineros enfermos de escorbuto en un barco transatlántico español comandado por Alonso de Ojeda, conocedores del destino trágico que les esperaba, solicitaron que los dejaran desembarcar en una isla de las Antillas cercana a su ruta con la finalidad de morir con dignidad. Al volver tiempo después, Ojeda se detuvo en la isla y vio, con gran sorpresa, que aquellos moribundos estaban sanos y salvos. El capitán español interpretó el hecho como un milagro y por ese motivo bautizó la isla con el nombre de Curaçao.

A ojos de hoy, sorprende cómo Ojeda, a quien la fortuna había regalado la clave para comprender cual debía ser la curación del escorbuto, prefiriera delegar la explicación de aquella sorprendente salvación de los marineros en la divinidad, con lo cual la solución del problema recayó en manos de un médico pragmático como James Lind, que en lugar de mirar al cielo se empecinó en probar y observar. El pensamiento religioso, que lo envolvía todo, cegó a Ojeda y alargó más de un siglo el sufrimiento de miles de marineros faltos de naranjas y limones.

Suciedad

Alexander Gordon era un médico escocés que en 1795 documentó un brote de fiebre puerperal que había estallado seis años antes en la maternidad de Aberdeen, con el resultado de veinticinco mujeres fallecidas. Gordon dedujo que aquellas terribles infecciones no se habían debido a los miasmas, que era la teoría oficial, sino al personal sanitario, que actuaba como transmisor; por ello propuso que las comadronas que habían cuidado de las señoras que habían muerto se lavaran apropiadamente y que sus ropas se fumigaran. Estas propuestas de Gordon, sin embargo, no tuvieron eco alguno, hasta que casi cincuenta años más tarde, en 1843, el profesor de anatomía de la Universidad de Harvard Oliver Wendell Holmes se atrevió a resucitar, sin éxito, el trabajo de Gordon. Nadie quiso admitir que las cosas podían estar haciéndose mal.

Casi al mismo tiempo que Holmes intentaba remover el patio en Harvard, en 1847 el obstetra y cirujano del imperio austrohúngaro Ignaz Semmelweis observó que en la Maternidad del Hospital de Viena, en la Clínica I, atendida por obstetras, las parteras morían de fiebre puerperal hasta cinco veces más que en la Clínica II, atendida por comadronas. Gracias a su espíritu perspicaz, Semmelweis se apercibió de que un patólogo había muerto tras pincharse un dedo mientras hacía la autopsia de una mujer que había fallecido de fiebre puerperal, y en este hecho intuyó la transmisibilidad mediante lo que denominó «partículas de cadáver». La cuestión era que en la Clínica I muchos de los estudiantes que practicaban partos habían ayudado previamente en las autopsias y, de acuerdo con los lamentables estándares de la época, no se habían lavado las manos al pasar de una sala a la otra, mientras que en la Clínica II la dedicación de las comadronas era exclusiva.

La explicación de la variabilidad de resultados entre ambas clínicas apareció clara a ojos de Semmelweis, por lo que ordenó que, antes de cada parto, los obstetras se lavaran las manos con agua y jabón y que, además, se las desinfectaran con clorina. Los resultados no se hicieron esperar y la fiebre puerperal de la Clínica I cayó en picado. Semmelweis desconocía la existencia de los estreptococos, el auténtico patógeno de esta enfermedad, pero con observación y tenacidad encontró, en la limpieza y en la desinfección, la prevención de un proceso patológico inducido por una praxis sucia que mataba a muchísimas mujeres jóvenes, justo cuando sus hijos más las necesitaban.

Los trabajos de Semmelweis no fueron aceptados y tal vez en ese rechazo pesó que algunos médicos, como les sucedió a los obstetras de Harvard, se sintieran ofendidos en su honorabilidad al haber sido señalados como culpables del exceso de muertes de la Clínica I. Con el *statu quo* en contra, Semmelweis sufrió un período de enfrentamientos amargos que acabaron pasándole factura. En 1849 fue expulsado del hospital, en 1861 cayó en la depresión y el alcoholismo y cuatro años más tarde murió en un manicomio, dicen que como resultado de una paliza de sus vigilantes. Desgraciadamente, las tesis higienistas de Semmelweis no prosperaron hasta después de su muerte, cuando Louis Pasteur confirmó la teoría de los gérmenes patógenos, pero en el intervalo muchas mujeres habrían podido salvar su vida si los médicos de la época hubieran descendido del pedestal y hubieran aceptado la realidad de los resultados publicados por Semmelweis. Es decir, si se hubieran lavado las manos cada vez que cambiaban de paciente.

Los estudios sobre fiebre puerperal de Gordon, Holmes y Semmelweis son la punta del iceberg de una realidad, la de los quirófanos del siglo XIX, terriblemente escabrosa. Se trataba de unas estancias que, lógicamente, se tenían que iluminar con velas, lo que dificultaba la visión del campo operatorio, y no disponían de anestesia, un servicio que no llegó hasta bien entrada la segunda mitad del siglo, por lo cual los cirujanos debían actuar con rapidez entre gritos y golpes de los pacientes, algo que con frecuencia dificultaba la precisión requerida para la sutura de los vasos sanguíneos y generaba mucha mortandad por hemorragias. Tampoco se disponía de agua corriente y, en cuanto a la limpieza, era inexistente. De hecho, ni los instrumentos quirúrgicos, ni las mesas, ni los suelos se lavaban entre intervenciones. La imagen, por tanto, que ofrecían los quirófanos era comparable a la de los mataderos de la época, con restos orgánicos de los sacrificios anteriores esparcidos por los rincones.

Berkeley Moynihan, uno de los primeros cirujanos en utilizar guantes de goma, dejó escrito que las batas que se empleaban en los quirófanos estaban rígidas por el pus y la sangre secos. En esas circunstancias, además del elevado riesgo de hemorragia intraoperatoria, las infecciones quirúrgicas y la mortalidad postoperatoria eran tan habituales, que los propios cirujanos se limitaban a intervenir solo en los casos más urgentes y, para que te hagas una idea, las amputaciones eran la operación más frecuente. Ni las barrigas ni los tórax se tocaban. En resumen, se trataba de una cirugía heroica para los cirujanos, pero desesperada para los pacientes. Solo por dar una cifra espantosa que he encontrado documentada: en la Royal Infirmary de Edimburgo, de once pacientes operados de doble amputación, murieron diez.

Microorganismos

El químico francés decimonónico Louis Pasteur demostró que los procesos de fermentación y descomposición del material orgánico son debidos a la actividad de organismos vivos, que a pesar de ser microscópicos se reproducen como cualquier otro animal o planta. Con su trabajo, Pasteur creó la teoría germinal, una teoría que afirma que las enfermedades infecciosas son causadas por microorganismos que poseen una dinámica vital y una capacidad de propagación propias. Con esta teoría, Pasteur desautorizó el pensamiento ancestral sobre la generación espontánea de plantas, insectos, gusanos e, incluso, animales pequeños. Para ilustrar la barbaridad de esa creencia, he seleccionado un extracto antológico del naturalista belga del siglo XVII Jan Baptista van Helmont, donde afirmaba lo siguiente: «Si colocamos ropa interior sucia y sudada junto con trigo en un recipiente abierto durante veintiún días, se genera una fermentación que cambia el trigo por ratones, y lo más notable es que estos animales son de aspecto normal, de ambos sexos, y se pueden cruzar con ratones nacidos por el proceso habitual». Impresionante.

Siendo joven, Louis Pasteur descubrió un método para eliminar los microorganismos que agrían el vino, la cerveza y la leche, un procedimiento que posteriormente fue conocido como *pasteurización*. Con el prestigio obtenido por ese hallazgo, el gobierno francés pidió a Pasteur ayuda para los productores de seda del sur del país, inmersos en una caída de la producción por culpa de una enfermedad que afectaba a los gusanos. Él de gusanos no sabía nada, por lo que confió ciegamente en el método científico. De manera que, durante cuatro años, estuvo creando hipótesis de trabajo, que iba rechazando o aceptando según las observaciones que llevaba a cabo, contando con el apoyo de su microscopio. Finalmente, Pasteur pudo aislar los gérmenes causales de la enfermedad de los gusanos de seda y elaboró unas recomendaciones que resultaron tan eficientes que permitieron superar la crisis del sector.

Ese trabajo hizo aumentar, más aún, la fama de Pasteur y, lo que es más importante, lo estimuló a investigar más sobre enfermedades infecciosas, cosa que dio sus frutos con el descubrimiento accidental de nuevos métodos de vacunación. El hecho tuvo lugar mientras analizaba los mecanismos de transmisión del cólera aviar entre los pollos, cuando unas cepas de la bacteria quedaron abandonadas durante el período de vacaciones. Al volver observó que los cultivos tenían mal aspecto, y lo primero que le pasó por la cabeza fue tirarlos, pero entonces recordó los trabajos que, un siglo atrás, había llevado a cabo Edward Jenner (este hecho dispone de un relato específico más adelante en «Vacuna viene de vaca») e intentó inyectar los vibriones desnutridos a los pollos. Con este experimento accidental, Pasteur descubrió que los pollos no solo no enfermaron de cólera aviar, sino que quedaron inmunizados. El camino de la vacunación con cepas debilitadas artificialmente había quedado trazado.

En el Reino Unido, el cirujano Joseph Lister tuvo la brillante idea de agrupar los hallazgos de Semmelweis y los de Pasteur y en 1867 publicó un artículo en el que daba por hecho que las infecciones de las heridas quirúrgicas, como has visto en el relato «Suciedad» muy frecuentes en la época, se debían a microorganismos y que, por tanto, lo que había que hacer era que los cirujanos se lavaran las manos a conciencia y que el instrumental fuera desinfectado. La reacción corporativa de sus colegas fue muy contraria, como años antes la de los obstetras con Semmelweis. La razón de unos y otros era que los médicos no estaban dispuestos a que nadie, ni que fuera un compañero, les dijera cómo debían hacer las cosas. A pesar de las protestas, los resultados del higienismo en los quirófanos fueron inmediatos y espectaculares. El riesgo de morir por una gangrena, o por cualquier otra infección, tras una operación se redujo drásticamente y las voces reaccionarias tuvieron que callar. Pasteur, por otro lado, aprovechó los conocimientos adquiridos en la pasteurización de la leche para diseñar un horno, antecesor del autoclave, para la esterilización del instrumental quirúrgico, un ingenio que se sumó a la nueva orientación aséptica de la cirugía.

Con la teoría germinal de Pasteur, todo hacía pensar que, por fin, se había encontrado la relación entre los microorganismos y las enfermedades infecciosas, pero aún había científicos de la vieja escuela que eran reticentes, quienes venían a decir: «De acuerdo, habéis encontrado gérmenes relacionados con determinadas enfermedades, pero ¿cómo sabéis que son su causa?». Y aquí fue cuando el microbiólogo alemán Robert Koch, veinte años más joven que Pasteur, entró en escena con el estudio de la transmisibilidad del carbunco.

El carbunco, o ántrax maligno, era una enfermedad que afectaba sobre todo a traperos, cardadores de lana, pastores y trabajadores de los mataderos. Hablo en pasado porque hoy el carbunco es una infección rara, pero hay que recordar que en el siglo XIX mataba a centenares de miles de profesionales relacionados con la ganadería y los despojos. Koch inoculó sangre de un ratón que había muerto de carbunco a otro ratón sano, y en él se reprodujo la enfermedad, una operación que llevó a cabo de manera consecutiva hasta veinte veces. Luego cultivó los bacilos extraídos del vigésimo ratón y, cuando hubo obtenido colonias nuevas de la bacteria con capacidad de contagiar, ya había demostrado de manera fehaciente la transmisibilidad del bacilo del ántrax para causar el carbunco.

Con la experiencia del carbunco, Koch enunció unos postulados muy exigentes con los microbiólogos, no solo para dar rigor a su investigación, sino también para desarmar a los descreídos. Los postulados de Koch se resumen en cuatro puntos: 1) los gérmenes se han de aislar de los animales enfermos; 2) una vez extraídos se han de poder cultivar en un medio controlado; 3) una vez cultivados se han de inocular en un animal sano y han de tener capacidad para provocarle la enfermedad; y 4) los gérmenes han de poder ser aislados nuevamente del segundo animal. Los postulados de Koch, aún vigentes, fueron actualizados en 1998 con las nuevas aportaciones de la biología molecular.

Hay que decir que, más allá del orgullo herido de los cirujanos, la teoría germinal no solo trastocó las teorías miasmáticas que los académicos del siglo XIX defendían encarnizadamente, sino que se encontró con resistencias populares, que se pueden constatar gracias a la prensa escrita de la época, en el sentido de que para muchos era inverosímil que microbios invisibles fueran capaces de enfermar y matar a seres humanos. Por suerte, las orientaciones prácticas de un químico francés, un cirujano inglés y un médico alemán ofrecieron unas pruebas tan irrefutables sobre el poder de contagiosidad de las enfermedades infecciosas de los microorganismos, que enviaron las antiguas teorías al vertedero de la historia.

Mendel

La transmisión de la semejanza entre padres e hijos, antes que el hecho mismo de la procreación, ha preocupado a diversos pensadores. En este sentido, en el siglo sexto antes de Cristo se elaboró la teoría del semenismo, atribuida a Pitágoras, quien defendía que, en un coito con fecundación, el futuro padre aporta la información necesaria para crear un feto, mientras que la misión de la mujer es proveer el alimento del embrión durante la gestación, como una incubadora viva sin transmisión de carácter hereditario alguno, algo parecido a las madres de alquiler de hoy. El semenismo era una teoría sin pies ni cabeza y no resistía la mínima observación de la realidad de la herencia biológica, pero sirvió para que, en algunos juicios de la antigüedad, los abogados de hijos que habían matado a su madre defendieran que la mujer asesinada era simplemente una extraña para el acusado.

Tuvo que ser Aristóteles, dos siglos más tarde, quien hiciera notar que hay rasgos que los niños heredan también de las madres y de las abuelas maternas o, incluso, características que desaparecen durante una generación y reaparecen por vía materna en la siguiente. Por otro lado, observa Aristóteles en su crítica a la teoría del semenismo, ¿cómo puede un semen saber cómo elaborar órganos sexuales femeninos sin la ayuda de la madre? Aristóteles se equivocó en muchos aspectos en su teoría de la herencia biológica, pero acertó en lo esencial al decir que tenía que existir algún tipo de mezcla entre la información biológica aportada por el padre y la aportada por la madre.

Tras las disertaciones de Aristóteles, curiosamente, el interés de la ciencia por la comprensión de la transmisibilidad biológica quedó aparcada durante más de veintitrés siglos hasta que, en pleno siglo XIX, un monje huraño con más interés por la herencia de la vida que por la vida espiritual se dedicó a estudiarla de firme y extrajo de ello sus conocidas leyes de Mendel, partiendo tan solo de una observación minuciosa llevada a cabo en el huerto del monasterio de los frailes agustinos de Brno durante más de ocho años, tras haber hibridado y sembrado casi medio millón de semillas y de haber analizado el resultado de sus peculiares mezclas en veintiocho mil plantas del guisante.

Gregor Mendel, hijo de campesinos, era un hombre de formas educadas pero poco dado a la vida social. Fracasó en sus intentos de ser clérigo de un vecindario de Brno, no fue admitido como maestro de escuela y tuvo enfrentamientos en la universidad. Contó, sin embargo, con la protección de su abad, lo que le permitió llevar a cabo un ingente trabajo, primero en el huerto del monasterio y luego en un invernadero exterior. Todo el mundo creía que los trabajos de Mendel tenían que ver con la mejora de la horticultura y por ello lo dejaban trabajar, pero él, desde el primer momento, tenía la obsesión por el descubrimiento de los fundamentos de la herencia biológica, cosa que hacía extensiva al reino animal y, evidentemente, a la mujer y al hombre.

Mendel descubrió que existían caracteres (más adelante, ya entrado el siglo xx, se denominaron *genes*) que dominaban en la transmisibilidad, mientras que otros se ocultaban durante una generación y podían reaparecer en la siguiente. Para él, la vía de la herencia se conformaba de piezas que marcaban el legado biológico de acuerdo con proporciones numéricas simples y previsibles. El trabajo mendeliano, visto en perspectiva, tiene una gran relevancia por dos motivos: uno es que la ciencia decimonónica no barruntaba nada sobre el tema de la herencia, ni siquiera cuáles eran las preguntas que había que hacerse, y el otro es que el trabajo meticuloso de Mendel permitió definir tres leyes, un hecho excepcional, dado que la biología, al revés que la física, es poco dada a estar regulada por leyes.

En 1865, Mendel publicó sus observaciones en la revista de la Sociedad de Ciencia Natural de Brno y las presentó en una sesión en la que el público asistente quedó atónito, pues nadie entendió por qué Mendel mezclaba matemáticas y biología, dos ciencias, según el pensamiento de ese tiempo, totalmente alejadas entre sí, y así fue como los trabajos de botánica de aquel fraile solitario cayeron en el olvido sin obtener eco científico alguno; ni tan siquiera hubo rechazo. Bueno, tal vez un poco sí que hubo, cuando Carl von Nägeli, un reconocido botánico alemán, respondió con contundencia una carta de Mendel, pontificando: «El empirismo no puede probar lo que es racional». Una declaración que muestra la profundidad de la fosa en la que malvivía la ciencia en pleno siglo xix. Como dice Siddhartha Mukherjee, en su historia de la genética: «El trabajo fundacional de la biología moderna fue enterrado en las páginas de una oscura revista de una sociedad científica de pueblo, leída tan solo por los hortelanos de una ciudad en declive».

Treinta y cinco años más tarde, en 1900, con Mendel enterrado, tres investigadores botánicos descubrieron, casi al mismo tiempo y de manera independiente, los trabajos del monje agustino. Se trataba del neerlandés Hugo de Vries, el alemán Carl Correns y el austríaco Erich von Tschermak-Seysenegg. Los tres corroboraron, en sendos artículos, las leyes mendelianas, que habían estado perdidas durante tres decenios y medio. Al darse cuenta de la importancia de lo que se estaba cociendo, William Bateson, un reconocido biólogo inglés, se convirtió al mendelismo, y en 1905 propuso que la nueva ciencia se llamara *genética*, un término surgido del griego *genno* ('engendrar').

Antibióticos

Desde la constatación de la teoría germinal, los investigadores fueron en busca de fármacos que mataran los microbios pero no las personas, un hito que durante los tres primeros decenios del siglo xx se consideraba inalcanzable, dado que se tenía el convencimiento de que la biología de las bacterias era demasiado parecida a la de las células humanas y, por tanto, como sucedía con los desinfectantes, lo que mataba a unas mataba a otras. Esta tozudez en la búsqueda de antibióticos dio lugar a dos estilos bien diferentes de investigación: el alemán, que produjo sulfamidas en 1932, y el angloamericano, que fabricó la penicilina en 1941.

En Alemania, tras la derrota en la Primera Guerra Mundial, se desarrolló una industria química muy potente, gracias a la cual los investigadores, con un ojo puesto en la búsqueda de bactericidas, disponían de una infraestructura que les permitía experimentar la toxicidad de cada nuevo tinte que sintetizaban; fruto de esa tenacidad, Gerhard Domagk identificó el prontosil, un colorante rojo de la familia de las sulfamidas, como un bactericida que cumplía muy bien con los requisitos. Tanto fue así, que el propio Domagk, a la desesperada, inyectó la nueva sulfamida a su hija afectada de una septicemia y, milagrosamente, la curó.

Las sulfamidas se convirtieron en el primer producto que eliminaba estreptococos y clostridios sin matar a los pacientes. El éxito fue sonado y la industria farmacéutica de todo el mundo invirtió a espuertas en la producción de los nuevos antibióticos; enseguida, los polvos de sulfamidas se popularizaron en todas partes como un tratamiento efectivo para prevenir las infecciones de las heridas. Los nazis, una vez instalados en el poder, quisieron mantener el liderazgo en la carrera de los antibióticos y, por ello, protagonizaron uno de sus particulares episodios negros en la experimentación humana, probando nuevas sulfamidas en prisioneras del campo de Ravensbrück, a las que previamente habían infectado con microorganismos diversos.

En el lado angloamericano, esa misma carrera tuvo en el escocés Alexander Fleming su gran protagonista, cuando el 28 de septiembre de 1928, una fecha escrita con letras de oro en la historia de la medicina, mientras trabajaba con cultivos de estafilococos en el laboratorio del Saint Mary Hospital de Londres, observó que una placa que había sido contaminada por el hongo *Penicillium notatum* había provocado mortandad bacteriana a su alrededor, se suponía que mediante una sustancia con efectos bactericidas. Fleming entendió de inmediato la importancia de aquel hallazgo casual y, por ello, hizo todo lo que tenía a su alcance para que lo que había descubierto prosperara, pero aquella sustancia, que llamó *penicilina*, era muy inestable y, por otro lado, no disponía del apoyo de la industria química, que sí tenía Domagk. Por este motivo, el informe de Fleming quedó registrado entre el montón de curiosidades que produce la ciencia. Por otro lado, nadie confiaba en que la penicilina, en caso de que pudiera ser posible su obtención, no fuera tan tóxica para las personas como lo era para los estafilococos.

Después de su vivencia en las trincheras de la Primera Guerra Mundial, Fleming estaba muy motivado para encontrar un medicamento que evitara las infecciones de las heridas en los soldados, y probablemente por ello estuvo muy atento a interpretar de manera correcta aquella pequeña anomalía en el cultivo de los estafilococos. Uno de sus biógrafos afirma que el investigador conocía que antes que él había habido otros colegas que ya habían tomado nota del poder bactericida de ciertos hongos, unas observaciones que, por cierto, venían de lejos. Por poner un ejemplo, se sabe que los médicos árabes del siglo VIII untaban las heridas con una pasta elaborada a base de hongos.

Durante los once años siguientes al hallazgo, la investigación para estabilizar la penicilina no avanzaba, hasta que en 1939 el farmacólogo australiano Howard Florey y el químico alemán refugiado en el Reino Unido Ernst Chain dispusieron, en la Universidad de Oxford, de fondos para llevar a cabo la laboriosa síntesis de la penicilina, una vez que, evidentemente, el nuevo antibiótico hubo demostrado ya su baja toxicidad en ratones y en humanos. A pesar del entusiasmo y la laboriosidad por parte de las que fueron conocidas como «las chicas de la penicilina», el programa de Oxford no era lo bastante eficiente y algunos pacientes de los ensayos clínicos morían por falta del producto. El problema que de repente había aparecido junto con el nuevo oro terapéutico era que había generado tanta expectación que hubo que activar métodos químicos para reutilizar unidades del antibiótico procedentes de la orina de los pacientes inyectados.

Dada la situación de bloqueo en la producción industrial de la penicilina, Florey, con un equipo de bioquímicos entrenados, se desplazó a Illinois, donde el gobierno federal de los Estados Unidos puso a su disposición la infraestructura necesaria para producirla al por mayor, gracias a la inyección de dinero procedente de los presupuestos militares. Los americanos pensaban que, si los alemanes tenían sulfamidas, ellos ahora dispondrían de un antibiótico con más espectro de acción y menos tóxico. Tanto fue así que, en 1944, cada uno de los miles de soldados aliados que desembarcaron en las playas de Normandía llevaba un kit de penicilina en su mochila.

Al terminar la guerra, en 1945, el mundo vivió una situación de gran tensión comercial provocada por la carencia de penicilina en las farmacias, un producto que se había vuelto muy popular gracias a su efectividad para curar enfermedades hasta entonces terribles, como la erisipela, la fiebre reumática, la meningitis, la neumonía, la sífilis o las temibles infecciones debidas a la cirugía. Todo ello dio paso a un mercado negro, en el que se pagaban auténticas barbaridades por unas escasas unidades de penicilina, muchas de ellas adulteradas.

La rivalidad de los contendientes de la Segunda Guerra Mundial, la tenacidad de Domagk, la perspicacia de Fleming y la visión de Florey y Chain, además del trabajo callado de muchos de sus colaboradores, ofrecieron a la medicina dos familias de antibióticos, las sulfamidas y la penicilina, que dieron un vuelco a la práctica clínica, porque la medicina ya disponía, por fin, de productos que curaban de verdad muchas de las enfermedades infecciosas más comunes, un hecho que hizo crecer el prestigio y la autoestima de los médicos.

No quisiera cerrar el relato de los antibióticos, solo con su glosa, sin hablar del problema actual que estamos viviendo con las resistencias microbianas, y para hacerlo me explicaré con una imagen de laboratorio: si a las placas de cultivo de colonias de bacterias, como sucedió con las de Fleming, se aplica penicilina, se espera que todas mueran; pero si, imagínate, por algún motivo que desconocemos, existe una sola que resiste al ataque, inmediatamente se convertirá en la reina de la placa, porque con la mortandad del resto de las colonias todo el alimento será para ella y, por tanto, su reproducción estará garantizada hasta ocupar todo el territorio. Si, al verlo, la investigadora encargada vuelve a aplicar penicilina a la placa, el antibiótico ya no funcionará, porque todas las nuevas colonias serán resistentes. Pues lo que ha pasado con el uso inapropiado de antibióticos ha sido eso a gran escala, y por este motivo, en la actualidad cada año fallecen en el mundo más de setecientas mil personas por infecciones originadas por bacterias resistentes, un problema que no para de crecer.

Causalidad

En 1948, en plena posguerra, la Universidad de Boston puso en marcha un estudio de riesgo cardiovascular para el que reclutó a más de cinco mil hombres y mujeres sanos de la localidad de Framingham y, sorprendentemente, setenta y cinco años después, el proyecto sigue activo gracias a las sucesivas ampliaciones que se han llevado a cabo con los y las descendientes de los participantes iniciales. El cuidadoso protocolo aplicado en el seguimiento del estudio de Framingham ha permitido la identificación de los principales factores de riesgo cardiovascular, entre ellos la hipertensión arterial, el colesterol, la diabetes y la obesidad, además de los condicionantes de edad y género y otras variables de tipo psicosocial.

La metodología de trabajo empleada en este estudio, conocida como de cohorte, ha tenido varias réplicas, de las cuales creo que hay que destacar el anuncio que Barack Obama, siendo presidente de los Estados Unidos, hizo el 20 de enero de 2015: «Hoy les presento la iniciativa de la medicina de precisión, que nos conducirá a la curación del cáncer y de la diabetes y nos ofrecerá acceso a la información personalizada imprescindible para nuestra salud y la de nuestras familias». Ese proyecto, muy bien dotado económicamente, puso en marcha una cohorte de un millón de voluntarios a los que se les solicitaba no tan solo que facilitaran sus registros electrónicos de salud, sino también que aceptaran someterse a controles periódicos y, además, adoptaran el compromiso de informar permanentemente, mediante dispositivos móviles, de sus hábitos de vida, como la dieta, la intensidad del ejercicio y la exposición ambiental, entre otros.

Para explicar un poco mejor qué aportan los estudios de cohorte, he escogido la tuberculosis, de la que sabemos, de manera fehaciente, que tiene un agente causal, el bacilo de Koch. Entonces, ¿cómo es que hay personas que una vez que han tenido contacto con él enferman, mientras que otras siguen como si nada? Si esta es la pregunta, la respuesta hay que ir a buscarla en los estudios de cohorte, que gracias a su diseño prospectivo tienen la capacidad de detectar cuáles son los factores de riesgo para contraer la tuberculosis, como la pobreza, la desnutrición, la edad, la fragilidad o el género, y en qué grado favorecen su aparición. Pero supongo que ya te has dado cuenta de que la dificultad de los estudios de cohorte radica en la movilización de mucha gente durante mucho tiempo, cosa que solo es factible si se cuenta con un buen apoyo presupuestario institucional.

¿Qué pasa cuando existe un factor de riesgo muy potente, como el tabaco, en la aparición de un cáncer, como el de pulmón? Para responder me remito a un informe del gobierno británico, de 1947, en el que se advertía de que la incidencia del cáncer de pulmón se había multiplicado por quince coincidiendo con el incremento del consumo de cigarrillos que, en plena posguerra, se vivía en aquel país. El gobierno británico, alarmado, encargó a dos epidemiólogos, Bradford Hill y Richard Doll, que estudiaran si era cierto que existía una correlación entre tabaco y cáncer de pulmón. Los investigadores se pusieron en marcha y diseñaron un estudio de cohorte, basado en el fichero de médicos del sistema de salud inglés, y elaboraron una entrevista ceñida tan solo a conocer el hábito tabáquico de los médicos —evidentemente, dada la época, todos hombres—. Más de cuarenta mil invitados a participar, un 70% del censo, respondieron, y con ellos iniciaron un seguimiento de veintinueve meses, durante el cual observaron treinta y seis muertes por cáncer de pulmón, todas ellas pertenecientes al grupo de fumadores y ninguna al de no fumadores. El resultado fue tan aplastante a favor de la correlación entre tabaco y cáncer de pulmón, que casi no hubo necesidad de ningún tratamiento estadístico de los datos. Pero un estudio de cohorte no permite concluir causalidades, sino que tan solo detecta factores de riesgo, y a eso se aferró la industria tabaquera.

Años más tarde, en 1961, en una época de gran prestigio social de los cigarrillos, varias sociedades científicas estadounidenses enviaron una carta al presidente John Kennedy expresando su preocupación por el incremento sostenido de la incidencia del cáncer de pulmón. La carta dio frutos y Kennedy creó una comisión de estudio que estuvo buscando evidencias durante casi tres años, hasta que el 11 de enero de 1964 el Surgeon General del gobierno federal, Luther Terry, presentó un informe en el que, por primera vez de manera oficial, se confirmaba una correlación que nadie deseaba que se diera.

La información que surgió del informe Terry era tan políticamente contraproducente que los legisladores prefirieron silbar, mientras el *lobby* tabaquero se atrincheraba contraatacando con un montón de estudios, que no hacían sino ensuciar lo que a todas luces era evidente. Así, evitando el problema, el gobierno de los Estados Unidos, y el resto de los gobiernos del mundo, dejaron transcurrir más de treinta años, pero, hicieran lo que hicieran, la incidencia del cáncer de pulmón no dejaba de aumentar. En 1997, finalmente, se firmó un dificultoso acuerdo entre el gobierno estadounidense y la industria tabaquera para reducir la publicidad y fomentar el hábito de no fumar, un acuerdo que no ha evitado que la facturación tabaquera mundial haya seguido yendo al alza.

La búsqueda de las causas de las enfermedades alcanzó un gran hito con los postulados de Koch. Pero hoy, una vez que la microbiología ya ha ocupado una posición a la baja y las enfermedades crónicas y oncológicas una al alza, si los gobiernos desean diseñar estrategias de prevención necesitan más estudios de base poblacional, como los de cohorte, para entender mejor los factores de riesgo, incluidos los sociales y los económicos.

Herencia

En el siglo XIX Mendel había descubierto las reglas de la transmisibilidad de la herencia (explicadas en el relato «Mendel»), pero a inicios del siglo XX aún se desconocía cuál era el soporte físico donde se alojaban los genes, que eran como los unicornios, todo el mundo hablaba de ellos pero nadie había visto jamás ninguno; por ello, muchos grupos de científicos iniciaron una carrera para descubrir los misterios que la genética tenía tan bien guardados, hasta que en 1915 el embriólogo estadounidense Thomas Morgan, que analizaba los mecanismos hereditarios de las moscas, llegó a la conclusión de que los genes se alojaban en los cromosomas. Once años más tarde, en 1926, el bacteriólogo también estadounidense Oswald Avery descubrió que, en ciertas especies de bacterias, los genes dependían de la codificación de una molécula enorme, el ADN, que conformaba la estructura de los cromosomas. El avance en los descubrimientos de la esencia de la genética era lento, pero poco a poco los investigadores iban entrando en ella. Entonces fue cuando un alumno de Thomas Morgan, George Badle, descubrió que el ADN contenía, de manera cifrada, los patrones para sintetizar las proteínas, las moléculas vertebradoras de los órganos y los tejidos de todos los seres vivos.

El siguiente paso de la ciencia era descifrar los códigos del ADN, es decir, ir a la captura del almacén de la herencia, un proyecto complejo y costoso que contó con el talento de muchos científicos, entre quienes hay que destacar los cuatro británicos que llegaron a la final: James Watson y Francis Crick, dos biólogos de los laboratorios de la Universidad de Cambridge, y Rosalind Franklin y Maurice Wilkins, dos cristalógrafos del King's College de Londres. De su investigación surgieron los planos del ADN, un polímero en forma de hélice formado por dos filamentos entrelazados que contienen los códigos encriptados de los genes. El descubrimiento del ADN se presentó en sociedad en 1953, un acontecimiento científico notorio que, sin ningún género de reserva, fue objeto de admiración por parte de todas las ramas de la biología, incluida la medicina. Por fin los británicos habían encontrado el almacén de la herencia, un hallazgo que planteó un nuevo reto, el de entender su contenido.

En este punto creo que es de justicia mencionar a Rosalind Franklin. Franklin trabajaba en la refracción de imágenes mediante rayos X, una técnica por entonces muy innovadora, y gracias a sus fotografías Watson y Crick pudieron corregir errores del diseño inicial del ADN, algo que hicieron sin contar con el consentimiento de Franklin. Finalmente, en 1962, a los tres hombres, Watson, Crick y Wilkins, les llegó el Premio Nobel, pero ella incomprensiblemente quedó fuera. Hay que decir que Rosalind Franklin había fallecido cuatro años antes, con tan solo treinta y siete años, de un cáncer de ovario, y el comité del Nobel alegó que no concedían premios póstumos. Así fue como la brillante cristalógrafa se quedó sin haber obtenido el trozo del Olimpo que merecía, una injusticia que la ha conducido a convertirse en un icono de la lucha por el reconocimiento de las mujeres científicas.

En los años posteriores al descubrimiento del ADN, los expertos siguieron trabajando en la búsqueda de la clave de la genética y, por el camino, definieron el concepto de *genoma* como un conjunto de instrucciones que surgen de una biblioteca (el ADN) que contiene todos los libros (los genes), con sus correspondientes anotaciones al margen, notas de pie de página, instrucciones y referencias. El hecho de haber logrado entrar en la biblioteca había sido todo un hito, pero si lo que se deseaba, para seguir con la parábola, era sacar provecho de ello, antes que nada sería necesario que los usuarios y las usuarias de esa biblioteca estuvieran dispuestos a leer; de ser así, había que ayudarles a escoger libros de una forma ajustada a sus necesidades, además de ofrecerles una sala de lectura con un entorno apropiado. De la misma manera, el genoma puede expresarse de maneras diferentes dependiendo de circunstancias externas, como el ambiente, las oportunidades biológicas y la presencia de algunos elementos detonantes.

La búsqueda del genoma humano fue avanzando hasta llegar a la conclusión de que contiene un poco menos de veintitrés mil genes, los cuales atesoran instrucciones para construir, reparar y mantener a cada uno de los individuos humanos. ¿Sorprende, no, que un número tan bajo de genes pueda realizar tanto trabajo? Es cierto, y si efectuamos una comparativa entre especies aún desorienta más cuando ves que el genoma de los gusanos solo tiene unos mil ochocientos genes menos que el humano, y que el del trigo tiene veinticinco mil más. Pero no hay que agobiarse, porque los expertos afirman que la complejidad de la herencia de las especies radica en el virtuosismo de las combinaciones de genes, y no en su número.

Fruto del trayecto recorrido, en 1990 nació el Proyecto Genoma Humano, una iniciativa liderada por investigadores estadounidenses, que contó con la participación de veinte universidades y de miles de expertos de seis países diferentes. Se trató de un trabajo colaborativo que tenía por objetivo leer los casi veintitrés mil libros de la biblioteca del genoma, letra a letra, palabra a palabra y, lo más difícil de todo, entenderlos. Finalmente, tras trece intensos años de trabajo, el 26 de junio de 2003, los dos investigadores principales del Proyecto Genoma Humano, Craig Venter y Francis Collins, presentaron los resultados en un acto mediático en la Casa Blanca, al lado de un entusiasta Bill Clinton. Ahora bien, a pesar de ese acto publicitario, la secuenciación del genoma solo había llegado al 92%, y aún hubo que esperar dieciocho años más para completar el 8% restante, un hecho que no tuvo lugar hasta abril de 2021.

Con gran esfuerzo, y mucha inversión, finalmente se ha elaborado un catálogo preciso de la biblioteca de la herencia, pero todavía hoy está costando mucho interpretar la mayoría de sus libros. Existen caracteres de gran penetración, como por ejemplo el síndrome de Down o la enfermedad de Huntington, que vinculan directamente una alteración genética específica con un trastorno físico en concreto. Pero estos dos ejemplos representan la excepción a la norma general, ya que para la gran mayoría de las expresiones, como ser bajo, tener los ojos almendrados, padecer diabetes o desarrollar una esquizofrenia, el modelo causal es multifactorial, teniendo en cuenta la combinatoria de diversos genes, de circunstancias ambientales y de desencadenantes puntuales. Por este motivo, se ha desplegado la epigenética, una disciplina que tiene por objeto el conocimiento de los elementos celulares que influyen, de manera externa a la genética, en la manera como el ADN se expresa, incluyendo los factores ambientales y otros elementos que las células han podido heredar por vías alternativas a las de los cromosomas inicialmente heredados.

Otro de los conceptos con mucho recorrido para la investigación es el del estudio de la microbiota, entendida como el conjunto de microorganismos que viven en el cuerpo humano, la mayoría en el tubo digestivo y en la piel. Debido a las funciones colaborativas de la microbiota con el ser que lo aloja, los investigadores creen que se tiene que considerar como un órgano más del cuerpo, con la peculiaridad de que cuenta con una dotación genética coral y diferenciada del anfitrión, por lo cual se convierte en un elemento muy influyente en la epigenética.

Desde los laboriosos trabajos del huerto de Mendel, los genetistas han descubierto las reglas básicas de la herencia, la tipología física de los genes y algunas combinaciones que ayudan a entender las probabilidades de sufrir enfermedades, pero los propios expertos admiten que en el genoma humano existen aún enormes cantidades de serpentinas helicoidales de ADN que, a pesar de haber sido secuenciadas, no saben para qué sirven. En definitiva, el desarrollo de la genética ha ayudado a entender mejor la biología humana y la medicina, cierto, y en algunas enfermedades —pocas—, mucho. Pero la realidad es que el fenotipo (el término con el que se conoce la expresión génica) que se da en cada persona es el fruto de las interrelaciones entre la genética, la epigenética y la microbiota.

Homologación

Una vez terminada la Segunda Guerra Mundial, los países se esforzaron en olvidar aquel desastre que había asolado sus economías, además de haber causado millones de muertos y mucho dolor; por ello, los gobiernos desplegaron planes para incentivar la producción y el consumo de bienes, generando un gran desarrollo industrial que lanzó al mercado una cantidad de productos impensables hasta entonces. Imagínate una familia a principios de los años sesenta en disposición de pedir un crédito para comprarse un Seat 600. Todo lo que debía hacer era ir al concesionario, donde le mostrarían un abanico de vehículos de dos o tres colores diferentes y una posibilidad de tres tipos de crédito en función del período de retorno, a doce, veinticuatro o treinta y seis meses. La creación de cadenas de montaje más eficientes fue el nuevo instrumento que garantizó la producción masiva, mientras que los ciudadanos, por su lado, estaban tan satisfechos con la oportunidad de poder adquirir, por fin, un coche (sigo con el mismo ejemplo), que no se quejaban del escaso repertorio de productos, un catálogo que los consumidores de hoy considerarían insoportable.

Si la industria de posguerra vivía una efervescencia, lo que sucedía en los hospitales era una eclosión. Solo hay que recordar que antes de la guerra no había antibióticos, ni insulina, ni respiradores, ni tratamiento alguno que se pudiera considerar realmente efectivo. Los antiguos hospitales, regentados por monjas, eran unos lugares sórdidos donde los pobres iban a morir; nadie confiaba en ellos. Pero, de repente, incluso la gente más sencilla se dio cuenta de que operarse ya no equivalía a una sentencia de muerte y que las personas infectadas de sífilis ya no morían demenciadas, ni los tuberculosos desangrados, sino que con un tratamiento antibiótico muchas enfermedades se curaban del todo. Y los hospitales se convirtieron en los palacios del conocimiento médico, donde la gente acudía absolutamente esperanzada.

La eclosión, como la he llamado, de los hospitales generó duras batallas internas por el control del poder. Por un lado estaban las monjas, las cuales, con las reminiscencias todavía de la teoría de los miasmas, habían adoptado como propias medidas de limpieza muy efectivas, cosa que llevaban a cabo con el espíritu cuartelero que las caracterizaba. Los más viejos aún tenemos el recuerdo de unos hospitales con los suelos cerámicos relucientes, un olor a lejía que lo impregnaba todo y las ventanas abiertas de par en par. Por el otro lado, la clase médica, como les gustaba denominarse, entró en tromba luchando por dirigirlos, ya que reclamaban que eran ellos quienes tenían la llave de los nuevos tratamientos milagrosos.

En mi etapa de estudiante, trabajé de ayudante de anestesia en unos quirófanos que eran un claro reflejo de esta batalla. Las monjas habían cedido a los cirujanos la programación de las intervenciones y las peticiones de los instrumentos quirúrgicos pertinentes. Aquí no podían hacer nada, pero en cambio se atrincheraron en la gestión del material y en la limpieza. Por tanto, de ellas dependía el control de las jeringuillas y las agujas, que tenían que durar cuanto más mejor, y el trabajo era mío para limpiarlas y desobstruirlas de sangre reseca. Cuando no lo lograba, o sencillamente una aguja se había despuntado, la debía enseñar a la monja responsable de los quirófanos para que, después de refunfuñar, me la cambiara por otra nueva.

En medio de esta batalla, apareció Avedis Donabedian, un médico armenio nacido en Beirut que ejerció su carrera en Boston, donde fue profesor de salud pública durante los años sesenta y setenta del siglo pasado. Donabedian, que tenía la cabeza muy bien amueblada, razonó de la siguiente manera: si la industria, mediante las cadenas de montaje, había asimilado la homologación de los procesos a la calidad de los productos, ¿por qué los hospitales no podían hacer lo mismo, ahora que ya disponían de tratamientos efectivos? Por ejemplo, la penicilina. La pregunta que se hacía Donabedian era si, cuando una enfermera había de preparar una inyección de penicilina, se había lavado las manos, o bien si la jeringa que empleaba era estéril. Dedujo que probablemente estos dos elementos vinculados al proceso podrían influir también en el resultado clínico.

Donabedian creó un cuerpo de conocimiento muy útil para medir la calidad de los servicios sanitarios basándose en la estructura física de las instalaciones donde se llevaban a cabo —una propuesta (recuerda) claramente hipocrática— y en la homologación de los procesos clínicos, reproduciendo lo que estaba haciendo la industria de su tiempo. Imagínate que un equipo de atención primaria establece un protocolo sobre cuál es la mejor manera de tratar a los pacientes diabéticos. Entonces, de acuerdo con los principios donabedianos, los profesionales clínicos que sigan la pauta acordada obtendrán una buena calificación, mientras que las desviaciones, por exceso o por defecto, se considerarán como errores de calidad.

Los métodos donabedianos sobre la calidad asistencial resultaron providenciales y aportaron mucho orden a unos hospitales que se estaban quitando de encima la oscuridad de los tiempos pasados. También resultaron útiles para normativizar la vida interna, por ejemplo especificando cómo debía ser un lavado quirúrgico de manos o la preparación de un paciente el día antes de practicarse una colonoscopia. La calidad entró, pues, en los hospitales de la mano de la acreditación de las estructuras y de la homologación de procesos, pero, como ante cualquier instrumento, hay que reconocer sus limitaciones. La primera de ellas es no haber tenido en cuenta la percepción de los pacientes, unos actores que a mediados del siglo xx contaban para bien poco, y la segunda es no haber previsto qué hay que hacer con los protocolos cuando los pacientes envejecen, viven solos y tienen un montón de complicaciones que hay que atender de una manera personalizada.

Los hospitales se han beneficiado mucho de la homologación de los procesos industriales, pero en realidad no son industrias, ya que tratan a muchas personas en situaciones vulnerables, para las que hacen falta otros tipos de conceptos y metodologías, pero de eso ya tendré ocasión de hablar más adelante en «Cronicidades».

Evidencia

Cuando era médico residente de primer año, mi tutor me metió en el bolsillo de la bata un manual de protocolos de urgencias. «Aquí las cosas se hacen así», era el mensaje. Si haces caso del manual serás un buen médico, y si no, no. Aquel era un documento de inspiración donabediana tremendamente útil, especialmente para resolver problemas cotidianos y relativamente sencillos, como un cólico nefrítico o una crisis asmática. El hecho de disponer de pautas me daba seguridad y, al mismo tiempo, aumentaba la calidad en la prestación del servicio de urgencias, porque hacía que todos los residentes de todas las guardias actuáramos de la misma manera ante los mismos problemas.

En 1992, un grupo de epidemiólogos de la Universidad McMaster de Canadá publicó la declaración fundacional de la medicina basada en la evidencia, en la que venían a decir que eso de homologar procesos estaba bien, pero quisieron enfatizar que los médicos y las médicas debían poner más el acento en los resultados. Imagínate que mi manual de urgencias dijera que tenía que inyectar un bol de antibiótico a todos los enfermos con un cólico nefrítico con el objetivo de prevenir la aparición de infecciones urinarias. Por las reglas de juego en las que me movía estaba claro que, para cumplir con el estándar de calidad, lo tenía que hacer, pero la pregunta que proponían los epidemiólogos canadienses era la siguiente: ahora que estás a punto de inyectar un bol de antibiótico a un paciente con cólico nefrítico, ¿eres consciente de qué grado de evidencia apoya esa acción?

Los médicos y las médicas estaban tan absortos en sus protocolos, que fueron los epidemiólogos, unos médicos que no ven enfermos, quienes tuvieron que decir, en la declaración de 1992, que estaban hartos de analizar los resultados de las actividades clínicas y solo explicárselas entre quienes no hacen clínica, mientras que cuando se reunían los clínicos —por ejemplo, los cardiólogos, los cirujanos o los médicos de familia— hablaban de otras cosas. Finalmente, los clínicos se dieron cuenta de que lo que tenían que hacer era revisar todas sus pautas a la luz de los resultados demostrados, un proceso del cual surgieron las guías de práctica clínica, unos documentos que testifican qué grado de evidencia sustenta cada una de las recomendaciones.

Las guías nacieron y crecieron, sin embargo, arropadas en una cultura exclusivamente médica, sin contar con la opinión de los pacientes, ni tampoco con la de otros actores como las enfermeras, que también tenían mucho que decir. Una limitación que ahora se está intentando corregir con la generación de modelos que combinan la evidencia médica, las decisiones compartidas y los cuidados de enfermería. Es evidente, pues, que los médicos y las médicas han de hacer caso a la evidencia, pero también lo es que esta ha de ser transparente y que hay que ajustar cada decisión a la manera de ser de cada paciente, además de incorporar la experiencia de otros profesionales relacionados. En resumen, necesitamos las guías de práctica clínica como referentes, no como el gran hermano que todo lo controla.

No lo sabemos todo

El conocimiento que hemos adquirido del cuerpo humano gracias a la revolución científica es muy grande, pero deberíamos evitar que nos deslumbrara más de la cuenta, porque la realidad es que todo no lo sabemos, ni creo que lo sepamos nunca. De hecho, ahora mismo hay muchas cosas que aún no sabemos que no las sabemos. La genética, para comenzar. Ya he hablado de ella en «Herencia», pero ahora quiero destacar que, a pesar de los avances, aún nos encontramos lejos de entender cómo el ADN consigue construir estructuras biológicas complejas. ¿Cuál debe de ser la combinatoria de los veintitrés mil genes humanos que hace posible la diferenciación celular? ¿Dónde están los planos que indican cómo ha de ser un ojo o un húmero? ¿Se ocultan tal vez en los montones de filamentos del ADN que los genetistas aún no saben interpretar?

El cerebro es el otro santo grial. Ya sabemos muchas cosas de él, como las estructuras y las funciones motoras, las vegetativas, las sensitivas, las del habla, las de la memoria y, en menor medida, las que regulan las emociones. Pero justamente aquella parte que sustenta la revolución cognitiva que setenta mil años atrás diferenció a los humanos de los otros homínidos se sigue resistiendo a mostrar sus secretos. ¿Dónde se aloja el yo, en el sentido de la percepción que cada cual tiene sobre quién es? ¿Cómo se elabora el pensamiento continuado que solo se detiene a la hora de dormir? ¿Cómo se construye el relato que crea el guion de nuestras vidas? ¿Dónde reside el subconsciente? Miguel Servet buscó infructuosamente el alma en la circulación pulmonar. Ahora eso nos genera una sonrisa displicente, porque estamos convencidos de que las funciones cognitivas superiores se alojan en el córtex del lóbulo frontal del cerebro. Vaya, casi estamos convencidos de ello.

Todas las religiones se fundamentan en dos grandes misterios: cómo han sido creados el hombre y la mujer y cuál es la naturaleza del alma. La revolución científica, a pesar de su empirismo incontestable, ha de admitir que, ahora mismo, no dispone de argumentos consistentes que puedan contradecir las fábulas que cada religión se ha inventado para ayudar a sus fieles a convivir con los misterios de la creación y del alma.

EPIDEMIAS

La transmisibilidad de las enfermedades infecciosas da una dimensión social y política a la lucha por la vida. En primer lugar, porque los microorganismos patógenos atacan a los humanos que les resultan más favorables, con frecuencia los más frágiles, a veces los más pobres, pero otras los más fanfarrones, sobre todo cuando la transmisión es respiratoria. En segundo lugar, porque las medidas que hay que tomar para intentar detener las epidemias son de tipo político: algunas revanchistas, como quemar propiedades o matar judíos; otras más efectivas, como cerrar un pozo contaminado, desratizar un sótano, confinar a los enfermos o vacunar a la población.

Por otro lado, las epidemias de enfermedades no transmisibles, como el consumo de opioides, el suicidio, el infarto de miocardio, la diabetes y el cáncer, también tienen una connotación social, cultural y económica muy fuerte. Se trata de unas enfermedades que, si se quieren combatir de verdad, obligan a buscar la raíz del problema, en vez de gastárselo todo en tratamientos carísimos. La casuística sería muy larga, pero déjame citar los casos del tabaco, el asbesto, la comida basura, las bebidas azucaradas, los analgésicos o el *bullying*, para que entiendas lo que quiero decir.

En los relatos de este capítulo he elegido las veintiuna epidemias que, según mi parecer, han infligido más conmoción y muerte en la historia de la humanidad, y acabaré con un vigésimo segundo relato sobre el final de la vida, que, sin ser una epidemia, es un lugar común para todos los humanos.

Plaga bíblica

La lepra es una enfermedad infecciosa que se contagia entre personas que comparten entornos de pobreza extrema y que se manifiesta con pérdida de sensibilidad, lesiones en la piel, ulceraciones, ceguera y amputaciones, un cuadro que inevitablemente da lugar a la estigmatización de los enfermos y al rechazo social. La Biblia deja bien claro que la lepra es un castigo de Dios que recae en personas que han obrado mal y que, por tanto, hay que apartar de la sociedad; pero, más allá de la Biblia, los leprosos han sido rechazados en todas las culturas, y en todas partes han tenido que afrontar, de manera precaria, unas penurias marcadas por el avance lento e insidioso de las lesiones de la piel y del tejido subcutáneo.

En los países cristianos se construyeron lazaretos, unas instituciones de reclusión de tipo represivo, gestionados por órdenes religiosas, que confinaban a los leprosos; por otro lado, nada muy diferente de lo que sucedía en los manicomios con los enfermos mentales. En las leproserías, los monjes y las monjas que atendían a las personas internadas obraban de acuerdo con su espíritu caritativo, pero no solían olvidar que, de acuerdo con las Sagradas Escrituras, los leprosos habían contraído la enfermedad como castigo por haber ofendido a Dios, un estigma que les solía despertar actitudes represivas.

Había lazaretos de todo tipo. Al principio de la edad media la mayoría eran simplemente barracones miserables, donde las personas malvivían de la caridad, de manera que los internos se afanaban en salir fuera de los recintos, vestidos con capas sarnosas y haciendo resonar campanillas para llamar la atención. Con el paso del tiempo, muchos lazaretos se fueron organizando, se espabilaron para obtener legados, o concesiones reales, y se convirtieron en instituciones con una vida interna muy ordenada, con sus huertos y su ganado.

En la edad media, la lepra provocaba tanto pánico que se enviaba a los lazaretos a casi todas las personas con problemas en la piel, como sarna, tiña o psoriasis, por lo cual había que establecer un reconocimiento al ingresar que certificara el diagnóstico, pero, dada la escasa cultura médica de los religiosos encargados del triaje, ese protocolo no ofrecía muchas garantías. Las tensiones en la puerta, no obstante, no eran motivadas tan solo por las dificultades de establecer el diagnóstico, sino porque algunas familias pretendían hacer pasar por leproso a alguno de sus miembros para dejarlo internado y desheredarlo, un asunto que los abades y las abadesas tenían muy en cuenta si iba acompañado de un tintineo de monedas; y, al contrario, muchos mendigos se hacían pasar por leprosos para poder tener un plato de comida cada día. Sea como sea, cuando el monje o la monja responsable de las admisiones confirmaba el diagnóstico, esa persona quedaba confinada para siempre. Se celebraba una misa de bienvenida y luego se conducía al nuevo interno o la nueva interna a las estancias recluidas y se le leía una larga lista de normas y prohibiciones.

A finales de la edad media la lepra decayó enormemente, especialmente en Europa. Se desconocen las causas, pero algunos expertos especulan que fue debido al avance, también inexplicado, de la epidemia de tuberculosis. Pudiera ser que los dos tipos de microbacterias, que son microorganismos de la misma familia, lucharan por el mismo espacio. A principios del siglo XX, en unas circunstancias epidemiológicas más favorables, y con el pleno desarrollo de la teoría germinal, la mayoría de los nuevos hospitales optaron por construir pabellones de aislamiento que se utilizaban para las diversas epidemias que asolaban la sociedad, y las personas afectadas de lepra, pese a la persistencia del estigma, se fueron incorporando, más o menos, a los nuevos servicios sanitarios.

En 1873, el médico noruego Gerhard Armauer Hansen descubrió el agente causal de la lepra, y desde mediados del siglo XX se cuenta con un tratamiento efectivo, gracias al cual la OMS ha puesto en marcha campañas muy incisivas. Desgraciadamente, sin embargo, aún hoy en el mundo quedan bolsas de personas infectadas por la lepra, especialmente en América del Sur, África y Asia, con una incidencia en 2020 de más de cien mil nuevos casos, una cifra aún lejana de la deseada extinción de esta plaga de resonancias bíblicas.

Peste negra

Las ratas se adaptaron la mar de bien a la manera agrícola de vivir que, en un momento dado, adoptó la humanidad, y descubrieron en los pajares y en los sótanos de las casas unos habitáculos casi idóneos, donde no solía faltar ni grano ni basura. Las pulgas, por otro lado, son unos insectos que anidan y viven en los pelos de los mamíferos y, por tanto, también en los de las ratas. Para colmo, *Yersinia pestis* es una bacteria que coloniza las pulgas creando un entramado patológico que suele provocar una gran mortandad entre las ratas y, de rebote, entre las personas que las acogen en sus casas.

La peste negra, la epidemia generada por la infección humana de la bacteria *Yersinia pestis*, ha sido la plaga más temida de la historia del mundo. En su punto álgido, en el siglo XIV, se extendió por Asia, Europa y el norte de África, un territorio enorme, en el que se encarnizó, mató a más de la mitad de la población y dejó un legado de desolación. Para que te hagas una idea, las cosas funcionaban de la siguiente manera: cuando en una población aparecía un caso de peste, inmediatamente se instauraba un régimen de terror. Los enfermos eran brutalmente arrancados de sus familias, los moribundos abandonados a su infortunio, los cadáveres arrojados a fosas comunes y las casas de los apestados quemadas sin contemplaciones. Ahora imaginémonos una familia en la Florencia de la época que, de un día para otro, pierde a ocho de sus diez miembros (se estima que la mortalidad en esa ciudad fue del 80%), y que los dos que se han salvado tienen que afrontar no tan solo un duelo inimaginable, sino que deben hacerlo con la casa y la despensa quemadas. No es de extrañar, pues, que la peste negra originara una recesión económica y demográfica de gran magnitud en los territorios afectados y que fuera uno de los detonantes, en Europa, del final de un modelo medieval de vivir.

A lo largo de su historia, la humanidad se ha esforzado mucho para librarse de la peste, como por ejemplo desinfectando alimentos, imponiendo cuarentenas a los barcos o ejecutando a sospechosos, principalmente judíos. Unas medidas reiteradamente inútiles, porque las ratas, con sus correspondientes pulgas, campaban a sus anchas ajenas a las decisiones estrambóticas de los gobernantes de cada época. El genocidio de judíos, que es como llamaríamos hoy a lo que ocurrió en el siglo XIV en toda Europa, merece una mención aparte. El asunto era que el mundo cristiano creyó que aquello de la peste negra era una argucia de los hebreos para envenenarlos, basándose en el hecho de que a ellos casi no les afectaba, pero tras esa observación los verdugos de judíos no se habían percatado de que la higiene de esa comunidad era mucho mejor que la de los cristianos.

No fue hasta cinco siglos después del terrible brote del siglo XIV cuando, en 1894, por fin se dieron las circunstancias científicas para que dos bacteriólogos, uno suizo, Alexander Yersin, y el otro japonés, Shibasaburō Kitasato, descubrieran la bacteria asesina, algo que curiosamente efectuaron casi al unísono y de manera independiente entre ellos. Ese descubrimiento, muy celebrado en un momento de deslumbramiento por los avances de la microbiología, no fue suficiente para detener los nuevos brotes de peste negra que se iban sucediendo aquí y allá, debido a que la suciedad, también a inicios del siglo XX, seguía marcando la vida de los campesinos y de los proletarios. La porquería, sin embargo, también campaba por las bodegas de los palacios, donde proliferaban las ratas en un submundo repleto de oportunidades para ellas. No en vano, la peste también mataba a comerciantes, clérigos y nobles, los cuales, a pesar de sus refinamientos, no se desembarazaban de la suciedad ambiental.

La peste negra era tan eficiente matando a gente que, inevitablemente, se convirtió en un arma de guerra. Dice la crónica que en el asedio de la ciudad de Caffa, hoy Feodosia, en Crimea, el ejército mongol sufrió un brote de peste y, ante las dificultades militares en la conquista de la ciudad, sus estrategas decidieron sacar provecho de ello. Catapultaron los cadáveres infectados de sus propios soldados por encima de las murallas, esperaron pacientemente ocho días a que las bacterias, las pulgas y las ratas hicieran su trabajo y, sin ninguna resistencia, entraron triunfantes. Los japoneses, por su parte, en 1940, en plena guerra contra los chinos, gracias al descubrimiento de Shibasaburō Kitasato, refinaron los toscos métodos de los mongoles medievales y bombardearon la población china de Ningbo con pulgas infectadas, operación que se repitió un año más tarde en la villa de Changde, esta vez con moscas, y todo indica que ambos ataques resultaron epidemiológicamente efectivos.

El contagio humano de la bacteria de la peste es factible gracias a la colaboración de pulgas y ratas, que a su vez requieren vivir en entornos insalubres, unas condiciones que se han mantenido inalterables a lo largo de la antigüedad, la edad media, la edad moderna y hasta bien entrada la época actual. Se podría considerar que la peste negra ha sido un mal inherente a la suciedad de todas las sociedades que nos han precedido; por tanto, su erradicación ha sido imposible hasta que no ha habido un cambio drástico de mentalidad en cuanto a la imposición del concepto actual de limpieza.

Peste blanca

La tuberculosis, una enfermedad infecciosa de transmisión respiratoria, llevó de cabeza al conocimiento médico porque, más allá de la afectación primaria pulmonar que actúa como puerta de entrada, tiene la capacidad de extenderse, de manera subrepticia, a través del riego sanguíneo, por todo el cuerpo provocando lesiones en los ganglios, en la columna vertebral, en las meninges o en los riñones, por citar algunas de las localizaciones más frecuentes. Las dificultades diagnósticas de la tuberculosis finalizaron cuando, el 24 de marzo de 1882, el microbiólogo Robert Koch comunicó a la Sociedad de Fisiología de Berlín que, por fin, había descubierto su germen causal, un hallazgo que permitió comprender cómo actuaba la enfermedad y favoreció el despliegue de estrategias para reducir su transmisión; pese al descubrimiento del bacilo causal, sin embargo, la vacuna se hizo esperar cuarenta años más, y los antibióticos, sesenta.

Algunas de las manifestaciones de la tuberculosis, como la palidez facial, la tristeza de la mirada y el cansancio, debidas a la anemia crónica generada por la pérdida persistente de sangre a través de los esputos, encajaron con el sentimiento trágico de la existencia propio del romanticismo decimonónico, al extremo de que se llegó a creer que la peste blanca, o *mal du siècle*, denominación que hizo fortuna entre los románticos, provocaba raptos de creatividad y de euforia, a la espera de una muerte de gran belleza que acabaría llegando inefablemente tras un proceso de renuncia de las cosas mundanas.

Al margen de esas consideraciones del espíritu romántico, la realidad es que hubo varias generaciones completas de artistas a quienes, debido a la mala vida que llevaban, a las miserias que sufrían o a los entornos domésticos contaminados, la tuberculosis arrebató la vida en plena actividad creativa. Para ilustrar la gran cantidad de años de talento perdido, he seleccionado algunos nombres de escritores, pintores y músicos que enfermaron de tuberculosis y he añadido entre paréntesis la edad que tenían al morir: John Keats (26), Stephen Crane (28), Joan Salvat-Papasseit (30), Emily Brontë (30), Màrius Torres (32), Miguel Hernández (32), Gustavo Adolfo Bécquer (34), Amedeo Modigliani (36), Charlotte Brontë (39), Frédéric Chopin (39), Franz Kafka (42), Anton Chéjov (44), Francis Scott Fitzgerald (44) y George Orwell (46). Un caso espantoso que ilustra la crueldad con que el bacilo de Koch segaba las vidas de los creadores fue el de Molière, quien murió en escena a causa de una hemorragia bronquial mientras representaba su obra *El enfermo imaginario*.

Dada la dimensión del problema, en todas partes se construyeron sanatorios, unas instituciones donde se internaba a personas enfermas de buena posición, se recreaba una forma de vida ociosa y elitista y se respiraba un pesimismo existencial que lo impregnaba todo. La teoría científica que sustentaba la creación de los sanatorios, en pleno desconocimiento de cuál era la causa de la enfermedad, afirmaba que el aire puro, el clima seco y la altura favorecían el bombeo del corazón, con el correspondiente incremento del riego sanguíneo de los pulmones, de lo cual se deducía que habría una mejora de los problemas respiratorios. La realidad, no obstante, iba por otro lado y la mejora de algunas personas internadas en los sanatorios tenía más que ver con las ventajas del confinamiento, que les evitaba tener que seguir expuestas a los entornos infectados de los que procedían. Los promotores de los sanatorios, pese a desconocer la causa de la tuberculosis, con aquellas instalaciones contribuyeron a contener la epidemia, al menos entre los círculos de las personas que se lo podían pagar.

El novelista alemán Thomas Mann visitó a su esposa enferma de tuberculosis, que estaba ingresada en el sanatorio de Davos, en Suiza. Estuvo allí un par de meses, tiempo suficiente para inspirarse y escribir *La montaña mágica*, una novela de pensamiento filosófico, en la que el autor retrata el cambio en la medida del tiempo que las personas experimentaban en los sanatorios, además de explayarse en la descripción del ambiente enrarecido que se respiraba y cómo se enturbiaban las relaciones entre ellas.

Para que te hagas una idea del impacto que los sanatorios ejercían sobre las personas, creo que es imprescindible hablar de Màrius Torres, el poeta leridano que, a los veinticinco años, ingresó en el sanatorio de Puig d'Olena, en Sant Quirze Safaja, donde moriría siete años después sin haber salido nunca de él. Allí conoció a Mercè, enferma como él, y estableció con ella una relación. Pese al durísimo régimen carcelario del sanatorio, ambos enamorados se espiaban a través de la galería y se escribían casi a diario. Aislados, solo les quedaba la poesía: «Corren les nostres ànimes com dos rius paral·lels. / Fem el mateix camí sota els mateixos cels. // No podem acostar les nostres vides calmes: / ens espera una terra de xiprers i de palmes. // En els meandres grocs de lliris, verds de pau, / sento com si em seguís, el teu batec suau».[1]

Como ya he avanzado en «Peste bíblica», los expertos creen que durante la edad media la tuberculosis competía sobre el terreno con la lepra, al tratarse de dos micobacterias que comparten, en parte, la respuesta inmunitaria de las personas. Algunos microbiólogos creen que durante el siglo XVII los bacilos de Koch se impusieron a los de la lepra, ocuparon su espacio vital y provocaron una epidemia de alcance mundial que se mantuvo hasta que las condiciones de vida de los habitantes de cada país fueron mejorando. En este punto quiero añadir que Thomas McKeown demostró que, en los cien años anteriores a la disponibilidad de antibióticos, la mortalidad por tuberculosis, al menos en Inglaterra y Gales, se había reducido a una sexta parte. Es decir, que si en 1850, imagina una población inglesa, murieron en ella seis personas de tuberculosis, en 1950 murió tan solo una. La reducción de las cinco muertes era atribuible a la mejora experimentada en la salubridad de las viviendas, la higiene y la comida, mientras que la defunción restante es la que debería correr a cuenta de los nuevos antibióticos.

Con esta tendencia positiva, y al tratarse de una enfermedad prevenible y tratable, muchas personas que viven en el mundo desarrollado piensan que la tuberculosis es un problema antiguo, ya superado, pero nada más lejos de la realidad. La persistencia de bolsas de pobreza, la falta de estrategias

---

1. «Corren nuestras almas como dos ríos paralelos, / recorremos el mismo camino bajo los mismos cielos. // No podemos acercar nuestras vidas calmas: / entre los dos hay una tierra de cipreses y de palmas. // En los meandros, amarillos de lirios, verdes de paz / siento, como si me siguiera, tu pálpito suave.» (Traducción de Sònia Moll)

efectivas de salud pública, las carencias en el acceso universal a los servicios sanitarios y la aparición de cepas resistentes a los antibióticos son la causa de que todavía hoy la tuberculosis afecte a una de cada cuatro personas y que mantenga el triste honor de ser la enfermedad infecciosa que provoca más muertes en el mundo.

Vacuna viene de vaca

La viruela era una enfermedad infecciosa causada por un virus devastador que se encarnizaba con las criaturas, de las que mataba a una de cada tres. En la antigüedad era tan temida que, en algunas culturas, no se daba nombre a los bebés hasta que no la habían superado. Para dar una idea de la virulencia contagiosa de la viruela, solo hay que observar lo que sucedió en América con la llegada del virus en el siglo XVI. Los conquistadores españoles, entre otras maldades, introdujeron la enfermedad y causaron un colapso demográfico mayúsculo entre la población azteca, de la que murieron nueve de cada diez individuos. Esta desgracia epidémica, vete a saber si deseada, allanó sin duda la conquista española de México.

En cuanto a la inmunidad, existe constancia de que varias civilizaciones la intuyeron. Es decir, observaron que las personas que sufrían la viruela y la superaban ya no volvían a contagiarse nunca más, aunque vivieran rodeadas de enfermos. Tanto es así que en la India tapaban a las criaturas con ropas impregnadas de pústulas variolosas y en algunos pueblos africanos incluso se practicaba la inoculación, fregando el pus de un enfermo sobre una incisión realizada previamente a la persona a la que se deseaba proteger. La variolización, que era como se acabó denominando esa técnica africana, se expandió por el Próximo Oriente, y allí fue donde, a principios del siglo XVIII, tuvo conocimiento de ella Mary Montagu, la esposa del embajador británico en Constantinopla (hoy Estambul). Mary Montagu era una aristócrata de mentalidad abierta y muy independiente para los estándares de la época y, gracias a su vitalidad y a sus relaciones, consiguió importar la variolización a Gran Bretaña.

De una generación posterior a Montagu, el médico Edward Jenner, inglés como ella, consciente de que el riesgo implícito a la práctica de la variolización de contraer de veras la viruela no era admisible, asumió que debía hacer algo para mejorar la técnica. Jenner había observado que las ordeñadoras de vacas enfermas de la viruela bovina, una variante de la enfermedad parecida a la humana pero mucho menos virulenta, estaban inmunizadas y, resuelto a probar una inmunización inducida de bajo riesgo, en 1796 inoculó el pus de las ampollas de vacuna bovina de las manos de una ordeñadora a un niño, de hecho el hijo de su jardinero. El resultado fue bueno y Jenner, alentado por ello, persistió en esta línea de trabajo hasta que consiguió demostrar que la inmunidad contraída por su método era persistente. Con los resultados de Jenner publicados, la comunidad médica, muy contraria a las innovaciones, dilató sus disquisiciones, mientras que el gobierno británico, temeroso, tardó aún cuarenta años en aprobar y promover la vacunación de la viruela.

A pesar de las reticencias iniciales, la nueva técnica vacunal se extendió por el mundo, e incluso Napoleón, pese a estar en guerra contra Gran Bretaña, hizo vacunar a sus tropas con la vacuna inventada por el enemigo. Jenner acabó recibiendo el reconocimiento científico y social que merecía, e incluso llegó a ser alcalde de Berkeley, su pueblo. Finalmente, la historia de la vacuna de la viruela se convirtió en un éxito planetario, y en 1980, casi dos siglos después de las experimentaciones de Jenner, la OMS pudo declarar oficialmente que la viruela estaba erradicada del planeta, una proclamación que desgraciadamente no ha sido posible hacer con ninguna otra enfermedad infecciosa.

Fuente de Broad Street

El cólera es una enfermedad infecciosa intestinal que se contrae por la ingesta de agua contaminada con restos fecales infectados por unas bacterias llamadas vibriones del cólera. Cuando una persona contrae esta enfermedad puede sufrir, en su versión más grave, una muerte rápida por deshidratación. La transmisión de esta bacteria a los humanos se remonta a la antigüedad y se cree que los primeros brotes se originaron en el delta del Ganges, desde donde se expandió, en sucesivas olas epidémicas, a través de las rutas comerciales que transitaban entre el oriente y el occidente. Ahora bien, fueron las pésimas condiciones higiénicas de los barrios populares, que habían crecido a causa de la revolución industrial, las que motivaron que los brotes de cólera se incrementaran en el siglo XIX, causando el pánico entre la gente más pobre.

De los innumerables brotes de cólera que vivió la humanidad en el siglo XIX, vale la pena detenerse en el de Londres de

1854, que ha pasado a la historia de la epidemiología gracias a John Snow, un médico inglés muy meticuloso que descubrió su foco, lo que consiguió con una metodología cartográfica que, desde entonces, ha sido para siempre la base de la epidemiología de campo. En aquel brote, la situación fue especialmente crítica en el barrio del Soho, donde murieron setecientas personas en menos de una semana, y John Snow, que tenía la consulta cerca, se arremangó. Fue al registro municipal, de donde extrajo las direcciones de los difuntos y las cartografió sobre un mapa del barrio con la finalidad de descubrir qué relaciones existían entre los enfermos. En esta búsqueda contó con la ayuda del sacerdote del barrio y con la información imprescindible de un montón de entrevistas que llevó a cabo sobre el terreno. El mapa que surgió de ello resultó clarificador. Snow pudo determinar que la fuente de Broad Street era el foco y el ayuntamiento la clausuró, consiguiendo cortar de raíz la epidemia.

A pesar de la evidencia mostrada sobre el terreno, las élites científicas británicas, aún ofuscadas con las teorías miasmáticas, se mostraron poco abiertas a los trabajos de John Snow, a quien menospreciaban porque decían que solo había encontrado una fuente contaminada, pero no el mecanismo causal del cólera. Conviene recordar que ni Snow ni nadie de su tiempo sabía que las epidemias las provocaban los microbios, pese a que él había dejado escrito que intuía que el agente causal, de una u otra manera, se reproducía dentro de los intestinos de los enfermos.

El azar, sin embargo, quiso que aquel mismo año 1854, mientras Snow estudiaba el brote en el mapa del Soho, un médico italiano, Filippo Pacini, y un farmacéutico catalán,

Joaquim Balcells, observaran los movimientos rápidos del vibrión colérico al microscopio y publicaran, por separado, sendos hallazgos en revistas locales. El infortunio jugó en contra, porque ninguno de los tres supo jamás nada sobre la existencia de los otros dos. La globalización aún quedaba lejos y, por este motivo, tuvieron que transcurrir treinta años más para que Robert Koch probara que los microorganismos que habían observado Pacini y Balcells eran los agentes causales de tanta mortandad.

John Snow murió a los cuarenta y cinco años, solo cuatro años después del brote de cólera del Soho, sin un reconocimiento de su metodología epidemiológica de campo. Sin embargo, curiosamente, acabó obteniendo la fama en vida por otro hecho, mucho más mediático que el de la fuente contaminante: haber anestesiado con cloroformo a la reina Victoria en los partos de los príncipes Leopoldo y Beatriz. Esa noticia, en términos actuales, sería portada, mientras que haber solucionado el brote de cólera de un barrio miserable probablemente solo ocuparía las páginas de información local.

Al margen del asunto real, el legado del trabajo epidemiológico de John Snow, afortunadamente, fue determinante para que, poco a poco, las ciudades fueran tomando conciencia de que si se querían preservar del cólera tenían que diferenciar los pozos de abastecimiento del agua potable de las cloacas de las aguas fecales, un concepto que hasta entonces no acababa de estar lo bastante claro. Sorprende, sin embargo, que, casi dos siglos después, más de la mitad de la población mundial actual no tenga acceso a sanitarios higiénicos, y que dos mil millones de personas no dispongan de agua potable, lo que

184

provoca que cada año haya más de medio millón de muertos por diarreas diversas, la mayoría criaturas.

Mosquitos

En el siglo XIX, la malaria, también conocida como paludismo, era un quebradero de cabeza para las colonias europeas porque mataba a soldados y a colonos. Por este motivo, el gobierno francés envió a Alphonse Laveran, un médico experimentado, a Argelia, con la misión de estudiar el problema y buscarle soluciones. Laveran no tardó en observar que la sangre de los soldados muertos de malaria era amarronada. Intrigado, tomó el microscopio para analizar muestras de sangre de soldados enfermos aún vivos y vio unos protozoos con filamentos que se movían, una observación que no dejaba duda alguna sobre el hecho de que los glóbulos rojos de los soldados estaban siendo atacados por seres vivos microscópicos. Esto sucedió en 1880 y abrió unos tiempos de pugnas académicas entre los imperios, no en vano los ingleses tenían a Ronald Ross estudiando el mismo problema en la India y los italianos a Giovanni Grassi en los humedales de Roma. Finalmente hubo reconocimientos para todos y, lo más importante, se descubrió que los plasmodios, que es el nombre que se dio a los protozoos descubiertos, infectaban a mosquitos y personas en un ciclo mortal para los receptores, en el que los parásitos se alimentan y se reproducen siempre calentitos.

El paludismo es una enfermedad natural de las selvas del África subsahariana que, con el tráfico de esclavos, se extendió por las tierras húmedas de la América central, la Amazonia, el sur y el sudeste asiático y las islas del Pacífico. A pesar de los esfuerzos de la OMS para combatirla, todavía hoy se diagnostican cada año más de doscientos cuarenta millones de casos nuevos, los cuales provocan más de seiscientos mil muertos, la mitad de los cuales niños. Con los datos en la mano, se puede afirmar que, de cada cien personas que mueren hoy en el mundo, ocho fallecen a causa de la picadura de un mosquito infectado por el parásito de la malaria.

La OMS ha concentrado su estrategia contra el paludismo en los once países de mayor carga endémica, donde promueve el uso de mosquiteras impregnadas de insecticida, la quimioprofilaxis infantil, el diagnóstico y la medicación de las personas afectadas. Se trata de unos programas que, con toda certeza, han evitado muchos contagios y muchas muertes, pero que, como alertan los datos epidemiológicos, no consiguen resolver plenamente el problema. A estas alturas, y después de haber ido recuperando reiteradamente el informe Lalonde, no te debe de extrañar que la OMS, contando tan solo con medidas sanitarias, no tenga fuerzas suficientes para erradicar este mal endémico de los humedales y las selvas, un hito que requeriría que las personas que viven en esas tierras dispusieran de viviendas saludables, escuelas públicas de calidad y dinamismo económico lo bastante atractivo como para tener esperanza en el futuro.

Venus y Mercurio

Las enfermedades de transmisión sexual (clamidia, gonorrea, sífilis, sida y papiloma), para extenderse, requieren que los humanos sean promiscuos, por lo que, si el problema se da en el seno de una pareja estable, es indudable que uno de los dos ha contraído la infección en otra cama. Un asunto, este, que genera un clima de opacidad que dificulta el rastreo epidemiológico. Recuerdo un profesor de la facultad, el responsable de explicarnos este capítulo, que nos decía que cuando, en nuestro futuro profesional, tuviéramos que entrevistar a una persona con una enfermedad de transmisión sexual, nos preparáramos para escuchar todo tipo de excusas sobre un posible contagio en unos váteres sucios de una discoteca o por culpa de una toalla de un gimnasio o del baño en una playa con condones flotando. Nos recomendaba que aguantáramos estoicamente el alud de argumentos expiatorios, pero que, al acabar, dejáramos claro que el contagio podía haber sido en un cuarto de baño, en un gimnasio o en una playa, siempre que el interfecto hubiera practicado sexo.

De todas las enfermedades de transmisión sexual, en este relato me centraré en la sífilis, la más impactante antes de la era antibiótica. Se trata de una enfermedad producida por la espiroqueta *Treponema pallidum*, una bacteria que, cuando descubre una nueva persona receptora, se la hace suya de acuerdo con un proceso tórpido que puede durar hasta veinte años. En un primer momento, poco después del acto sexual, si la víctima es un hombre, enseguida aparece un chancro en el glande, una especie de úlcera dura e indolora, pero si es una mujer, este fenómeno puede pasar fácilmente desapercibido en el interior de la vagina o del cuello del útero. Cuando los chancros desaparecen, dan paso a una etapa silente en la cual la bacteria va tomando posesión del nuevo cuerpo, para acabar atacándole el sistema nervioso y provocándole un final desastroso, con demencia, parálisis, sordera y ceguera. En esta etapa avanzada, la de la neurosífilis, no se sabe por qué, los treponemas tienen atracción por los cartílagos, especialmente los de la nariz, una tara que estigmatizaba aún más a las personas con sífilis. Tanto es así que en Londres se llegaron a crear clubes de desnarigados.

En las épocas previas a la penicilina, el mercurio había sido un tratamiento muy utilizado en diversos formatos; el más vistoso de todos, el de la fumigación, consistía en introducir a la persona sifilítica en una especie de olla gigante donde respiraba vapores de mercurio. La escenografía era denigrante en sí misma, y era habitual que el artefacto llevara rotulada alguna frase alegórica del tipo: «Una noche con Venus y toda una vida con Mercurio». La ilusión terapéutica de los defensores del ingenio era que, como la intoxicación mercurial provocaba salivación y diuresis, la sangre se limpiaba, pero los resultados, a pesar de las expectativas, siempre eran pésimos. Los pacientes perdían los dientes y sufrían envenenamientos graves, mientras que los treponemas campaban a sus anchas como si nada. Para evitar los efectos adversos del mercurio aparecieron las sales de bismuto, menos tóxicas que el mercurio pero igualmente inefectivas.

En 1905, dos investigadores alemanes, el protozoólogo Fritz Schaudinn y el dermatólogo Erich Hoffmann, descubrieron el *Treponema pallidum*, y en 1908 otro alemán, Paul Ehrlich, produjo el Salvarsan, un antibiótico finalmente efectivo, conocido con el mote de «Compuesto 606», en recuerdo de la tenacidad de Ehrlich, quien lo obtuvo tras 605 experimentos fallidos. Por otro lado, el austríaco Julius Wagner-Jauregg puso ingenio en el asunto cuando, tras observar que la fiebre mejoraba los síntomas de la neurosífilis, intentó inducirla con plasmodios, jugando así a un experimento biológico inédito: que una infección, la malaria, apaciguara los síntomas de otra, la sífilis. Un juego genuinamente peligroso. Afortunadamente, tras la Segunda Guerra Mundial llegó la producción industrial de la penicilina, llamada a ser el tratamiento definitivo de la sífilis. Un fármaco que por fin aniquilaba a los treponemas sin intoxicar a las personas.

La historia de la sífilis da mucho juego para el resentimiento, pues, al tratarse de un castigo sexual que experimentaban los combatientes victoriosos con derecho a violar a las mujeres vencidas, todos los países han intentado echar la culpa de la infección a la venganza de sus enemigos. A principios del siglo XVI hubo un brote importante de sífilis en Europa, coincidiendo con los incesantes viajes transatlánticos de los conquistadores de América, por lo que tomó fuerza la idea de que ese era un mal que las maliciosas mujeres indígenas transmitían a los colonizadores que yacían con ellas. Para ilustrar el tema, me parece clarividente un texto del cronista Francisco López de Gómara: «Los de aquesta isla Española son todos bubosos, y como los españoles dormían con las indias, hinchiéronse luego de bubas, enfermedad pegajosísima y que atormenta con recios dolores. Sintiéndose atormentar y no mejorando, se volvieron muchos de ellos a España por sanar, y otros a negocios, los cuales pegaron su encubierta dolencia a muchas mujeres cortesanas, y ellas a muchos hombres que pasaron a Italia a la guerra de Nápoles en favor del rey don Fernando el Segundo contra franceses, y pegaron allá aquel su mal. En fin, que se les pegó a los franceses; y como fue a un mismo tiempo, pensaron ellos que se les pegó de italianos, y llamáronle mal napolitano. Los otros llamáronle mal francés, creyendo habérselo pegado franceses. Empero también hubo quien le llamó sarna española».

Pese a las sospechas colombinas sobre el origen de la sífilis, la tesis más plausible es la que defiende que ese mal ya se había extendido por todos los continentes antes del día en que Cristóbal Colón pisó América, y que lo que hicieron los españoles fue infectarse con nuevas cepas más virulentas, que reavivaron la epidemia en el viejo continente. Esta tesis ha sido corroborada por diversos hallazgos arqueológicos, entre los cuales quiero destacar algunos, como los indicios de lesiones sifilíticas en esqueletos de yacimientos rusos de poblados de hace cuatro mil años; también se encontraron en las ruinas de Pompeya de hace dos mil años y en el cementerio de la abadía de Kingston Upon Hull, con el descubrimiento de tres esqueletos de personas que habían muerto en el siglo XV o antes.

Se sabe que algunos personajes de los que aparecen en los libros de historia sufrieron los estragos de la sífilis, a pesar de que sus biógrafos, en general, han pasado de puntillas sobre ese problema. Esos serían los casos de Alphonse Daudet, Charles Baudelaire, Fiódor Dostoyevski, Oscar Wilde, Friedrich Nietzsche, Paul Gauguin, Édouard Manet y Francisco de Goya. Se dice de Arthur Schopenhauer que, tras haberse infectado, adoptó una reacción misógina tan fuerte que rechazó cualquier nuevo contacto con mujeres. Ahora bien, el caso más paradigmático es el de Giacomo Casanova, el célebre libertino italiano, quien inevitablemente no solo sufrió la sífilis, sino también varios episodios de gonorrea. Las autoridades eclesiásticas tampoco quedaron al margen. Se sospecha que tres papas del siglo XVI, en plena exacerbación europea de la epidemia, la contrajeron. Fueron Alejandro VI, Julio II y León X. Por otro lado, John Donne, el poeta metafísico inglés del siglo XVII, diácono de la catedral de Saint Paul de Londres y favorito del rey homosexual Jacobo I, dijo: «La sífilis es una enfermedad que empieza con un miembro puntiagudo y termina con la destrucción de otro, la nariz». No quisiera finalizar esta breve recopilación de ilustres afectados sin hablar del gánster Al Capone, quien fue liberado de la prisión de Alcatraz para morir en su casa de Miami, paralítico y demente, afectado de la fase final de la sífilis.

¿Y las mujeres? Pues de las mujeres la historia no habla. El pensamiento masculino imperante las consideraba simplemente portadoras de la bacteria, sin prestar demasiada atención al hecho de que ser portadora equivale a estar enferma. Los treponemas, lógicamente, siempre han tenido un refugio en los prostíbulos; por tanto, todas las etapas de la sífilis, incluyendo la neurológica, han representado una enfermedad laboral de las mujeres que trabajaban en ellos, pero también la han sufrido las indígenas y las esclavas bajo regímenes de imposición sexual. El treponema, sin embargo, no tenía suficiente con los bajos fondos y tarde o temprano acababa asaltando las casas acomodadas y los palacios, a través de los hombres promiscuos; por tanto, las mujeres de rango elevado tampoco quedaban exentas (como has podido comprobar en el relato de López de Gómara), aunque evidentemente no tenemos constancia alguna de ello. Con la afectación femenina de la sífilis no habría que olvidar un problema añadido, y es que la enfermedad se transmite también por vía placentaria y acaba provocando la sífilis congénita de los bebés nacidos de madres contagiadas.

En la parte científica, en 1932 el gobierno de los Estados Unidos puso en marcha un estudio prospectivo en la localidad de Tuskegee, en Alabama, donde reclutó a cuatrocientos afroamericanos con sífilis, con la finalidad de estudiar la progresión de la enfermedad. A los participantes se les dieron pocas explicaciones, pero en cambio se les prometió asistencia sanitaria gratuita durante el tiempo que durara el proyecto. El problema ético surgió cuando, quince años más tarde, en 1947, los responsables del estudio se obstinaron en continuarlo sin retoques, simulando que la penicilina no existía, y esa negligencia la hicieron durar durante veinticinco años más, hasta que en 1972 un investigador lo denunció. El estudio finalmente se detuvo y los enfermos se pudieron tratar apropiadamente, salvo obviamente los que habían fallecido víctimas de la actitud racista de los investigadores. Tuvieron que pasar otros veinticinco años para que el presidente Bill Clinton presentara excusas a las víctimas.

Por lo visto, con Tuskegee no bastó, y entre 1946 y 1948, en un clima victorioso tras haber vencido en la Segunda Guerra Mundial, el gobierno federal estadounidense de la administración de Harry Truman protagonizó otro experimento sobre sífilis, esta vez en Guatemala. El proyecto fue dirigido por John Charles Cutler, un investigador supremacista que había estado en Tuskegee, pero esta vez, al actuar en territorio indígena, se lanzó en tromba con un plan aún más agresivo, que consistía en utilizar a prostitutas con sífilis para contagiar a prisioneros, soldados, enfermos mentales y niños de un orfanato. Para desesperación de Cutler, el programa no avanzaba, debido a que la contagiosidad de las prostitutas era más baja de lo que se había previsto, y entonces los investigadores pasaron directamente a la acción criminal descarada, con la inoculación directa de los treponemas a las víctimas. Se cree que la mitad de los cinco mil guatemaltecos infectados por los investigadores estadounidenses recibieron tratamiento y la otra mitad no, pero todo ello resulta un tanto confuso porque el estudio jamás se publicó. Por suerte, algunos detalles se terminaron conociendo gracias a los trabajos de una historiadora que revolvió en los archivos personales de Cutler después de su muerte. La ignominia quedó silenciada durante sesenta años, hasta que en 2010 el presidente Barack Obama se excusó públicamente ante el gobierno y el pueblo de Guatemala.

Estos dos experimentos vinculados a la sífilis, Tuskegee y Guatemala, con humanos desinformados, desprotegidos y, en definitiva, maltratados, los llevaron a cabo investigadores de un país, Estados Unidos, que había enviado a sus soldados a combatir el nazismo. Claro que el racismo actúa siempre de la misma manera, unos con los judíos y otros con afroamericanos e indígenas. Volviendo a la sífilis, y para terminar, quiero poner el acento en el hecho de que, pese a la efectividad de la penicilina, hoy se registran aún en el mundo doce millones de casos nuevos por año, de los que un 90% viven en el hemisferio sur.

Jinete pálido

Mucha gente percibe la gripe de hoy como un resfriado algo más fuerte. Un contratiempo que cada invierno afecta a muchas personas. Un par de días de fiebre, un poco de dolor en los huesos y una semanita de baja. El hecho de que fallezcan personas vulnerables no suele preocupar a la opinión pública. De algo tenían que morir, piensan algunos. Esta fama de relativa benignidad de la gripe no se corresponde con la historia negra que la precede. Algunos historiadores creen que la gripe diezmó al ejército romano en la batalla de Siracusa, a pesar de que lógicamente esta y otras sospechas tan solo son conjeturas.

A finales del siglo xix, con los amontonamientos de los nuevos barrios obreros, las enfermedades de transmisión respiratoria, como la gripe, disfrutaron de un entorno más favorable, un período del que tenemos más información gracias a que la epidemiología ya apuntaba la nariz. Por ello sabemos que, en 1889, un brote de gripe de Uzbekistán se extendió por todo el mundo en tres olas y causó, como mínimo, un millón de muertes, muchas de las cuales de neumonía, y entre los supervivientes eran frecuentes las complicaciones neurológicas, las ansiedades y las depresiones.

La mañana del 4 de marzo de 1918, un cocinero de un campo de reclutamiento de Kansas se sintió mal con fiebre, dolor de garganta y de cabeza, y a la hora del almuerzo ya había más de cien soldados griposos. Durante los días siguientes el brote de gripe se extendió tanto, que los responsables de la enfermería del campo tuvieron que habilitar un hangar para atender a todos los enfermos. Aquel fue el origen de una pandemia, bautizada con el nombre de «gripe española», que en pocos meses, con más de cien millones de muertos, causó la peor ola de mortandad en el mundo tras la peste negra del siglo xiv.

En plena Primera Guerra Mundial, la gripe española irrumpió en unas trincheras muy maleadas por cuatro largos años de un conflicto armado que obligaba a constantes movimientos de tropas, cosa que favoreció la diseminación de la enfermedad, lo cual terminó afectando a más de la mitad de los contendientes e incidió en el resultado final de la guerra, no se sabe bien en qué sentido, aunque ninguno de los bandos salió indemne. La gripe española no tuvo bastante con los soldados y aprovechó los medios de transporte de la época para golpear a todos y cada uno de los rincones del planeta, cosa que hizo con gran celeridad, ya que en diciembre de 1918, diez meses después de haber comenzado en el cuartel estadounidense, ya había terminado el grueso de su labor.

La mayoría de las personas que contrajeron la gripe en primavera, como el cocinero de Kansas, se recuperaron bien, pero cuando la enfermedad volvió en el mes de agosto, con una nueva oleada, lo hizo con una agresividad que sorprendió a todo el mundo ya que, de cada diez personas infectadas, una o dos empeoraban gravemente: los rostros empalidecían, la fiebre ascendía, aparecían dificultades respiratorias y, cuando los pómulos se les volvían de color lila, la muerte era tan solo cuestión de horas. Para describir el terror que provocaba la gripe española, una enfermedad que se decía que olía a paja podrida, la periodista británica Laura Spinney no hace mucho (2017) publicó un libro que lleva por título *Pale Rider* ('jinete pálido'), una figura que tomó prestada del imaginario afroamericano, no en vano la epidemia hizo mucho daño en varias comunidades de Sudáfrica, donde desaparecieron poblados enteros, pero también en el pueblo inuit de Fairbanks, en Alaska, donde de sus ochenta habitantes murieron setenta y ocho en tan solo una semana.

La ferocidad de la gripe española dejó fuera de combate a un mundo científico que estaba ufano con la nueva teoría germinal de Louis Pasteur, pero también desorientó a unos políticos hasta entonces satisfechos por haber comprendido finalmente la importancia de la salubridad y la limpieza de los lugares públicos, los cuarteles y los hospitales. Fue sin embargo un mecanismo de contagio inesperado, el de la vía aérea, favorecido por las concentraciones de tropas y las aglomeraciones de familias obreras en los suburbios industriales, la clave de la expansión tan rápida de la epidemia y que, no se sabe bien cómo, durante el mes de agosto de aquel fatídico año 1918 viró hacia la virulencia en algún punto de Freetown (Sierra Leona), de Brest (Normandía) o de Boston (Massachusetts).

Cuando en diciembre de 2019, el hospital de Wuhan, en China, ingresó a cuatro pacientes con neumonía, nadie se esperaba que aquella fuera la primera señal de una pandemia con una transmisibilidad y una virulencia comparables a las de la gripe española de cien años atrás. Pese a los errores iniciales, algunos por desconocimiento y otros por orgullo patriótico, la comparación entre ambas pandemias, la de la gripe española y la de la covid, da elementos interesantes para analizar las diferencias entre el mundo político y el científico de principios de los siglos XX y XXI, de las que se concluye que, a pesar de las dificultades, las estrategias de confinamiento han sido esta vez mucho menos caóticas, la efectividad de las unidades de críticos ha salvado muchas vidas y la eficiencia en la producción de vacunas, en unos tiempos récord, ha constituido un auténtico freno a las sucesivas oleadas de la pandemia de la covid. Tres avances innegables de la sociedad actual en comparación con la de nuestros bisabuelos.

Antes de terminar con este tema, la pregunta inevitable que te debes estar haciendo es: ¿por qué se calificó como española una epidemia que comenzó en un cuartel de Kansas? Pues quienes saben dicen que la culpa fue de los medios de comunicación. España era, de los imperios de la época, el único neutral en la grave conflagración del momento, y por ese motivo la prensa española no sufría la censura de guerra y, claro, los periodistas españoles no paraban de informar de la epidemia, especialmente cuando la gripe afectó al rey Alfonso XIII, al presidente del gobierno y a algunos de sus ministros, mientras que los diarios de los otros países estaban obligados a silenciar las informaciones sobre la gripe para no dar pistas a los enemigos, por lo cual, fuera de España, la gente creyó que se trataba de una gripe genuinamente española, un mote que, injustamente, ha pasado a la letra impresa de los libros de historia. No cabe duda, pues, de que la transparencia tiene consecuencias, y no siempre positivas.

Patentes

La poliomielitis (más conocida por el diminutivo *polio*) es una enfermedad vírica que se transmite por contacto directo, pero también por la ingestión de aguas fecales, una vía que la relaciona inevitablemente con la pobreza. La polio es una infección que tiene predilección por las criaturas, pero que en general es benigna, salvo en un reducido número de casos en que ataca las neuronas motoras y provoca lesiones paralíticas permanentes, o incluso la muerte por apnea, al paralizar el músculo del diafragma. A pesar de la atracción del virus de la polio por los niños pobres de los países cálidos, en su afán de expansión puede afectar a personas de cualquier edad en cualquier país. Valgan como ejemplos dos casos de poliomielitis paradigmáticos: la pintora mexicana Frida Kahlo, hija de una familia de clase media, y Franklin Roosevelt, el político demócrata estadounidense, criado en la alta sociedad de Nueva York y que, de manera sorprendente, contrajo la polio a los treinta y nueve años, lo que no le impidió llegar a la Casa Blanca, eso sí, en silla de ruedas. La OMS calculó que, antes de la disponibilidad de la vacuna, a causa de la polio cada día mil criaturas quedaron paralíticas en el mundo.

En 1954 el virólogo estadounidense Jonas Salk elaboró una vacuna inyectable a partir de virus muertos. El comité que aprobó la vacuna de Salk contó con la participación de veinte mil médicos, sesenta y cuatro mil académicos y veinte mil voluntarios que movilizaron a casi dos millones de niños y niñas en edad escolar. Decididamente el montaje organizativo más imponente, hasta entonces, de la historia de la ciencia. Finalmente, el 12 de abril de 1955, en un clima de celebración nacional, el gobierno de los Estados Unidos anunció la validez de la vacuna de la polio. Jonas Salk se hizo popular y hubo de conceder entrevistas a los medios de comunicación. En una de ellas, un periodista le preguntó por la patente de la vacuna y él contestó: «¿Patente? ¿Acaso tiene patente el sol?».

Años más tarde, en 1964, Albert Sabin, un virólogo judío refugiado en los Estados Unidos, desarrolló una nueva vacuna de la polio con virus debilitados en vez de muertos, un detalle técnico que le confería mayor efectividad. La vacuna de Sabin, además, se podía administrar por vía oral, una simplificación procedimental que permitió extender la vacunación a los lugares más remotos y prácticamente desterrar la polio del planeta. A pesar de ello la OMS no acaba de conseguir este preciado hito, debido a la persistencia del virus en las bolsas de mayor pobreza del mundo, especialmente en Nigeria, Pakistán y Afganistán.

Con Salk y Sabin dio comienzo una carrera de vacunaciones contra las enfermedades infecciosas más comunes en la infancia, con la vacuna combinada (difteria, tétanos y tos ferina) y la triple vírica (sarampión, rubeola y paperas), que junto con otras de aparición más reciente han creado un entorno más saludable para la infancia. Maurice Hilleman, un niño que creció en una granja familiar ayudando a empollar huevos y a criar pollitos, acabó siendo un virólogo con grandes habilidades en el manejo de los cultivos tisulares, lo que le permitió, en 1970, crear la vacuna triple vírica. Hilleman, que de mayor siguió siendo muy laborioso, dejó un legado de treinta y seis vacunas diferentes, una producción que lo sitúa, sin ningún género de dudas, en la posición del científico que ha salvado más vidas humanas. Tal vez esta afirmación te resulte exagerada, porque cuando se trata de supervivencia tendemos a pensar en intensivistas, en cardiólogos o en oncólogos, pero el trabajo silente de investigadores como Hilleman en el laboratorio resultó capital para cortar de raíz la pandemia del sarampión, que se estima que, antes de la vacuna, había matado a más de doscientos millones de personas en el mundo, o la tos ferina, que aún hoy provoca más de trescientas mil muertes cada año en los lugares donde no llega la vacuna.

Desde que el 11 de marzo de 2020 Tedros Adhanom Ghebreyesus, director general de la OMS, hizo pública la declaración de la pandemia de la covid, los aparatos de investigación de los países que se lo podían permitir y los de las compañías farmacéuticas que optaron a ello pusieron en marcha la cuenta atrás para obtener vacunas efectivas cuanto antes mejor, y lo tuvieron que hacer bajo la presión de un parón universal de la circulación de personas que, inevitablemente, se creyó que tenía que conducir a una gran crisis económica de alcance mundial. La maquinaria investigadora no falló y el 8 de diciembre de aquel mismo año 2020 la primera dosis de la vacuna Pfizer fue inoculada a Margaret Keenan, una mujer inglesa de noventa años. Un hito que se logró en un lapso tan corto que dejó claro que se había invertido en él mucho ingenio, mucha tenacidad y mucho dinero.

Desde el primer momento en que fueron apareciendo las nuevas vacunas de la covid, la OMS hizo un llamamiento a los países ricos y a las industrias farmacéuticas para explicarles que la humanidad, sin distinciones, necesitaba tener un acceso equitativo a ellas. Ghebreyesus argumentó que las pandemias no se pueden atacar mirándose el ombligo, porque si los países pobres siguen siendo el reservorio del virus la situación pandémica se eternizará también para los países ricos. Pese a la advertencia de la OMS, los gobiernos de los países desarrollados se enzarzaron en su ancestral patriotismo y se aprovisionaron generosamente de vacunas, dejando para los países pobres tan solo una pequeña parte de los excedentes.

Admitiendo, y agradeciendo, el esfuerzo de las farmacéuticas a la cabeza de la lucha contra la covid, habría sido un detalle ético que los beneficios de las ventas de las vacunas no se hubieran destinado solo a enriquecer a sus accionistas, sino que hubieran echado una mano, mucho más generosa, a los países que no poseen la capacidad de pagar los precios que les piden. ¿O es que tiene patente el sol?

FDA

A mediados del siglo XIX, el gobierno federal estadounidense creó el Bureau of Chemistry, una pequeña oficina del Departamento de Agricultura que tenía como misión proteger a los consumidores de los riesgos de los alimentos y de los medicamentos, una circunstancia que evolucionó en 1906 cuando se promulgó una ley que obligaba a la industria farmacéutica a hacer pública la lista de los ingredientes de los productos que sacaba al mercado, por lo que el Bureau se convirtió en la FDA (Food and Drug Administration), un órgano con autoridad para multar a los infractores.

En 1937, en plena popularidad de las sulfamidas, el único antibiótico disponible en esa época, las alarmas de la FDA sonaron cuando una sociedad médica de Oklahoma denunció que nueve personas que habían tomado el elixir de sulfanilamida, entre las cuales dos criaturas, habían fallecido. La FDA se movilizó para retirar con la máxima celeridad todas las botellas del elixir tóxico que había en las farmacias y en los hogares de todo el país, un objetivo para el que movilizó a más de doscientos inspectores, además de solicitar el apoyo de la prensa escrita y la radio. Al final del episodio, el balance fue de noventa defunciones, pero se cree que, sin la rápida actuación de la FDA, habrían sido más de cuatro mil.

Los analistas determinaron que el veneno había sido el dietilenglicol, un disolvente que el fabricante empleó en lugar del alcohol, que era el más común en la época, porque le pareció que su olor hacía el producto más atractivo. La retirada de botellas de sulfanilamidas se sustentó en un frágil apoyo legal de la ley de 1906, debido a que la etiqueta del producto decía que era un elixir, pero en cambio no tenía alcohol, el disolvente imprescindible para un producto que quiere ser catalogado como tal. En cambio, que el fabricante no hubiera efectuado prueba previa alguna de seguridad no era punible, o sea que la agencia salvó cuatro mil vidas al amparo de un ingenio jurídico.

Con la notoriedad adquirida en la crisis de las sulfanilamidas, la FDA se sintió con fuerzas para presionar al Congreso para la elaboración de una nueva ley más intervencionista, cosa que consiguió cuando el presidente Franklin Roosevelt firmó la ley de 1938 que otorgaba a la agencia el poder de la aprobación previa de los nuevos medicamentos, un hito histórico para garantizar su seguridad. No obstante, todo lleva a pensar que sin los muertos sobre la mesa el Congreso de los Estados Unidos nunca habría aprobado una ley que limitaba la libertad de la innovación industrial, un tema sagrado en aquel país.

Veinte años más tarde, en 1957, explotó una nueva crisis que resultó clave para el futuro de la FDA. Todo comenzó cuando una farmacéutica alemana lanzó al mercado un nuevo sedante, la talidomida, que según el fabricante iba muy bien para las náuseas del embarazo. El producto se vendía sin receta médica y rápidamente se extendió por el mundo, salvo en los Estados Unidos, donde la FDA entretuvo su aprobación. Los directivos de la agencia catalogaron el expediente de la talidomida como procedimiento rutinario y lo encargaron a Frances Kelsey, una farmacóloga y pediatra que había empezado a trabajar en la FDA hacía poco tiempo. Kelsey, ya de entrada, no vio clara la documentación técnica de la talidomida y solicitó información complementaria, unos trámites que se encallaron porque los retornos que la inspectora recibía no le parecían lo bastante convincentes. La farmacéutica alemana, contrariada por la lentitud del trámite, presionaba a los directivos de la FDA, argumentando que el producto ya se vendía sin problemas en otros países, pero Kelsey no daba su brazo a torcer. Finalmente, las preocupaciones de la doctora se terminaron cuando, con la aprobación aún pendiente, se supo que Alemania había tenido que retirar la talidomida del mercado porque unos investigadores de la Universidad de Hamburgo habían descubierto una relación entre el consumo del nuevo sedante por parte de embarazadas y un brote de neonatos con focomelia, una malformación grave que impide el desarrollo normal de brazos y piernas.

Aquella epidemia de focomelia afectó a más de diez mil recién nacidos en todos los países donde se había vendido la talidomida, pero los bebés de los Estados Unidos se libraron gracias a la tozudez de una humilde inspectora de la FDA. Kelsey recibió el reconocimiento del presidente John Kennedy y con ello se logró que el Congreso aprobara una nueva ley, la de 1962, que dio más autoridad a la FDA para reforzar los controles previos de seguridad y efectividad de los nuevos productos farmacéuticos, una ley que ha sido un referente para el resto del mundo. Nos guste o no, las crisis son las grandes aliadas de la salud pública, especialmente en entornos en los que imperan el individualismo y el liberalismo comercial.

Estómago

La úlcera de estómago es una enfermedad que provoca acidez y dolor y que tradicionalmente se había asociado al tabaco, a las comidas especiadas, al estrés y al uso prolongado de antiinflamatorios. Otro problema, nada menor, es el riesgo que las úlceras de estómago tienen de malignizarse. En el siglo pasado, esta enfermedad afectaba a millones de personas en todo el mundo, muchas de las cuales acababan pasando por quirófano a quitarse el estómago. El pensamiento médico imperante, ante el desconocimiento de lo que sucedía y el riesgo de contraer cáncer, como explicaré en el relato «Cirugía radical» más adelante, era el de extraer los tejidos sospechosos.

En medio de este panorama, en 1979, dos australianos, el digestólogo Robin Warren y el residente de medicina interna Barry Marshall, decidieron estudiar cuál podría ser la causa de la gastritis, la inflamación crónica del estómago que predispone a las úlceras y al cáncer. Hay que decir que una particularidad del estómago es la fuerte acidez de los jugos que fabrican sus mucosas, motivo por el cual todo el mundo estaba convencido, excepto Marshall y Warren, de que ahí no podía sobrevivir bacteria alguna. Era como pensar que podía existir vida dentro de una botella de salfumán.

Pero cuando Warren y Marshall examinaron al microscopio biopsias de estómagos con gastritis, observaron que en las úlceras había unos microorganismos espirales, unos entes que no se acababan de ver con claridad porque emitían una especie de neblina. Durante tres años intentaron cultivarlos, pero no había manera, hasta que tuvieron un golpe de suerte, comparable al de la penicilina de Fleming y el cólera aviar de Pasteur. La cosa fue así: durante unas vacaciones de Semana Santa, Marshall olvidó unas placas con cultivos de muestras estomacales en la incubadora, y al volver se encontró con que, inopinadamente, habían crecido en ella unas colonias con la forma de pequeñas perlas transparentes. Todo llevaba a pensar que esa larga incubación, fuera de programa, había sido milagrosa. La bacteria que descubrieron era menuda, frágil y de crecimiento lento, y de su morfología destacaba una cola helicoidal, motivo por el que la llamaron *Helicobacter pylori*.

Warren y Marshall ya tenían por fin entre manos el supuesto agente causal de las úlceras de estómago. Hasta aquí todo iba bien, pero la investigación no estaba completa porque aún faltaba que cumpliera el tercer postulado de Koch, el de reproducir una enfermedad en un organismo virgen; sin embargo, las pruebas con cerdos no terminaban de funcionar. El proyecto se empantanó y las subvenciones empezaron a correr peligro, hasta que en 1984 Marshall, a la desesperada, optó por una solución heroica. Se tragó un vaso con colonias de *Helicobacter*, enfermó y se sometió a biopsias seriadas que confirmaron que sufría una gastritis con diversas úlceras, las cuales alojaban bacterias. En el estómago de Warren se habían reproducido exactamente las mismas lesiones que habían visto inicialmente en las biopsias de los estómagos enfermos.

Así fue como los postulados de Koch, aunque de manera poco ortodoxa, se cumplieron, y los investigadores pudieron probar que la teoría germinal, pese a la acidez del medio, también explicaba las úlceras de estómago. Inmediatamente se pusieron en marcha varios ensayos clínicos para probar cuáles eran los antibióticos más efectivos, lo cual tuvo lugar en la costa oeste del Japón, donde la presencia del *Helicobacter* era endémica. Desde entonces las personas con gastritis se tratan con antibióticos y evitan, además, el riesgo de desarrollar una úlcera péptica o un cáncer de estómago, y todo ello sin tener que pasar por el quirófano.

Pienso que es de justicia celebrar que la tozudez y la valentía, además de la pizca de fortuna imprescindible, de Warren y Marshall hayan promovido un cambio tan radical en el abordaje médico de las gastritis y de las llagas de estómago.

Sitiados

El virus de la inmunodeficiencia de los simios (VIS), una endemia propia de los chimpancés y de los gorilas de África, saltó a la especie humana en algún momento entre finales del siglo XIX y principios del XX, un hecho que pasó inadvertido incluso cuando, durante los años sesenta del siglo pasado, se reportaron algunos casos aislados entre los exploradores y los misioneros, y es que, dada la depauperación en la que vivían los humanos en aquellas selvas, era muy difícil distinguir de qué tipo de fiebre morían. Por ese motivo, la epidemia del que acabaría siendo el virus de la inmunodeficiencia humana (VIH) estuvo durante decenios restringida territorialmente, hasta que con la globalización se plantó en los Estados Unidos y entonces sí, las alarmas empezaron a sonar.

Corría junio de 1981 cuando la agencia estadounidense de control de enfermedades (CDC) informó de que había detectado un pequeño brote de una neumonía rara en Los Ángeles y otro de un cáncer también poco frecuente en San Francisco, con el rasgo común de que los afectados, en ambos episodios, eran hombres gais, cosa que resultó un sesgo de percepción, pues cuando, diez meses más tarde, el decano de salud pública James Curran informó al Congreso de los Estados Unidos de la existencia de una epidemia de VIH de elevada letalidad, ya se sabía que, entre las decenas de miles de personas afectadas, además de hombres gais también había mujeres y hombres heterosexuales, drogadictos y hemofílicos. Pero el estigma de la asociación del sida —nombre que finalmente adoptó la nueva enfermedad— con la homosexualidad ya había hecho fortuna, al extremo de que el presidente Ronald Reagan no quiso hablar de ello hasta 1987, cuando el brote ya se había convertido en una pandemia fuera de control.

Rock Hudson, el mítico galán de Hollywood, fue una de las primeras celebridades en contraer el sida. Hudson, en un tiempo de homofobia hollywoodiana, ocultó su homosexualidad casándose con su secretaria, un matrimonio que evidentemente no llevó a ninguna parte. Burt Lancaster, uno de los últimos amigos que le quedaban a Hudson, leyó su último mensaje: «No me alegro de tener el sida». Una declaración póstuma que expresa cómo la vergüenza de su condición de homosexual lo acompañó hasta la tumba. Corría el año 1985, una época en la que la sociedad estadounidense aún señalaba a los gais con el dedo. Anthony Perkins, el actor que se hizo popular por su papel en *Psicosis*, y que siendo joven había tenido una relación con Rock Hudson, murió de sida algo más tarde, dejando un mensaje mucho más combativo: «He aprendido mucho más del amor y el altruismo de los compañeros del sida que del tiempo que malgasté en Hollywood». La lista de homosexuales del mundo de la cultura que fallecieron de sida es muy larga, de la cual cabe destacar a Rudolf Nureyev, Freddie Mercury, Michel Foucault y Jaime Gil de Biedma. Para completar la etiología variada del sida, creo que vale la pena citar también a Isaac Asimov, que la contrajo en una transfusión sanguínea, y a Magic Johnson, mujeriego empedernido, quien dijo que se había infectado practicando sexo heterosexual sin protección, algo totalmente verosímil.

Con estos inicios del brote de sida, los sectores conservadores estadounidenses aprovecharon para propalar prejuicios contra los homosexuales, culpabilizándolos de la epidemia, mientras que los gais y las lesbianas, por su lado, se rebelaban, sobre todo en los Estados Unidos, donde crearon un movimiento que exigía más inversiones en investigación para poder disponer, cuanto antes mejor, de medicamentos para detener la gran mortandad que el sida estaba provocando entre sus filas; en su lucha, no obstante, toparon con los exigentes protocolos de los ensayos clínicos de los organismos científicos del gobierno, y el conflicto estalló.

El 10 de octubre de 1988, mil quinientos activistas rodearon la sede de la FDA. Los manifestantes pedían más celeridad en la aprobación de los nuevos medicamentos. No entendían que los investigadores se entretuvieran con requisitos metodológicos mientras los afectados morían a miles. Un grupo de activistas subió al tejado del edificio y desplegó una gran pancarta que decía: «Federal Death Administration» ('administración federal de la muerte'). Los investigadores estaban perplejos. Acostumbrados a ser reconocidos y premiados por salvar vidas, ahora un puñado de gente desesperada les llamaba asesinos. Lo que para ellos era el método científico, para los manifestantes no era más que burocracia cómplice de intereses bastardos. A algunos ya les debía de parecer bien, pensaban los afectados, que un maldito virus efectuara el trabajo sucio de la limpieza de gais y drogadictos. Esa acción de protesta tuvo una gran repercusión mediática y la foto que ha pasado a la historia es la de las caras incrédulas de los investigadores mirando tras las ventanas cómo la policía repartía estopa y detenía a manifestantes que gritaban: «Hey, hey, FDA, ¿a cuánta gente habéis matado hoy?».

El gobierno tenía que hacer algo y Anthony Fauci, directivo de los NIH, la organización federal estadounidense responsable de la investigación biomédica, se puso las pilas y se reunió con los representantes del movimiento de protesta. Solicitó más dinero al Congreso, incluyó a personas afectadas en los comités e inició nuevas líneas de investigación que abrieron la puerta a introducir en ellas más pacientes. En el otro organismo, la FDA, hubo cambios drásticos. El presidente George Bush cesó a su director, y el nuevo, David Kessler, se apresuró a negociar con los afectados; como resultado, la FDA reguló los tratamientos compasivos y la aprobación exprés de los nuevos medicamentos del sida. Una concesión impensable hasta entonces.

Con Fauci y Kessler, los ensayos clínicos salieron de su ancestral torre de marfil y bajaron a la arena de la actividad clínica. Con ello muchos enfermos de sida se pudieron beneficiar prematuramente de tratamientos efectivos, pero también sucedió lo contrario, que algunos fármacos tuvieron que ser retirados tras haber levantado falsas expectativas. Años después, los tratamientos del sida, sin llegar a curar al cien por cien, han conseguido que los enfermos tengan una vida como la de los otros pacientes crónicos: con muchas pastillas, muchos controles y un día a día más o menos limitado.

Desde 1981, la pandemia del sida ha matado a más de cuarenta millones de personas en el mundo, una mortandad que habría sido mucho más escandalosa de no haber sido porque en 1984 Françoise Barré-Sinoussi y Luc Montagnier, dos virólogos del Institute Pasteur, al unísono con Robert Gallo, de los NIH estadounidenses, aislaron el VIH, un hito imprescindible para entender su transmisibilidad. Con ello, la OMS dispuso de una base científica para lanzar medidas preventivas efectivas, como la promoción del sexo seguro mediante preservativos (pese a la incomprensible oposición del Vaticano, obstinado en defender la castidad como única solución al problema), los programas de intercambios de jeringuillas entre las personas drogadictas y los controles estrictos de las transfusiones sanguíneas.

El sida es una infección de un virus transmitida por contacto con los fluidos sexuales, la placenta o la leche materna de una persona infectada, o bien por inyección directa. Cuando el virus ya se encuentra en el interior de un nuevo receptor, destruye su sistema inmunitario y lo expone a contraer enfermedades que se aprovechan de la debilidad adquirida hasta provocarle la muerte. Así fueron las cosas en África durante años y años hasta que los países ricos, asustados por el fenómeno, consiguieron tratamientos razonablemente efectivos que, como era de esperar, escatimaron a los ciudadanos y las ciudadanas de los países pobres. El resultado de todo ello es que dos terceras partes de los treinta y nueve millones de personas infectadas de sida que existen hoy en el mundo viven en el África subsahariana, la gran mayoría heterosexuales. En resumen, el estigma de la homosexualidad y la tacañería de los países ricos son dos de los principales motivos por los cuales el sida es aún hoy la cuarta causa de mortalidad en el continente africano.

Sur

Las enfermedades infecciosas de las que ya he hablado —lepra, tuberculosis, diarreas, malaria, enfermedades de transmisión sexual, polio, sarampión, tos ferina y sida— tienen hoy en día un patrón epidémico común: un hemisferio norte prácticamente saneado y un hemisferio sur endémico, especialmente en los poblados y los suburbios donde viven los mil millones de personas del nivel uno de Rosling (menos de dos dólares de ingresos diarios). Valga como ejemplo de este desequilibrio el más de medio millón de muertes anuales por diarrea, una mortandad del todo evitable con la construcción de fuentes con agua potable, cloacas y sanitarios higiénicos.

Además de las enfermedades infecciosas mencionadas, en el hemisferio sur perviven un montón de otras que la OMS califica de desatendidas, entre las que destacan unas cuantas con los mosquitos como vectores, como la leishmaniosis, la esquistosomiasis, el dengue, la fiebre amarilla, la filariosis y la chikunguña; otras son transmitidas por moscas, como la oncocercosis y el tracoma, sin olvidar la enfermedad de Chaga que transmiten las chinches. Valga esta relación (incompleta) de enfermedades infecciosas endémicas del hemisferio sur, que están provocando mucho sufrimiento, discapacidad y muerte, como el escaparate de una epidemiología más propia de la edad media que de los tiempos de la inteligencia artificial.

Consciente del problema, la OMS apoya a más de ochocientos centros colaboradores desplegados por ochenta países. Para obtener una visión del tipo de actividades de estos centros, he escogido los dos que me resultan más cercanos: uno es el que lidera Pedro Luis Alonso, un epidemiólogo madrileño que ha sido el director del Programa Mundial de Malaria de la OMS. Alonso ha impulsado la creación del Instituto de Salud Global, con sede en Barcelona, desde donde, entre otros proyectos, se apoya el Centro de Investigação em Saúde de Manhiça, en Mozambique, una cabeza de puente sobre el territorio africano que impulsa la evaluación de los programas de vacunación infantil de la malaria.

El otro proyecto que he elegido es el del investigador catalán Oriol Mitjà en la isla Lihir de Papúa Nueva Guinea, un proyecto orientado al tratamiento de las criaturas afectadas de pian, según él una enfermedad olvidada que comienza donde terminan los caminos. El pian provoca en quienes la sufren unas lesiones de la piel muy llamativas y un rechazo social comparable al de la lepra. Mitjà observó que el tratamiento de penicilina, que requería de inyectables, no estaba funcionando bien por la pésima infraestructura sanitaria de la isla, y quiso probar la efectividad de la administración de una dosis única de azitromicina, un antibiótico asequible y barato. El resultado del nuevo plan terapéutico fue comparable al de las inyecciones de penicilina y, una vez validado, cambió la vida de muchos niños y niñas hasta entonces repudiados.

Las epidemias del hemisferio sur, tanto en la época de los imperios europeos como en la de la globalización, siempre han sido vistas desde la perspectiva del hemisferio norte. Es cierto que los centros de la OMS, y otras agencias, actúan de buena fe sobre el terreno, y a veces incluso obtienen resultados valiosos, como los proyectos de Pedro Luis Alonso y Oriol Mitjà, pero el problema es que esos equipos solo trabajan desde una perspectiva sanitaria, cuando los determinantes de las epidemias, como debes de recordar porque no me canso de insistir en ello, son estructurales, lalondistas, para entendernos (en relación con el informe Lalonde, el del 75% del impacto de los determinantes sociales sobre la salud de la población).

Hilillos de plastilina

Los técnicos de la central nuclear de Chernóbil, en Ucrania, se dispusieron a efectuar una prueba de seguridad de la circulación del agua de enfriamiento del reactor cuatro. Esto sucedía el 26 de abril de 1986, un día que ha quedado señalado en la historia de las desgracias universales porque, fruto de esas maniobras, el reactor se desequilibró, se sobrecalentó y explotó con una detonación quinientas veces más fuerte que la de la bomba atómica de Hiroshima, generando una nube tóxica que se extendió por Europa y Norteamérica. Las autoridades soviéticas (aún existía la URSS), como era de esperar, escondieron la cabeza debajo del ala. Tanto es así que la primera alerta del accidente la dieron al día siguiente de la explosión los controladores de la central nuclear sueca de Forsmark, a unos mil cien quilómetros de Chernóbil, al detectar partículas radioactivas en la ropa de sus trabajadores. Los suecos rápidamente analizaron sus reactores, pero no encontraron fuga alguna en ellos. Entonces sospecharon que la radioactividad debía de provenir de Ucrania, ya que durante las últimas veinticuatro horas había soplado viento de levante.

Dos días después del accidente, el 28 de abril, la televisión oficial soviética emitió un comunicado con los tópicos de siempre: se están tomando medidas, se está aislando a las personas afectadas, se ha creado una comisión, etcétera. El 2 de mayo, siete días más tarde, se evacuó a todas las personas que vivían en un radio de treinta kilómetros de la central. El gobierno soviético, desbordado, llevó a cabo acciones chapuceras, como la de lanzar desde helicópteros militares cinco mil toneladas de un material compuesto de varios productos absorbentes. Más tarde, una investigación desveló que ninguno de esos lanzamientos había dado en la diana, y lo que es peor, esos materiales habían dañado más aún la estructura y habían favorecido la fuga de radioactividad.

Finalmente, el 14 de mayo, el presidente de la Unión Soviética, Mijaíl Gorbachov, acabó efectuando un reconocimiento sincero de la magnitud de la tragedia, en un momento en el que el mundo entero, y las autoridades internacionales en materia nuclear en particular, quería conocer los detalles, con la finalidad de entender el alcance del problema y actuar de manera apropiada, pero el gobierno soviético continuaba patrióticamente cerrado, en un gesto de arrogancia vacua, porque finalmente tuvo que ser la comunidad internacional la que acabara financiando los costes del cierre y la construcción de un sarcófago para cubrir el reactor, unos trabajos muy costosos que no terminaron hasta 2016.

Otra crisis medioambiental y de salud pública con una pésima gestión. El 13 de noviembre de 2002 el petrolero *Prestige*, cargado con setenta mil toneladas de crudo, embarrancó ante Galicia y causó una marea negra que embadurnó de alquitrán las costas que van desde el norte de Portugal hasta las Landas francesas, ocasionando un desastre ambiental de primera magnitud. El 5 de diciembre, es decir, tres semanas más tarde, y después de una gestión errática de las autoridades para evitar el derrame, Mariano Rajoy, entonces vicepresidente del gobierno español, protagonizó una comparecencia pública en la que quitó importancia al derrame diciendo que solo se trataba de unos hilillos de plastilina, además de reiterar que, evidentemente, el gobierno lo tenía todo controlado. Chernóbil y *Prestige* son dos ejemplos de cómo no hay que gestionar las crisis que afectan al medio ambiente y a las personas. Es decir, ocultando información, actuando precipitadamente para evitar que el problema trascienda y queriendo crear una imagen de confianza ciega en los gobernantes con el mensaje: «No os preocupéis, que esto lo resolveremos los que sabemos del tema». El problema para los gestores de crisis como las citadas es que, a la mañana siguiente de sus comunicados, el elefante sigue en la habitación.

Y ahora, una crisis que habría podido ir muy mal pero que, afortunadamente, fue bien gestionada, y para ello me voy a África, donde en 1976 hubo un par de brotes de una enfermedad hemorrágica hasta entonces desconocida. El fenómeno se detectó al mismo tiempo en dos pequeños territorios, uno en Sudán y otro en el Congo, cerca del río Ébola, de donde el nuevo virus tomó prestado su nombre. Todo ello afectó a unas seiscientas personas, de las que fallecieron más de cuatrocientas. Los expertos determinaron que el origen del brote había sido un virus desconocido transmitido por los murciélagos. Nada muy diferente de lo que sucedió en 2019 en Wuhan, con la pequeña diferencia de que aquel brote africano del Ébola, que había enseñado los dientes con una gran mortandad, no fue a más, y el tema desapareció enseguida del foco de la actualidad, hasta que treinta y ocho años más tarde, en 2014, reapareció con fuerzas renovadas en una zona rural de Guinea, y lo hizo con una contagiosidad aterradora (cada enfermo infectaba a dos personas más), una mortandad del 50% y una alarmante carencia de vacunas y tratamientos efectivos. Tanto fue así, que el hemisferio norte se alertó y Jim Kim, por entonces presidente del Banco Mundial, dijo que el futuro de África estaba en juego, pero en realidad quería decir que los habitantes del hemisferio norte también.

Sin resistencias, el nuevo brote de Ébola se extendió rápidamente por el África occidental, afectando especialmente a Liberia y su capital, Monrovia, donde la situación derivó en catástrofe, ya que los afectados morían desangrados, un hecho que aumentaba el dramatismo de la situación. La OMS recaudó fondos para intervenir con urgencia, pero no conseguía dominar el problema, como queda reflejado en este fragmento de un artículo del *New York Times*: «Tres meses después de haber enviado una gran cantidad de recursos a Liberia, la mayoría de los casos aún no se declaran, no se ha conseguido montar hospitales de campaña en las zonas más críticas, las familias desconocen si sus enfermos están vivos o muertos, los voluntarios no disponen de termómetros y los cadáveres se queman a cielo abierto porque los cementerios no dan abasto».

Afortunadamente, la presidenta de Liberia, Ellen Johnson Sirleaf —por cierto, la primera mujer que llegó a presidir un país africano— y su ministro de Salud, Tolbert Nyemwash, obraron razonablemente. Crearon un comité de crisis mixto formado por líderes locales y expertos internacionales, al que ofrecieron amplios poderes pero sin perder su control político. Al grito de «Ebola must go», el comité de crisis promovió una comunicación transparente y efectiva que funcionaba en las dos direcciones: de arriba abajo y viceversa. Dotaron de móviles a los líderes tribales, formaron a miles de voluntarios para hacer llegar mensajes clave a la población y los resultados no se hicieron esperar. Los confinamientos funcionaron, los entierros se organizaron con criterios sanitarios y los hospitales de campaña empezaron a ser eficientes.

El modelo liberiano de comité de crisis, sin proponérselo, fue el banco de pruebas para la pandemia de la covid. Muchos expertos en salud pública, como Rosling y Sharfstein, que estuvieron ahí, creen que si la presidenta de Liberia, en vez de actuar con transparencia y honestidad, se hubiera puesto a silbar como Gorbachov y Rajoy, o, sin ir más lejos, como hizo Jingping en Wuhan, el Ébola se habría convertido en una pandemia mucho más terrible que la de la covid.

No lo puedo dejar

Las adicciones representan un problema de salud pública de gran magnitud, en primer lugar porque afectan transversalmente a mucha gente de varias edades y niveles sociales, pese a que siempre atacan con más contundencia a las personas que pertenecen a grupos sociales vulnerables, como los jóvenes, los pobres, los indigentes y los enfermos mentales. En segundo lugar, hay que considerar la gravedad de las consecuencias que se derivan de las adicciones, en términos de ostracismo social, accidentes, sobredosis y transmisión de enfermedades infecciosas. Finalmente, no hay que olvidar que las adicciones generan un volumen de negocio enorme, con intereses de empresas que cotizan en bolsa, pero también de carteles que se mueven entre la selva y las cloacas.

Las personas adictas son vistas por las no adictas desde una cierta superioridad moral, cuando en realidad sufren una enfermedad crónica del cerebro con un componente genético que se caracteriza por la búsqueda patológica de alivio mediante el consumo de sustancias u otras acciones que les aportan confort. Entender que las adicciones son un problema de salud pública, y no solamente de orden público, es clave para diseñar estrategias apropiadas.

En el catálogo de las adicciones destaca en primer lugar el alcohol, con una amplia gama de productos consumidos por dos terceras partes de la población y con una preocupante penetración ascendente entre los adolescentes. De la mercancía alcohólica hay que mencionar especialmente el vino, una bebida que llegó a las costas mediterráneas europeas procedente de las orientales y que dos mil años atrás se vio favorecido por una campaña de mercadotecnia impagable, desde el momento en que la Iglesia católica anunció que el vino se convertía en la sangre del hijo de Dios mediante una ceremonia relativamente sencilla que se debía repetir, como mínimo, cada domingo. Con este predicamento y con el paso de los años, el vino se ha convertido en un producto de culto, imprescindible en cualquier comida con pretensiones. Por otro lado, la cerveza, un refresco popular de más baja graduación, está haciendo estragos entre los jóvenes, un segmento en el que está desplazando la ancestral hegemonía del vino.

El tabaco, el segundo producto adictivo en la escala del consumo, tiene enganchada a una tercera parte de la población mundial pero, al revés de lo que le ha sucedido al vino, ha perdido buena parte del glamur que había tenido en el siglo pasado a causa de su vínculo con el cáncer de pulmón. A pesar de ello, algo debe de quedar del antiguo prestigio del tabaco, porque se observa que las mujeres, en la medida en que mejoran su estatus laboral y social, fuman más. También resulta curioso que, mientras el consumo de tabaco se reduce en los países desarrollados, aumenta en los que están en vías de desarrollo.

En la tercera posición están los hipnosedantes y los opioides, unos medicamentos que se compran en las oficinas de farmacia y que consume el 6% de la población adulta, especialmente la mayor, con unas adicciones inducidas por el propio sistema de salud. Veamos, si no, la crisis de los opioides en los Estados Unidos, que el propio gobierno federal ha calificado como una emergencia de salud pública. Este brote genuinamente estadounidense comenzó a finales del siglo pasado, cuando las farmacéuticas y los médicos minimizaron el potencial adictivo de los analgésicos opioides y, como consecuencia, se disparó su consumo en personas que sufrían dolor. El asunto fue a peor y cada vez había más personas expuestas al mercado ilegal de la morfina, a partir del momento en que los médicos les negaban la enésima receta. Para que te hagas una idea de la magnitud de la tragedia, en 2019 el gobierno federal contabilizó diez millones de personas adictas a los analgésicos opioides, de las que, solo aquel año, murieron setenta mil.

En esta lista, el cuarto y último producto, o mejor dicho servicio, es el juego con dinero de por medio, con todas sus variantes (bingos, casinos, rifas, apuestas), algunas de las cuales son inexplicablemente promovidas por los mismos gobiernos que tendrían que combatirlas. Pese a que la incidencia de adicciones problemáticas al juego con dinero es baja, los casos que se dan suelen ser socialmente muy dramáticos. En este mismo campo hay que incluir también a las personas que sufren de un uso compulsivo de elementos de la vida cotidiana, como el móvil, el trabajo, el televisor, los videojuegos, el deporte o el sexo, por citar los ejemplos más comunes.

En la parte ilegal del catálogo de las adicciones tiene un papel fundamental el cannabis, una sustancia consumida por el 12% de la población general y por el 20% de los jóvenes. Se trata de una droga que se mueve con naturalidad en entornos festivos y alternativos, pero que tiene una derivada terapéutica que, a pesar de su efectividad reconocida en las personas que reciben quimioterapia, todavía hoy sufre muchas restricciones en la mayoría de los países. En cuanto al consumo problemático de cannabis, se sabe que puede llegar a afectar al 5% de los jóvenes, una cifra que juega en contra de su fama como droga blanda.

Además del cannabis, existen muchas otras drogas ilegales: algunas cotizan a la baja, como las anfetaminas, la cocaína, los alucinógenos y las sustancias inhaladas, mientras que otras cotizan al alza, como las NSP (nuevas sustancias psicodélicas) y otras drogas emergentes, con frecuencia de composición desconocida, que generan problemas imprevisibles entre sus consumidores, sin olvidar las irresponsables combinaciones de drogas, legales e ilegales, que a algunos jóvenes les gusta probar en fiestas psicodélicas.

En una sociedad cada vez más carente de tejido familiar y social para acompañar a las personas en sus retos y fracasos, el consumo de sustancias y de servicios adictivos encuentra un campo fértil para expandirse. Alguien dirá que eso no es nuevo, y es cierto, pero el fenómeno no se espera que afloje sino que se adapte a unos nuevos tiempos cada vez más exigentes y que, por tanto, vaya a más.

No puedo más

Paula es pulcra y ordenada y en el instituto saca buenas notas. Es la mayor de tres hermanos y la más admirada por sus padres. De los otros dos, el chico es un perezoso. Se pasa el día con la *play* y le han tenido que poner clases de refuerzo; si no, no llega. La pequeña es muy sociable, pero bastante dispersa.

En cuanto a Paula, en plena adolescencia, se relaciona con un círculo muy reducido de amigas, todas ellas cortadas con el mismo patrón, con la obsesión compartida por la adicción a las redes sociales, donde encuentran el material para ir perfilando su anhelada perfección: cuerpos airosos, *fitness*, ropa de tallas infantiles y maquillajes lánguidos. Este es el mundo de Paula y el perfeccionismo es su doctrina. En el instituto nadie nota nada. Es una buena alumna, pero en casa estalla la guerra con su madre, y la hora de la cena se convierte en un tormento que suele terminar entre gritos y lágrimas. Su padre simula tener muchos mensajes en el móvil, mientras que sus hermanos procuran comer deprisa para irse volando a su habitación. Las cenas en las que vence su madre, Paula las acaba vomitando. «¡Esta niña debe de vivir del aire del cielo!», exclama desesperada la madre.

La situación se deteriora y Paula termina ingresada en una unidad especializada en trastornos alimentarios, donde la familia entera, incluyendo al padre y los hermanos, además lógicamente de la madre, deben implicarse en un plan terapéutico molesto para quienes no perciben problema alguno en comer cuando tienen hambre. Los psiquiatras y los psicólogos de la unidad trabajan a fondo con Paula en la construcción de un personaje que se dé cuenta de que existe el mundo más allá de sus particulares estrecheces, que poco a poco vaya comprendiendo que la comida es un medio para vivir y no un enemigo para su cuerpo y que, en definitiva, vaya elaborando su propio proyecto vital con una mirada más amplia. Y en eso a Paula le va la vida.

Entre un 1% y un 4% de las mujeres y un 0,3% de los hombres sufren anorexia nerviosa, una epidemia que hoy se considera que es de origen metabólico y psiquiátrico, con un componente hereditario. Afecta a todas las edades, pero especialmente a las chicas jóvenes. El riesgo de fallecer que tienen las personas que sufren anorexia nerviosa, si no se actúa, es del 20%, una cifra que pone los pelos de punta, pero con tratamiento ese riesgo puede bajar hasta un 2%, todo un reto para los terapeutas de Paula.

Ana deseaba ser madre más que nada en la vida, pero jamás se quedaba embarazada, mientras que la mayoría de sus amigas iban teniendo hijos. Con Pedro, su compañero, pidieron ayuda a una clínica de fertilidad y, zas, se obró el milagro. El embarazo fue muy bien, salvo que en los trabajos del parto la niña aspiró meconio, una dificultad que obligó a ingresarla con dificultades respiratorias en la unidad perinatal durante unos días. Una vez resuelto el problema sin más complicaciones, Ana y Pedro, con la pequeña María en brazos, abrieron la puerta del piso con su sueño cumplido. Por fin eran una familia de tres. Por su lado, la madre de Ana, la flamante abuela, había hecho sus deberes. La casa estaba limpia y el frigorífico lleno. «Ahora descansa y déjate cuidar», insistía la abuela a su hija. Compañero y abuela asumieron un papel protector para la nueva madre, mientras que ella, extrañamente abatida, se encerró en su habitación, se estiró en la cama y se tapó hasta la coronilla. Pedía que nadie la molestara y no quería saber nada de la niña. A partir de ese momento comenzaron unos días muy complicados. Nadie entendía qué le pasaba a Ana. Después de tanto batallar para tener un hijo, ahora no tenía ni ánimo para darle el pecho. Y empezaron los reproches, primero suaves pero luego ya no tanto. Unas actitudes de incomprensión que no hacían sino aumentar el sentimiento de culpa de Ana, que no lograba sobreponerse. Sencillamente, había caído en un pozo emocional y, desde allí abajo, se sentía incapaz de gestionar la nueva situación.

Se estima que la depresión posparto afecta al 10% de las mujeres embarazadas, una circunstancia que su entorno inmediato confunde con una tristeza pasajera, pero que en realidad es un trastorno psiquiátrico que requiere atención especializada. Afortunadamente, la mayoría de los casos se resuelven bien, pero algunos, pocos, entran en evoluciones tórpidas y requieren tratamientos bastante largos. Si de la depresión posparto salto a la depresión en general —me refiero a la que puede afectar a cualquier persona, al margen de que esté embarazada o no—, la OMS cree que es una epidemia que en el mundo debe afectar a unos trescientos cincuenta millones de personas, en una tendencia que va al alza, estimulada por una sociedad cada vez más competitiva. La depresión es una enfermedad que posee una base estructural (algo le pasa al cerebro) y otra ambiental (suele existir algún desencadenante), pero cuando una persona la sufre, la desafección emocional interna que se genera provoca mucho sufrimiento que, a su vez, enciende una cascada de rupturas de pareja, de familiares, de amistades y de trabajo.

Ángel era un comercial de mucho éxito tanto en el trabajo como con sus amantes. Llevaba el tren de vida que deseaba, ganaba dinero, viajaba mucho, jugaba al pádel y, como decían los marineros, tenía un amor en cada puerto, hasta que a los treinta y cinco años creyó llegado el momento de casarse y lo hizo con Silvia, la chica del grupo que siempre había estado enamorada de él y que, de una u otra manera, lo había estado esperando. Adquirieron una casa unifamiliar en un barrio acomodado, pero los cuentos de hadas no duran para siempre. Un día, el sector en el que trabajaba Ángel entró en crisis y las acciones perdieron todo su valor. La vida de aquel ejecutivo, de repente, se llenó de deudas y quien se hundió fue él. Acabó en urgencias con una crisis de ansiedad, pero los psiquiatras vieron en él algo más. En medio de su desazón, en la cabeza de Ángel le habían aparecido unas voces que lo atormentaban. «Brote esquizoide agudo», fue el diagnóstico, y la prescripción fue su ingreso en una sala de hospitalización psiquiátrica sin visitas, sin móvil y con un tratamiento que lo dejaba aturdido. Estabilizada su ansiedad y apaciguadas las voces, transfirieron a Ángel a una unidad de rehabilitación psiquiátrica. Allí gozaba de un régimen abierto y de una medicación menos agresiva, y en este nuevo entorno se sintió con fuerzas para tramar un plan secreto construido a partir de su propio rechazo de la locura que lo atormentaba. Asistía a los talleres de terapia ocupacional como un trámite imprescindible para conseguir el alta cuanto antes mejor. En las visitas de la psiquiatra tan solo hablaban de aspectos técnicos relacionados con las voces y la ansiedad. Él le explicaba lo que los oídos de esa mujer querían oír. No en vano era un comercial de primera. Lo que no deseaba Ángel por nada del mundo era tener que volver a la humillación de la sala de hospitalización ni continuar con la infantilización de los talleres. Todos, incluida Silvia, que no sabía nada del plan secreto de Ángel, se fueron persuadiendo de su mejora. Una vez en casa, todo iba la mar de bien. Silvia veía a Ángel atareado ordenando cajas, precisamente aquellas antiguas que le daban tanta pereza. Para ella esa era una buena señal de recuperación. Hasta que un día, al volver del trabajo, el mando de la puerta del garaje no funcionaba. Qué raro, pensó. Bajó para abrirla manualmente y entonces vio un cartel que decía: «Silvia, no entres sola, por favor. Llama antes a la policía».

Cada día se suicidan dos mil personas en el mundo, una cifra que es superior a la de las muertes que causan las guerras y los homicidios juntos. Por cada suicidio consumado se contabilizan veinte intentos. Si nos paramos a pensarlo un momento, tras cada caso hay montañas de dolor, para los que se quitan la vida, pero también para las personas que los han amado, como Silvia, un dolor con mucha frecuencia imposible de superar.

Los de Paula, Ana y Ángel son tres relatos de personas con problemas que no saben resolver por sí mismas. Incluso los familiares más cercanos no acaban de comprender cómo se puede convertir en problema un plato de comida, cómo no se puede dar de mamar a la criatura deseada o cómo un comercial de éxito decide quitarse la vida en su primer fracaso. Por este motivo, las terapias, lejos de estereotipos, deben profundizar en la comprensión del jeroglífico oculto en el interior del cerebro de las personas que sufren dificultades con su salud mental. Por otro lado, la psiquiatría es especialmente vulnerable a la manipulación diagnóstica porque, falta de pruebas biológicas, solo depende de juicios subjetivos. Pongo como ejemplo la depresión en la adolescencia, donde se han observado muchas iniciativas para detectarla precozmente con la finalidad de tratarla mejor y evitar sufrimientos y suicidios, pero los resultados jamás han sido los deseados, precisamente por las dificultades para diagnosticarla en entornos en los que las conductas agresivas pueden ser tanto un signo de maduración como de depresión. Todo ello un terreno donde los psiquiatras tienden a sobrediagnosticar y a tratar a jóvenes rebeldes de manera desproporcionada.

La cultura del exceso generalizado en el campo de la salud mental —ahora ya no hablo solo de adolescentes— propicia que la sociedad reclame soluciones a psicólogos y psiquiatras en situaciones que, sencillamente, corresponden a complicaciones de la vida real, lo que ha forzado a que en los manuales hayan aparecido códigos que tipifican fenómenos aparentemente normales, como por ejemplo la timidez, que puede ser diagnosticada como trastorno ansioso social; la tristeza por la pérdida de una persona querida, como depresión; la nostalgia, como ansiedad de separación; el recelo, como paranoia; el humor inestable, como trastorno bipolar; o la tendencia de una criatura a distraerse, como déficit de atención e hiperactividad (TDAH). Con esto no quiero decir que esas patologías psiquiátricas no existan, pero el límite entre lo que es normal y lo que es patológico con demasiada frecuencia se decanta hacia la medicalización y, por ese motivo, montones de personas normales se convierten en consumidoras de pastillas.

El profesor de psiquiatría estadounidense Allen Frances dice: «La psiquiatría es una profesión noble e indispensable, en el fondo sana, y extremadamente eficaz cuando se practica bien. Cuidar la salud mental de las personas es un privilegio especial. Llegamos a conocer a nuestros pacientes íntimamente, los consolamos y encontramos medios para que se puedan ayudar a sí mismos. Podemos curar a muchos, ayudar a la mayoría y proporcionar consuelo y consejo a todos. Pero la psiquiatría se tiene que circunscribir a su ámbito de competencia y jamás debería convertir en pacientes a personas que son normales, ni tampoco ignorar a otras que en realidad están enfermas».

Corazón

El taller de reparación de coches de Pepe había sido un punto de encuentro de los hombres del barrio. Allí, bajo la mirada de las chicas del calendario Pirelli, se hablaba de fútbol, de política, de mujeres, de carburadores, bujías, cárteres, bielas, dinamos y baterías. También se fumaba mucho y, de vez en cuando, aparecía algún cliente que, para hacer más corta la espera de la reparación, traía unas cervecitas del bar de al lado, el lugar donde precisamente Pepe almorzaba cada día, en una mesa del comedor a la cual acudían otros trabajadores y tenderos y se comía el potaje que la dueña había preparado a primera hora de la mañana. Se bebía vino peleón, se fumaba entre platos y se remataban las conversaciones antes de volver al tajo alrededor de un carajillo.

Cuando Pepe se jubiló, nadie se interesó por el traspaso del taller y lo tuvo que cerrar. Los motores de los coches se habían convertido en cajas cibernéticas y ya no se encontraban al alcance de las reparaciones que podía efectuar un mecánico de barrio. A partir de ese momento, para Pepe empezó el calvario de tener que acudir con demasiada frecuencia al centro de salud para que le hicieran todo tipo de controles para la presión arterial, el colesterol y el sobrepeso. A pesar de tener las constantes alteradas, se encontraba bastante bien y se apuntó a un grupo de petanca. El médico le prohibió la sal, las frituras, el tabaco y el alcohol, y le recetó cuatro medicamentos. La vida, a Pepe, se le había deslucido, pero al menos iba tirando, como él mismo admitía. Hasta que un día, mientras estaba en el sofá mirando la televisión, sintió un dolor agudo en el pecho y en el brazo izquierdo, un dolor grave con sabor a muerte, según explicó él mismo. Su mujer llamó y el servicio de emergencias activó el código de infarto.

Las arterias son unas cañerías flexibles con capacidad para contraerse y relajarse según las órdenes que reciben de los mecanismos reguladores del cuerpo. Con el paso del tiempo, sin embargo, les van apareciendo rigideces, además de la arterioesclerosis, un proceso de pérdida de la luz interna provocada por la sedimentación de materiales, normalmente grasas. Cuando una de esas placas cierra el paso de la sangre en una arteria coronaria, se corta el flujo sanguíneo a las células musculares cardíacas que dependen de ella. A eso lo llamamos infarto de miocardio, la primera causa de muerte en el mundo.

Desde hace un tiempo, Gertrudis, una mujer de 78 años que vive sola, se ahoga al subir escaleras. Se queja además de cansancio y explica que al final del día nota los tobillos entumecidos. Su médica de familia le diagnostica una insuficiencia cardíaca, cosa que sorprende a Gertrudis porque nunca había sufrido del corazón. «Problemas de hacerse mayor», la consuela su doctora, que la envía al cardiólogo. Entretanto, como en el ambulatorio de especialidades no le dan visita hasta al cabo de seis meses, su médica le receta diuréticos, potasio, vasodilatadores y un par de pastillas más para regular mejor el corazón, y además le recomienda que se pese diariamente para controlar que su cuerpo no acumule líquidos. Finalmente Gertrudis accede a la cardióloga, una mujer más interesada en la pantalla de su ordenador que en escucharla, y sale de la consulta con un montón de papeles para ir al hospital a hacerse pruebas y con un batiburrillo de nuevos medicamentos que, en teoría, pretenden lo mismo que los que le había recetado la médica de familia, pero con nombres distintos.

Ya en casa, y tras pasar por la farmacia, Gertrudis despliega las cajas de pastillas —las de la médica de familia y las de la cardióloga— sobre la mesa del comedor. Confusa, las mete todas en una bolsa y vuelve a su farmacéutico para pedirle que le escriba en cada caja para qué sirve cada medicamento. El hombre, muy amable, accede a ello y además le regala un blíster (una caja para clasificar las pastillas). «¿Quiere que se lo organice yo?», le pregunta. Gertrudis le agradece la atención pero no acepta el servicio. No le gusta quedar como una boba en medio de la farmacia. Una vez de vuelta a su mesa del comedor, va eligiendo los medicamentos que van al blíster y los que quedan fuera, en función de las duplicidades que observa, gracias a las notas del farmacéutico, sin excluir la influencia de otros criterios de selección, como el color y el tamaño de las pastillas. Por otro lado, eso de pesarse cada día va quedando en el olvido, ya que no llega a ver bien los números de la báscula, y no le apetece ir a la óptica a comprarse unas gafas nuevas. Así las cosas, un sábado por la tarde, después de haber ido a comer a casa de su hija, el ahogo se desata y termina en un box de urgencias.

La insuficiencia cardíaca crónica es un problema clínico que sufren muchas personas mayores cuando el corazón les empieza a fallar, pero no de repente, sino de manera silente. Esta epidemia, que afecta al 10% de las personas mayores de setenta años, está siendo provocada por la medicina moderna, dado el hecho de que mucha gente que ha sufrido un susto cardíaco en algún momento de su vida, como por ejemplo el infarto de miocardio de Pepe, hoy sobrevive, cosa que antes no pasaba, o pasaba menos, y por tanto tiene la fortuna de llegar a mayor, eso sí, con un corazón más débil.

Los cardiólogos han desarrollado pruebas que diagnostican la gravedad de los problemas cardíacos, mientras que los farmacéuticos ofrecen medicamentos cada vez más efectivos, y si, además, la persona afectada tiene la suerte de tener un buen entorno familiar, come sano y sale cada día a dar una vuelta para charlar con sus amistades, las cosas mal que bien van tirando. Por el contrario, cuando el plan se rompe, aparecen el ahogo y la retención de líquidos y, como resultado, el estado de ánimo decae, lo que lo empeora todo.

Ahora que vivimos mucho, podría suceder que el corazón nos jugara una mala pasada, o bien porque las tuberías que lo alimentan tiendan a atascarse o bien porque la bomba pierda fuerza. Por este motivo, si las personas como Pepe y Gertrudis, a quienes el corazón da señales de desgaste, desean gozar de una vejez saludable, les toca hacer renuncias. Al final todo acaba siendo una cuestión de prioridades.

Insulina

Jonathan, un niño hasta entonces sano, a los cuatro años comenzó a orinarse en la cama, un hecho sorprendente, ya que desde que le retiraron los pañales no había mojado nunca las sábanas. Al mismo tiempo su madre se dio cuenta de que el niño tenía mucha sed y mucha hambre, pero que sin embargo adelgazaba. Llevó a Jonathan a la consulta del pediatra de la New Orleans Faith Health Alliance, una organización caritativa que tiene un dispensario en su barrio. El diagnóstico fue contundente: diabetes tipo 1, una enfermedad incurable que, en caso de no recibir tratamiento, es mortal. Esta variante de la diabetes se da cuando, de manera inexplicable, el sistema inmunitario ataca las células productoras de insulina, la hormona que regula el azúcar de la sangre y facilita su abastecimiento a todas las células del cuerpo.

La madre de Jonathan trabaja limpiando habitaciones en un motel de carretera, un trabajo irregular que ha obtenido como migrante ilegal y que no le da derecho a ningún tipo de seguro. Del padre no se sabe nada. Para sobrevivir a la diabetes, Jonathan necesita pincharse insulina diariamente a unas dosis que tienen un coste de mil dólares mensuales, un importe inalcanzable para la miserable economía familiar. Angustiada, su madre se moviliza y consigue ayudas, sobre todo de la comunidad católica latina de Nueva Orleáns. El problema es que mantener toda esa actividad solidaria es desazonador, porque el dinero de la caridad llega cuando llega, pero la necesidad del medicamento es diaria, hasta que un día Jonathan sufre un coma cetoacidótico por falta de insulina. El precio de la insulina en los Estados Unidos se ha doblado en los últimos diez años, según los expertos por culpa del abuso que el gobierno permite a los intermediarios. Ante este desorden en los precios, Medicare, la mutua pública que cubre a la gente mayor, consiguió negociar un tope de treinta y cinco dólares al mes para la insulina de sus asegurados, una excelente rebaja que no llega a los diabéticos que, como Jonathan, no tienen ningún tipo de cobertura sanitaria. Estimulada por el éxito de la negociación de Medicare, la administración Biden llevó una proposición de ley al Senado para hacer extensiva la limitación del precio de la insulina que Medicare había conseguido a todo el mundo, pero cuarenta y tres senadores republicanos, por el bien de la libertad de mercado, votaron en contra, y la ley fue rechazada.

La desigualdad en el acceso a los productos sanitarios esenciales, como la insulina, en los Estados Unidos no despierta rechazo social, salvo en los círculos de los afectados y de los grupos de izquierda habituales, mientras que, por su lado, los médicos, las médicas y sus organizaciones colegiales y académicas callan. Ante el drama, hoy por hoy, los familiares de Jonathan ya deben de estar consiguiendo insulina mexicana, afortunadamente libre de especulación criminal y de políticos encubridores.

En el barrio del Carmel, en Barcelona, Gabriela, una antigua luchadora vecinal, se ha convertido en una persona de referencia en materia de diabetes, tras un año de sufrirla y de familiarizarse con ella. La diabetes de Gabriela es del tipo 2, una variante que se caracteriza por la pérdida de efectividad de la insulina, una discapacidad hormonal vinculada al envejecimiento y la obesidad. Al ser diagnosticada, dada su vitalidad e implicación genuina, la enfermera del centro de salud le propuso que les echara una mano como paciente experta, y fue mano de santo. La aportación de Gabriela a las labores del equipo del centro de salud ha resultado providencial. Las personas que se estrenan con un diagnóstico de diabetes encuentran en ella a una compañera que habla como ellas, y que además lo hace en primera persona, por lo cual se sienten más libres para plantearle las dudas y los temores que no se atreven a formular en las consultas de los profesionales.

La diabetes tipo 2 afecta a un 15% de las personas mayores, una cifra impresionante de pacientes que antes que nada necesitan entender su enfermedad, lo que no es fácil, además de aprender a convivir con ella y a resolver los nuevos requerimientos con respecto a la comida, al ejercicio y sobre todo al tratamiento, especialmente en los casos que necesitan pincharse insulina. También es necesario que exista un buen sistema de salud que cubra no solo los costes de los medicamentos, sino también unos servicios de atención primaria cercanos y efectivos, con unas enfermeras preparadas y predispuestas a detectar a pacientes expertos, como Gabriela, que acaban por ser el bálsamo que propicia que todo vaya mejor.

El modelo comunitario de la atención a las personas con diabetes es un programa de éxito de los sistemas de salud públicos, un hecho que se confirma cuando se observa que los países que lo implementan tienen unas cifras más bajas en hospitalizaciones por descompensaciones agudas que los países con la sanidad privatizada, como los Estados Unidos, que solo atienden a personas en función de su póliza, y que no tienen interés alguno en proteger a los desprotegidos.

Cronicidades

La organización fragmentada de los servicios sanitarios, mediante niveles asistenciales y especialidades médicas, ha aportado orden y buenos resultados, en especial cuando los procedimientos han sido protocolizados, como la activación del código infarto que ha salvado la vida de Pepe en «Corazón». Pero, en cambio, cuando la persona que requiere atención es mayor, sufre varias enfermedades y además tiene problemas de comprensión, como Gertrudis, también del relato «Corazón», entonces las rigideces del modelo juegan en contra de la calidad de sus servicios.

Para ilustrar el problema de la fragmentación, he preparado un resumen de un caso que el cirujano y escritor estadounidense Atul Gawande publicó en el *New Yorker*. Dice así. La madre de Dave Luz, un directivo amigo de Gawande, con un Alzheimer avanzado, se cayó en casa y la llevaron a urgencias, donde la visitaron, le efectuaron varias pruebas y la dejaron toda la noche en observación. Luz recibió tres tipos de explicaciones: de la médica de urgencias, del internista y de otro especialista, y —dice el hijo de la paciente— no fueron precisamente coincidentes. Enseguida se dio cuenta de que allí no existía un plan. A la mañana siguiente, una enfermera le dijo que su madre estaba bien y que le prepararían el alta, pero que como su enfermera referente estaba desayunando tendrían que esperar, cosa que inexplicablemente se prolongó hasta la tarde. Según comentarios pillados al vuelo, el segundo retraso se debió a que no encontraban al médico que tenía que redactar el informe de alta y, para postre, a la hora de vestir a la madre, la enfermera desapareció y Luz tuvo que arreglárselas solo. Con los papeles del alta iba la programación de una visita de control para recoger los resultados de los urinocultivos y otra para ir a ver a un neurólogo. Al cabo de un par de semanas, el neurólogo, tras una exploración que duró un par de minutos, solicitó nuevas pruebas (por cierto, algunas coincidían con las que se habían efectuado en urgencias) y recetó unos medicamentos que, al ser preguntado, él mismo reconoció que no servirían para nada. Dave Luz afirma que este tipo de desorganización entre profesionales y circuitos, esta falta de plan global, se lo ha encontrado en todos los servicios sanitarios a los que ha tenido que acudir al acompañar a su madre. Nadie, sin embargo, efectuó una valoración del riesgo de caída de esa mujer, incluyendo las barreras de su domicilio, para evitar que el problema se repitiera.

Para insistir en los males de la fragmentación, he encontrado otro artículo, este de la geriatra Louise Aronson en el *Washington Post*. Es el caso de una mujer muy mayor que recibía la atención de múltiples especialistas: oftalmólogo, neumólogo, urólogo y oncólogo, entre otros, y como resultado de tantas visitas tomaba diecisiete medicamentos recetados por cinco médicos diferentes. Aronson, que no conocía a esa paciente, una tarde se vio implicándose en el caso debido a que, al salir de una de las consultas, la pobre mujer no conseguía que ningún taxi atendiera su llamada. La doctora vio como un par de taxistas, al darse cuenta de las evidentes limitaciones de movilidad de la paciente, se hacían el loco y se iban a la busca de clientes más ligeros. Conmovida, se ofreció a acompañarla ella misma a casa, y una vez allí observó que lo que realmente afectaba a la calidad de vida de esa mujer era el dolor de caderas y rodillas, que le impedía subir las escaleras hasta el rellano de su piso, sin olvidar el impacto de una soledad mal asumida. La geriatra reflexiona, en el artículo, que ninguno de sus colegas, por otro lado buenos especialistas, había sido capaz de ir más allá del trocito de paciente que le tocaba.

Los sistemas de salud, tal como los conocemos, se diseñaron en la segunda mitad del siglo pasado, en un momento en que los hospitales tenían que demostrar que ya no eran hospicios y la atención primaria aún se tenía que desplegar por el territorio. Hoy, sin embargo, este modelo fragmentado de proveer servicios se está convirtiendo en un lastre para atender apropiadamente a la madre de Dave Luz y, en general, a las Gertrudis y las abuelas que viven solas.

Cáncer

El cáncer es una enfermedad causada por el crecimiento incontrolable de una sola célula que se escapa del fuerte control genético que regula el equilibrio de cada organismo y entra en lucha ecológica con el resto de células normales, primero dentro del propio órgano que la ha visto nacer y luego en otros en los que hace diana. Se trata de una batalla que a veces se inclina a favor de las células defensoras del orden, pero que otras ganan las descendientes de la primera célula rebelde.

La longevidad de los humanos y de los animales es clave para el cáncer. Ese es un factor que explica, como ningún otro, el incremento que hoy sufrimos de esta enfermedad, dado que las sociedades anteriores a la nuestra no vivían lo suficiente como para dar tiempo a que las células cancerosas llegaran a ganar muchas batallas. A pesar de la influencia del envejecimiento, hay que reconocer que la predisposición genética y los factores ambientales también juegan su papel.

En los tiempos de antaño, cuando a una persona le surgía un tumor en un lugar visible, la gente hablaba de un bulto, un estigma que provocaba que la palabra *cáncer* se pronunciara bajando la voz, ya que se daba por hecho que ese mal tendría una evolución tórpida y acabaría infligiendo una muerte prematura y dolorosa a la persona afectada. Por ello se tendía a ocultar el cáncer, a no hablar de él. Hoy, en cambio, cuando el temido diagnóstico aparece, su presencia se infiltra en los pensamientos y en las conversaciones de familiares y amistades. El cáncer lo invade todo, y no solo los tejidos. ¡Ah!, me olvidaba de decirlo. ¿De dónde proviene el nombre? Pues hace veinticinco siglos, Hipócrates escribió que los vasos que rodeaban los tumores le recordaban las patas de un cangrejo medio enterrado en la arena. De nuevo Hipócrates, el gran referente de la medicina.

Valga el siguiente ejemplo para ilustrar el estigma que pesaba sobre el cáncer. En 1950, Fanny Rosenow, una estadounidense superviviente de un cáncer de mama, llamó al *New*

York Times para encargar un anuncio que convocaba a una reunión de mujeres afectadas por su mismo mal. «Lo siento, señora Rosenow», le respondió el editor encargado de los anuncios, «nuestro diario no puede publicar la palabra *mama* ni la palabra *cáncer*. Le sugiero que diga que en la reunión se hablará de enfermedades de la pared del tórax». Toma nota de que esto sucedió no hace tanto en la ciudad que por entonces era la envidia de la modernidad.

De la misma manera que nadie quería hablar de cáncer, tampoco los médicos creían en su curación, excepto Sidney Farber, un patólogo estadounidense fascinado por la leucemia infantil que efectuó la primera prueba quimioterápica (por entonces aún no se denominaba así), inoculando un antagonista de la vitamina B (ácido fólico) en criaturas con leucemia, con la intención de frenar la multiplicación desatada de los leucocitos cancerosos. Farber sabía, por estudios previos, que las zonas de la India faltas de vitamina B sufrían epidemias de anemia. Por tanto, pensó que si inyectaba antifolatos en la sangre de pacientes con leucemia, aparte de inducir anemia tal vez también frenaría la reproducción maligna de los leucocitos. En 1948 Farber publicó los primeros resultados de remisiones temporales de leucemias infantiles con el uso de antifolatos, unos productos que todavía no curaban, si bien en el mundo de la leucemia haber alargado seis meses una vida era como haber ganado una gran batalla. Aun así, aquellos resultados fueron recibidos con escepticismo.

Pese al clima contrario, Farber insistía en que había que seguir trabajando en esa línea, ya que las remisiones, aun siendo temporales, habían sido reales, por lo que creó una fundación para recaudar dinero para la investigación del cáncer infantil. Pero, más allá del dinero, lo que deseaba Farber era poner la leucemia en el foco de la publicidad para sacarla de las salas de la muerte. Creía que esa era la única manera de posibilitar que los médicos, y la sociedad en general, comenzaran a creer que había que investigar más en el tratamiento del cáncer. Con el empuje que lo caracterizaba, consiguió fondos suficientes para construir un hospital dedicado al cáncer infantil en Boston, a pesar de que sabía que los tratamientos que ofrecía aún estaban lejos de ser razonablemente efectivos.

Una vez que tuvo su anhelado hospital, Farber fue a buscar los favores de Mary Lasker, una neoyorquina rica, con una agenda que le permitía almorzar con los Rockefeller, bailar con los Truman y cenar con los Kennedy. Lasker aceptó el reto, organizó un grupo de entusiastas, estructuró una sociedad filantrópica y, en 1969, redactó una carta abierta en la que reclamaba un esfuerzo estructurado en la lucha contra el cáncer. «Si hemos llegado a la Luna, ¿no podremos vencer al cáncer?». En 1970 el Congreso de los Estados Unidos, con el empuje de Lasker, aprobó el programa nacional para la lucha contra el cáncer, una iniciativa legislativa que actuó como faro para los otros países, que poco a poco fueron configurando programas y asociaciones parecidas.

La obtención de fondos para la investigación era el gran reclamo de todas las campañas de lucha contra el cáncer, pero vencer el estigma también era un objetivo. Hay que tener en cuenta que, todavía hoy, con igualdad de gravedad no es lo mismo sufrir un infarto de miocardio que un cáncer. En el primer caso todo el mundo habla con términos técnicos, y de la persona enferma se espera que haga reposo, mientras que en el segundo la terminología es de guerra. La sociedad piensa que contra el cáncer hay que luchar con todas las fuerzas hasta conseguir la victoria, pese a que aún no se ha demostrado que la moral de lucha esté asociada con la supervivencia.

Cancer Research UK, una asociación contra el cáncer del Reino Unido, puso en marcha una campaña solicitando voluntarios para colgar *selfies* en la red que alentaran la lucha. «Deseamos ver vuestra cara más guerrera. Queremos que luchéis con nosotros hasta conseguir la victoria total sobre el cáncer». Pero ¿qué les puede suceder a las personas que no son luchadoras? Muchas de ellas piensan que las actitudes exageradamente esperanzadas les dejan poco margen para expresar miedos y tristezas porque, a pesar de los avances incuestionables, todavía hoy existen bastantes cánceres que no son curables, por lo que miles de personas tienen que convivir con el enemigo hasta la muerte. Pienso que nadie tendría que ser aleccionado sobre qué actitud debe tomar ante su propia enfermedad, y aún menos tendrían que hacerlo las agencias de publicidad.

La escritora neoyorquina Susan Sontag, que falleció de leucemia, decía que las metáforas militares contribuyen a estigmatizar aún más a las personas con cáncer. El también escritor catalán Robert Hernando, afectado de un mieloma, dice que lo subleva que lo animen a luchar contra el cáncer. «¿Cómo? —pregunta—, ¿con armas? ¿Con los puños, como los personajes de mis novelas? Es evidente —admite— que la actitud positiva del paciente cuenta, pero que nadie se lleve a engaño, las enfermedades se combaten con la ciencia». Hernando explica que en su caso ha tenido que aprender a vivir sin vencer al cáncer, y que ya tiene bastante con empatar. Es decir, la guerra del cáncer se puede ganar siempre que cada persona tenga la oportunidad de redefinir su propio espacio de victoria.

Cada día en el mundo, cincuenta mil personas reciben un diagnóstico de cáncer, un hecho que les trunca lo que había sido su vida hasta entonces, que les genera incertidumbres y temores y que, con toda probabilidad, las someterá a tratamientos agresivos, además de tener que soportar una gran presión psicológica para demostrar lo fuertes que son y cómo serán capaces de luchar hasta el final. Todo ello, angustiante y abrumador.

Yatrogenia

La yatrogenia es un daño no deseado provocado por un acto clínico, que puede ser fruto de la esencia del propio tratamiento, como la caída del pelo a causa de algunos quimioterápicos; de una complicación potencialmente evitable, como la infección de una herida quirúrgica; de un error, como cuando un cirujano olvida una gasa dentro de la cavidad peritoneal; o de una mala praxis, como la prescripción de sedantes a personas mayores frágiles.

En 1999, el Instituto de Medicina de los Estados Unidos publicó un informe demoledor sobre los efectos indeseables originados por las actuaciones clínicas. Aunque las cifras de ese informe se ceñían al ámbito estadounidense, el documento causó un impacto tan grande que forzó, tanto al gobierno de los Estados Unidos como a los de los otros países, a desplegar estrategias para mejorar la seguridad de las personas cuando están en manos de los profesionales de la clínica y de las organizaciones sanitarias.

Los médicos y las enfermeras, como les sucede a todos los humanos, cometen errores. Los buenos cometen pocos y los malos, muchos. Pero no se conoce a ninguno que no los cometa. Para entendernos, la cirujana más diestra del mundo, en una intervención de extracción de un bocio, puede lesionar el nervio recurrente y dejar a la persona disfónica. ¿Cómo hay que catalogar ese acontecimiento cuando tiene lugar? Los errores de los profesionales sanitarios son siempre un asunto fastidioso que fácilmente termina en los juzgados. Pero, más allá de ir a buscar culpabilidades, ¿qué se puede hacer? Los expertos dicen que para minimizar el número de errores hay que fomentar equipos entrenados y cohesionados que tengan el hábito de hablar de las cosas que se han hecho mal, detectar sus causas y evitar que vuelvan a suceder.

Las estimaciones más actualizadas constatan que, de cada veinte personas que tienen contacto con el sistema de salud, una sufrirá yatrogenia, y en cuanto a la mortalidad, de cada diez defunciones una estará relacionada con un error médico. Este último dato se estima solo en los Estados Unidos, un país donde los epidemiólogos avisan de que la yatrogenia ya es la tercera causa de muerte, tras el cáncer y las enfermedades cardiovasculares.

Desde 1999, los efectos adversos de las actuaciones clínicas han ido aflorando en toda su dimensión, un problema que, como has visto, afecta a muchas más personas de las que todos desearíamos, y que para que sea combatido es necesario que existan muchos directivos y profesionales dispuestos a reconocer los errores para evitar que vuelvan a suceder, pero también que hablen con sinceridad de las cosas que no se hacen lo bastante bien, con la finalidad de mejorarlas. En resumen, los sistemas de salud tienen la obligación ética de reducir la yatrogenia con honestidad, transparencia y voluntad de superación.

Final

Cicely Saunders, una médica británica, anteriormente enfermera, una vez terminada la guerra (a finales de los cuarenta) atendió en Londres a un refugiado judío del gueto de Varsovia que estaba muriendo de cáncer. El hombre le efectuó un legado con el deseo de que hiciera abrir ventanas en las salas donde se atendía a personas cancerosas, a las que no se ofrecían ni analgésicos ni atención médica básica y a quienes se ingresaba en salas que en la práctica eran almacenes de la muerte. Saunders, espoleada para revertir una situación tan abyecta, en 1967 creó el Hospicio de Saint Christopher en Londres. Entretanto, en Barcelona, en el Hospital de las Enfermedades Infecciosas (hoy Hospital del Mar) existía un pabellón de «enfermos incurables» que, como quedó maltrecho con los bombardeos de la Guerra Civil, acabó siendo trasladado a un convento de monjas en Sant Josep de la Muntanya, y así nació el Hospital de la Mare de Déu de l'Esperança, y, si el nombre hace la cosa, el cambio de mentalidad fue evidente.

La situación desde aquellos tiempos ha cambiado mucho. Ahora ya no hablamos de unidades de terminales sino de cuidados paliativos, pero tenemos que admitir que el abordaje del final de vida no acaba de estar muy afinado, pues la medicina que se practica en los hospitales modernos se obstina en obtener nuevas cuotas de supervivencia en personas con enfermedades avanzadas. En las conversaciones con los pacientes, los médicos y las médicas siempre encuentran un lugar para otra ronda de quimioterapia, o para una intervención quirúrgica heroica. En cambio, cuando las personas en fase final de vida consiguen recuperarse de la luminotecnia médica, en las encuestas dicen que vivir más estaría bien, pero que también les gustaría poder explicar a sus médicos que querrían evitar sufrimientos innecesarios, que les gustaría poder cerrar asuntos con las personas queridas, que querrían conservar la cabeza clara tanto tiempo como fuera posible, que les preocupa ser una carga para los suyos, etcétera. Pocas veces, sin embargo, estas preocupaciones tienen cabida en consultas sobrecargadas de probabilidades y alternativas terapéuticas.

Las médicas y los médicos, enredados en sus tecnicismos, con demasiada frecuencia ignoran que velar por la calidad de los últimos momentos es importante para cerrar de manera coherente la trayectoria de toda una vida, cosa que saben bien los amantes del deporte, cuando ven que una distracción en el último minuto puede dinamitar la estrategia de todo un partido. Sin embargo, la mayoría de las personas se dejan llevar por la dinámica luchadora que les proponen sus médicos, hasta que les digan que ya no hay nada que hacer; pero con eso, habrán cambiado un período de reflexión y despedida por otro de lucha y angustia.

La geriatra y paliatóloga estadounidense Diane Meier publicó un artículo en el *Washington Post* relatando el caso de una paciente suya, que me parece que ilustra muy bien el choque entre la concepción intervencionista de un oncólogo y la posición reflexiva de una paciente. Meier explica que un día se presentó en su consulta una mujer despierta y elegante de unos cincuenta años que era psicóloga clínica de profesión. Le explicó que, seis años atrás, le habían diagnosticado un cáncer de pulmón, por el que recibió el tratamiento oportuno, pero, dada su malignidad, había sufrido varias recaídas, para las cuales su oncólogo siempre la sorprendía con algún producto nuevo y milagroso que afortunadamente funcionaba. Ella, por su lado, al margen de las pausas obligadas por las recidivas, había seguido con una vida casi como la de antes. Su expectativa, explicó, era conseguir conmutar la sentencia de muerte por la de una enfermedad crónica.

Meier preguntó a la paciente cuál era el motivo de la consulta, dado que lo más habitual era que la gente pensara en los cuidados paliativos solamente al final, a lo cual ella respondió que había ido porque necesitaba tener una conversación tranquila, un asunto que afirmaba que era imposible con su oncólogo. Él le decía que no hacía falta que cavilara tanto, que todo iría bien. La paliatóloga y la paciente hablaron abiertamente sobre las diversas maneras de afrontar el final de vida, del tipo de síntomas desagradables que tal vez llegarían y de cómo los podría ir afrontando.

El proceso clínico de aquella paciente se mantuvo estable durante un año tras la visita, hasta que empezó a notar que no se podía concentrar en el trabajo. Eran las primeras manifestaciones de una metástasis cerebral, para la cual Meier le prescribió corticoides para desinflamar la afectación del cerebro y un psicoestimulante para mejorar su estado de humor; con ello, la paciente pudo continuar con su actividad, aunque algo más reducida. Al cabo de unos meses, sin embargo, los síntomas neurológicos empeoraron. Entonces el oncólogo sacó otro conejo del sombrero ofreciéndole una pauta de quimioterapia inyectada directamente en el líquido cefalorraquídeo, lo que forzó una llamada de la paliatóloga al oncólogo: «¿A dónde quieres ir a parar con eso?». Al otro lado del hilo telefónico se hizo un silencio, hasta que el médico acabó admitiendo que ya no sabía qué hacer con esa paciente. Que se había visto moralmente obligado a poner algo sobre la mesa porque no quería que ella pensara que tiraba la toalla. «Al colgar —dice Meier—, pensé que muchos oncólogos solo saben demostrar el compromiso que tienen con sus pacientes ofreciéndoles más y más tratamientos, y ese caso era un ejemplo. ¿Cómo podía ser que ese médico no fuera capaz de entender que estaba tratando a una mujer madura con ganas de implicarse en las decisiones de su proceso clínico? La respuesta era clara. Mi colega no había sido formado para abordar profesionalmente el final de la vida de sus enfermos. Era un hombre de éxito y, lógicamente, no estaba preparado para el fracaso.» Cuando la paciente, finalmente, ingresó en la unidad de cuidados paliativos pidió a Meier que avisara al oncólogo. Lo quería ver para darle las gracias por tantos años de estar ahí y de esforzarse por ella, y qué curiosa fue la respuesta del médico: «Si insiste, iré, pero que quede claro que ya no hay nada que yo pueda hacer por ella».

Un año más tarde de la edición de este caso, Dawn Gross, también paliatóloga y estadounidense, publicó un artículo en el *New York Times* que llevaba por título «Ya no hay nada más que podamos hacer», unas palabras, afirma la articulista, que hunden a las personas en la desesperanza y que se siguen pronunciando en las unidades clínicas, día tras día. Gross dice que, cuando se llega al punto sin retorno, los médicos y las médicas no solo deberían ser francos, sino que tendrían que preguntar a los pacientes qué es lo que más desean y qué es lo que más temen. Si estas preguntas se formulan de manera honesta, las respuestas son las que marcarán el camino a seguir. «Haga lo que pueda para sacarme la ansiedad»; «Deme el alta para acabar rodeada de mi familia»; «Déjeme ir a casa a regar mi huerto por última vez»; «Manténgame intubada hasta que llegue mi hija desde el otro lado del mundo». Esta pequeña muestra del abanico de posibles respuestas deja claro que los médicos y las médicas todavía tienen mucho que hacer cuando ya no hay nada que hacer. Ni más ni menos que procurar que los deseos de los pacientes se cumplan y que sus miedos aminoren.

Admito que la mayoría de las personas no son ni tan frías ni tan calculadoras como la paciente de Diane Meier, y por este motivo, en el mundo real, al llegar el final de la vida hay muchos pacientes que aún tienen demasiados deberes pendientes; por eso se muestran desorientados, y las familias, divididas. Un día, en la Universitat d'Estiu de Puigcerdà escuché a Gustavo Tolchinsky, internista catalán del Hospital Municipal de Badalona, que habló sobre la oportunidad biológica de morir, y le dije: «Gustavo, esto lo tienes que escribir». Y lo hizo, y así tuve otro caso para mis alumnos. Se trata de un relato que ilustra los dramas que viven las médicas y los médicos de urgencias cuando tienen que decidir si remontan una situación de fallo en personas con enfermedades avanzadas sin conocer cuál es su circunstancia, ni su manera de ver la vida ni de afrontar la muerte. Tolchinsky dice: «En las agudizaciones de pacientes en fase final cuesta mucho saber qué hay que hacer. Las familias viven la situación en medio de un gran desconcierto, hacen cónclaves en las salas de espera y se formulan mil preguntas. Muchos niegan la realidad, mientras que a los profesionales, lo que les sale es hacer lo que saben hacer: actuar con todos los medios para salvar una vida que se acaba, desconociendo si eso es lo que realmente esa persona querría».

La medicina moderna dispone de profesionales y de máquinas que permiten mantener la vida en circunstancias inverosímiles. Con este poder arrebatado a las leyes de la naturaleza, la sociedad en general, y la medicina en particular, han adquirido una responsabilidad ética que no están resolviendo demasiado bien. Por este motivo, una comisión de expertos convocada por *The Lancet* para analizar la experiencia vivida en las terribles muertes solitarias de la pandemia de la covid ha concluido que tratar la muerte desde una perspectiva únicamente médica, olvidando la dimensión social, emocional, espiritual, cultural, económica y legal de cada persona y su entorno, es un error que los enfermos pagan sufriendo encarnizamientos que no desearíamos ni a nuestros enemigos. Mientras que, por otro lado, destaca el informe, hay montones de personas que mueren desatendidas a causa de enfermedades absolutamente evitables.

INGENIO

En este capítulo trataré la fuerza de la creatividad de la medicina y su influencia en la lucha por la vida. Estoy convencido de que, sin la innovación reflejada en los diecisiete relatos que estás a punto de leer, muchos de nosotros ahora no estaríamos haciendo lo que hacemos o, sencillamente, no estaríamos aquí. Pero antes, en honor de Lalonde, quiero mencionar otros ingenios que, a pesar de que no se relacionan directamente con la provisión de servicios sanitarios, han salvado muchas más vidas.

Para empezar, y aunque ya lo he hecho en «Fuente de Broad Street», quiero homenajear al grifo y a los sanitarios higiénicos, la expresión doméstica de dos redes estancas entre sí, la de las aguas potables y la de las aguas residuales. El segundo ingenio en importancia para la salud pública es la nevera. ¿Te imaginas una casa sin ella? Cuando yo era pequeño, cada mañana mi madre me hacía ir a la fábrica de hielo a comprar un cubo que un operario me cortaba de una barra muy larga. La nevera de casa era un cajón sin motor de un tamaño, como mucho, de la mitad de las de ahora. Arriba a la derecha tenía una caja forrada de chapa, donde iba el cubo de hielo, con un recogedor para el agua del deshielo que daba a un tubo que desembocaba en un balde, el mismo que al día siguiente serviría para volver a comprar otro. Aquel armario era un refrigerador que, dependiendo del calor, mantenía una temperatura bastante fresca hasta la tarde o el anochecer. Es decir, que había que calcular muy bien la provisión de alimentos frescos, porque la cosa no estaba para tirar comida.

Esta vivencia de mi infancia debe de ser, más o menos, la que hoy tienen los tres mil millones de personas que Rosling estima que viven en el nivel dos (entre dos y ocho dólares al día), a las que hay que añadir los mil millones del nivel uno (menos de dos dólares al día), de quienes sabemos que no disponen de la posibilidad de tener hielo. Los frigoríficos modernos, con sus correspondientes armarios para la nevera y los congelados, son la estación doméstica de la cadena del frío, un circuito industrial que garantiza la seguridad alimentaria y que ha alejado muchas intoxicaciones e infecciones de las vidas de los que tenemos la posibilidad de disponer de ese artilugio en casa.

Además de las aguas y los frigoríficos, existen otras innovaciones sociales —o tal vez sería más adecuado llamarlas políticas— con una gran influencia sobre la cantidad y la calidad de la vida de las personas, como por ejemplo el hecho de disponer de gobernantes, banqueros y empresarios honestos, de una economía productiva, de un funcionariado público eficiente, de unos servicios sanitarios accesibles, de una escuela pública de calidad, de unas propuestas formativas enriquecedoras, de un mercado laboral rico en oportunidades, de un futuro atractivo para la juventud, de una política social de la vivienda, de una cobertura social equitativa y de una cartera de servicios respetuosa para la gente mayor.

Dentro del amplio abanico de los factores que determinan la salud de la población, deseo entretenerme brevemente en dos programas que tienen una repercusión directa en ellos. La seguridad vial es uno. No tengo cifras mundiales, pero los datos de varios países, con reducciones de más de la mitad de la mortalidad en los últimos decenios, indican que las inversiones en la construcción de carreteras seguras, la estimulación gubernamental para la adquisición de vehículos modernos y la exigencia de normativas estrictas tienen una relación directa con evitar que la gente se lesione o se mate. El otro es la seguridad laboral, con unas estadísticas de reducción de siniestros directamente relacionadas con normativas cada vez más rigurosas.

Recuerda que, según Lalonde (la tercera de las cifras con las que he comenzado el libro), todas las políticas que acabo de mencionar influyen en un 75% en la salud de las poblaciones. Entonces, ¿qué sucede con la medicina? ¿Es que no sirve para nada? ¡Por supuesto que sí! Un 25%, que ya es mucho. Por este motivo, los relatos de este capítulo explican algunos de los esfuerzos que se han hecho en los últimos doscientos años, los cuales han contado con mucho ingenio y mucha tenacidad por parte de algunos investigadores, innovadores, instituciones y empresas para mejorar, o incluso salvar, la vida de las personas cuando caen enfermas.

Asepsia

Las heridas y las fracturas son secuelas de la actividad humana. Por este motivo no sorprende que en los yacimientos arqueológicos se haya descubierto una gran inventiva en técnicas de suturas, drenajes y cauterizaciones, algunas de las cuales premonitorias de la traumatología moderna, como por ejemplo unas recomendaciones de los aztecas, recogidas por un colonizador, que decían que para tratar los huesos rotos hay que retornarlos primero a la posición habitual para luego inmovilizar la extremidad con cañas y, si el resultado no es lo bastante bueno, colocar un palo de abeto en el interior de la médula del hueso. Un plan terapéutico que firmarían los traumatólogos de hoy, cambiando lógicamente el palo de abeto por uno de titanio.

El problema de las heridas y de las fracturas abiertas es el riesgo de contraer infecciones, especialmente la temida gangrena, un proceso patológico que ocurre cuando bacterias oportunistas colonizan masivamente los tejidos tumefactos, los pudren y, desde el foco contaminado, invaden el riego sanguíneo y provocan la muerte del individuo. La gangrena es una amenaza terrible para las heridas, especialmente las sucias, y por ello, al menor indicio, la amputación es inevitable.

En los hospitales de guerra los cirujanos casi no hacían otra cosa que amputar extremidades una tras otra, una actuación clínica muy agresiva que se llevaba a cabo sin anestesia, dando lugar a un infierno de gritos y sangre, un hecho que explica que los ejércitos napoleónicos destinaran a carpinteros y carniceros al cuerpo médico. Por su lado, los cronistas han escrito que al día siguiente de la batalla de Waterloo, en medio de un panorama dantesco, había montones de manos, pies, brazos y piernas sueltos en las puertas de los hospitales de campaña. Los propósitos de tanta amputación debían de ser nobles, pero los resultados eran pobres, porque la mortandad por gangrena seguía siendo muy elevada (recuerda los datos de mortalidad de las personas amputadas en la Royal Infirmary de Edimburgo, explicadas en «Suciedad»).

Las personas ingresadas con motivo de algún accidente en los hospitales civiles (seguimos en el siglo XIX) también tenían un riesgo de morir altísimo, especialmente de gangrena postoperatoria. No en vano a los hospitales se los conocía con el apodo de «casas de la muerte». Para ilustrar lo perdidos que iban sus administradores, he recuperado un texto normativo británico de 1862 que pretendía combatir la gangrena de acuerdo con la teoría de los miasmas. Es decir, como no sabían qué sucedía, como mínimo reclamaban que el personal fuera un poco más limpio: «Las vendas y los instrumentos que se han empleado para tratar las heridas gangrenosas no se deberían utilizar, si es posible, otra vez». Imagino que no se te ha escapado ese «si es posible», una puerta abierta a la persistencia de la suciedad ambiental.

En aquel entorno, Joseph Lister, un cirujano británico de la época (ya presentado en «Microorganismos»), con el ánimo de combatir la gangrena, comenzó a experimentar con el tratamiento de las heridas quirúrgicas, hasta que fue consolidando un método que consistía en desinfectarlas con fenol y revestirlas con un apósito grueso para impregnar la inevitable supuración. Pese a los buenos resultados del nuevo método, las resistencias de los cirujanos a adoptarlo fueron feroces, al extremo de que Lister destinó toda su vida profesional a formar a jóvenes cirujanos, la única manera, según entendió, de abrir el camino a una nueva cirugía fundamentada en la naciente teoría germinal de Louis Pasteur.

En medio de este período de disputas entre los listerianos y sus adversarios, la reina Victoria de Inglaterra, la misma a la que John Snow anestesió en dos de sus partos, sufrió un absceso. Se trataba de una colección de pus en un brazo que, con toda certidumbre, la habría matado. La reina no confiaba en sus médicos y, dada la gravedad del problema, solicitó los servicios del cirujano de moda, Joseph Lister, quien ejercía en Edimburgo. Lister recibió un telegrama del palacio de Balmoral y lógicamente corrió a intervenir a la reina. El proceso fue un éxito y, con ello, Victoria otorgó al método antiséptico de Lister un sello de aprobación real. La noticia corrió y llegó a oídos de Louis Pasteur, que quiso conocer a Lister, y entre ambos nació una etapa prolífica de cartas, aprendizajes comunes y, finalmente, amistad.

Una vez admitido que las infecciones quirúrgicas, incluida la temida gangrena, eran producidas por microorganismos, los métodos antisépticos focalizados en la desinfección de la herida se quedaban cortos. Había que dar otro paso, el de la asepsia, que llegó de la mano de Lawson Tait, un cirujano escocés contemporáneo de Lister. ¿En qué consistía la asepsia? Pues en un nuevo concepto que pretendía que los lugares donde se tenía que practicar la cirugía estuvieran no tan solo limpios, sino también libres de gérmenes.

La asepsia constituyó un gran reto para los administradores de los hospitales, pues requería adoptar políticas radicalmente nuevas. En primer lugar, que los quirófanos estuvieran limpios antes de empezar cada intervención. Una recomendación inverosímil en la época, dado que las costumbres eran más bien las contrarias (recuerda «Suciedad»). En segundo lugar, se requería que los cirujanos y las enfermeras, en vez de ir vestidos de calle, se pusieran batas que tenían que haber sido o bien hervidas, o bien esterilizadas por métodos químicos y, para terminar, que todo el personal de quirófano se limpiara y desinfectara las manos y que el material quirúrgico estuviera limpio y esterilizado.

De los guantes de goma se explica la anécdota de que Caroline Hampton, ayudante de quirófano y esposa del cirujano William Halsted, de quien hablaré más adelante en «Cirugía radical», sufría una dermatitis en las manos causada por los antisépticos. Parece ser que fue el propio Halsted quien encargó al fabricante de neumáticos Goodyear que produjera unos guantes para la protección de las manos de su esposa, con una goma lo bastante fina como para no perder el contacto delicado que se requería para el acto quirúrgico. Curiosamente, en un principio, nadie, ni el propio Halsted, pensaron en la asepsia, sino tan solo en la protección de las manos de los profesionales. A pesar de esos inicios, poco a poco el uso de guantes se acabó generalizando con la finalidad añadida, inversa a la inicial, de proteger a las personas operadas de los microorganismos que residían en las manos de los cirujanos y de sus asistentes.

En 1924, treinta años después del diseño del modelo antiséptico de Lister para el tratamiento de heridas, y con los conceptos de la asepsia ya bien asentados, Winnet Orr, un traumatólogo militar estadounidense que había trabajado en el frente durante la Primera Guerra Mundial, propuso un método más sencillo que el de Lister para tratar las infecciones crónicas de los huesos, que consistía en hacer limpieza quirúrgica de la suciedad de los tejidos afectados, establecer un drenaje e inmovilizar la zona con vendas de yeso. El artículo en el cual Orr publicó su método, y los resultados obtenidos, llegaron a manos de Manuel Corachán, jefe de cirugía del Hospital General de Catalunya (hoy Hospital de Sant Pau), y su discípulo, Josep Trueta, se animó a aplicar el nuevo método a todas las heridas que llegaban al hospital. Una pauta que tuvo ocasión de perfeccionar durante el alud de lesionados que su equipo tuvo que atender tras cada bombardeo que, durante la Guerra Civil, sufría Barcelona.

Terminada la guerra de España, en 1939, Trueta se exilió a Oxford, donde pronunció varias conferencias sobre cirugía bélica, y el ministro de Sanidad británico, admirado por los resultados que explicaba el médico catalán, lo nombró su consejero, en un momento en el cual el Reino Unido estaba siendo amenazado por los bombardeos de la Luftwaffe. Al mismo tiempo, Trueta aceptó asimismo el cargo de jefe del servicio de accidentes del Radcliffe Infirmary, desde donde hizo aumentar el eco de la nueva pauta, la cual acabó siendo aplicada con éxito por los servicios sanitarios del ejército aliado durante la Segunda Guerra Mundial.

El método de Orr, una vez adaptado a las heridas de guerra por Trueta y difundido en los hospitales de campaña, evitó muchas amputaciones y muchas gangrenas y, sin ningún género de duda, salvó muchas vidas, un hecho que lo catapultó como un patrón referente para el tratamiento de heridas y de fracturas abiertas basado en los buenos resultados de la experimentación.

Para resumir el espíritu de este relato, creo que vale la pena volver a diciembre de 1892, cuando Joseph Lister viajó a París para asistir a la celebración del setenta aniversario de Louis Pasteur y, en un emotivo discurso, le agradeció el mérito de haber levantado, con su nueva teoría germinal, el oscuro telón de la medicina: «La cirugía era una arriesgada lotería y hoy es una técnica más segura gracias a usted, y por ello todos los cirujanos lo admiramos y lo respetamos». Mejor dicho, imposible.

Anestesia

A las diez de la mañana del 16 de octubre de 1846, en un acto público abierto a médicos y estudiantes en el Hospital General de Massachusetts, el dentista William Morton llevó a cabo la primera anestesia de la historia. Para la ocasión había hecho fabricar un inhalador de vidrio que contenía una esponja impregnada en éter. El paciente aspiró la pipeta y, tras un estado inicial de excitación, se durmió, circunstancia que el cirujano aprovechó para extirparle un tumor vascular congénito bajo el maxilar inferior. Ese acto ha quedado grabado en los anales de la medicina como el principio del fin de la cirugía salvaje.

La cirugía salvaje, pese a sus fines bienintencionados, era comparable a la tortura. Tanto era el pánico que despertaba, que la cartera de las intervenciones era muy reducida. Es decir, amputaciones para evitar gangrenas, extracciones dentales, drenaje de abscesos y poco más. En cuanto al cáncer de mama, como explicaré más adelante, con la finalidad de evitar la evolución tórpida de los tumores del pecho hacia una terrible ulceración, algunos cirujanos practicaban la mastectomía, una intervención muy agresiva que realmente llevaba a pensar que era peor el remedio que la enfermedad. Pero con Morton, por fin, la anestesia había llegado y, una vez probada, ya nadie querría ni oír hablar de actuaciones quirúrgicas heroicas.

¿De dónde había surgido el éter de Morton? Dice la leyenda que Ramon Llull, el polifacético filósofo mallorquín del siglo XIII, mientras manipulaba sustancias químicas generó inesperadamente un líquido incoloro, volátil e inflamable, que llamó vitriolo dulce. Esta anécdota de Llull no la he podido confirmar, pero, dada la afición de los sabios de la edad media por la alquimia, creo que es verosímil. Aun así, la historia documentada dice que trescientos años después de Llull, durante el siglo XVI, un farmacéutico alemán, Valerius Cordus, sintetizó el vitriolo dulce, esta vez con medios químicos estándares, y que en el siglo XVIII August Frobenius, un químico londinense, bautizó el vitriolo dulce con el nombre de *éter*, que en griego significa 'cielo'.

En tiempos de Frobenius, mucha gente ya se dio cuenta de los efectos hipnóticos de esa sustancia volátil, y empezaron a ser frecuentes las fiestas del éter, en las que las inhalaciones de ese tóxico eran un reclamo para experimentar la hipnosis y pasárselo bien. Fue en una de esas fiestas donde Crawford Long, un médico estadounidense, observó que cuando uno de sus amigos intoxicados con éter se pegó un tortazo, no sintió dolor. Intrigado por su observación, Long quiso comprobar si el efecto del éter sería lo bastante fuerte como para anestesiar también el dolor quirúrgico, y el 30 de marzo de 1842, cuatro años antes de la demostración de Morton, extrajo dos pequeños tumores de un paciente bajo los efectos del éter. Aunque el acto fue exitoso, no se sabe bien por qué Long no lo hizo público, de manera que no obtuvo el reconocimiento que, finalmente, se llevó Morton.

Al mismo tiempo que el éter se abría camino como anestésico, el óxido nitroso también hacía de las suyas. Se trataba de un gas de origen industrial con efectos hilarantes y desinhibidores, motivo por el cual se empleaba en espectáculos de circo. En una de esas actuaciones, ocurrió un hecho parecido al de Long en la fiesta del éter, cuando Horace Wells, un dentista estadounidense que estaba entre el público de uno de esos espectáculos de circo, se dio cuenta de que una persona intoxicada por el gas se cortó accidentalmente y no se quejó de dolor. Inspirado por lo que había visto, Wells efectuó una autoprueba. Corría el año 1844, y aún faltaban dos años para la demostración del éter de Morton, cuando Wells inhaló óxido nitroso justo antes de que su ayudante le extrajera una muela; al despertarse, dijo: «Hoy ha empezado una nueva era para la odontología». Luego intentó una exhibición pública en un quirófano, pero no salió bien, y el óxido nitroso perdió el liderazgo de la carrera de la anestesia en favor del éter.

En plena fiebre por la anestesia, en 1847 en Edimburgo el ginecólogo James Simpson se apuntó la autoría de haber practicado el primer parto sin dolor, utilizando el cloroformo, un disolvente de olor dulce y agradable. La mujer que había aceptado el reto quedó tan encantada que dicen que a su hija le puso Anestesia de nombre. Pero la notoriedad del parto sin dolor llegó cuando John Snow, el médico que había descubierto el origen del brote del cólera en Londres, en 1853 aplicó el cloroformo a la reina Victoria en sus dos últimos partos (un hecho ya relatado en «Fuente de Broad Street»). La anestesia entró, pues, en los paritorios con el aval de la realeza británica.

Una línea muy fructífera de desarrollo de la anestesia ha sido la local y la regional, unas técnicas que bloquean la transmisión neurológica de zonas concretas del cuerpo. La anestesia regional más conocida es la peridural, que consiste en inyectar un producto anestésico en el espacio que rodea las meninges de la médula espinal, con lo cual se consigue el bloqueo de todos los territorios que hay por debajo del del pinchazo. La anestesia peridural ha sido un avance muy efectivo para los partos y para las intervenciones quirúrgicas de la parte baja del cuerpo, evitando las incomodidades y los riesgos de la anestesia general.

Los anestesistas, sin conocimiento previo alguno de la fisiología del sueño ni del dolor, desde el principio captaron que la nueva profesión tenía que hacer todo lo posible para que la gente dejara de sufrir en los quirófanos. Enseguida, sin embargo, se hizo evidente que el tema era más complejo de lo que se preveía, dado que los cirujanos, con los avances de la asepsia y de la anestesia, se fueron animando a practicar intervenciones cada vez más arriesgadas, y ya nada los detenía a entrar en las cavidades abdominal, torácica y craneal. Por este motivo, los anestesistas, además de dormir a los pacientes, tenían que cuidar el bienestar de sus órganos y sistemas durante las intervenciones.

Entrados en materias anestésicas, no quisiera olvidarme de una pieza clave en el tablero: la relajación muscular, un hecho imprescindible para que las personas, una vez anestesiadas, no sufran contracturas o movimientos involuntarios que dificulten el acto quirúrgico; para ello, los anestesistas confiaron en el curare, el veneno con el que muchos pueblos indígenas del hemisferio sur untaban la punta de sus flechas para inmovilizar a las presas una vez que las habían herido. El curare actúa a nivel periférico bloqueando la placa motora de las terminaciones nerviosas, motivo por el cual paraliza también la respiración al inutilizar el diafragma, un hecho que obligó a diseñar respiradores artificiales, unos ingenios que inyectan aire a los pulmones al ritmo y con la intensidad que el paciente requiere y que, además, permiten mezclar el aire con los gases anestésicos.

La pregunta que uno se hace desde la mirada de ciudadano del siglo XXI es cómo pudo ser que la medicina tardara tanto en combatir el terrible dolor quirúrgico. La respuesta, lógicamente, es cultural. Desde la revolución científica, cada uno de los avances ha tenido que luchar contra del pensamiento imperante debido a que, excepto algunos iluminados —muchos de ellos recordados en este libro—, nadie creía demasiado que las cosas pudieran ser diferentes. Siempre había habido que morir para defender a los líderes tribales o a la patria, siempre se había parido con dolor, siempre se habían sufrido epidemias, etcétera. Solo gente como Long, Morton, Wells y Simpson supieron ver en productos como el éter, el óxido nitroso y el cloroformo la oportunidad para liberar a la humanidad del dolor quirúrgico. De no haber sido por ellos, el éter aún sería un reclamo para fiestas de la hipnosis y el óxido nitroso para espectáculos de circo.

Física

En octubre de 1895, Wilhelm Röntgen, un profesor del Instituto Würzburg, en Alemania, experimentando con un tubo de vacío que hacía chocar electrones de un electrodo a otro, percibió la fuga de una energía radiante que era capaz de producir una fosforescencia blanca en una pantalla de bario que accidentalmente se encontraba por allí. Entonces se le ocurrió pedir a su esposa que pusiera la mano entre el emisor de esos rayos y una placa fotográfica, y así se produjo la primera radiografía de la historia. Anna, la esposa de Röntgen, al ver el esqueleto de su mano, estupefacta, dijo: «He visto mi propia muerte». Habían nacido los rayos X.

Un año más tarde, el químico francés Henri Becquerel, enterado del descubrimiento de Röntgen, se dio cuenta de que ciertos materiales, como el uranio, tenían una capacidad natural de emitir rayos con unas características muy parecidas a las de los rayos X. Entretanto, dos amigos de Becquerel, Pierre y Marie Curie (el matrimonio francopolaco de físicos ya presentado en «Little Boy»), empezaron a rastrear elementos naturales en busca de radiaciones aún más poderosas. Siguieron la pista de un material que se extraía de las minas de uranio de Jáchymov, en la República Checa (también ya vistas en «Little Boy»), en el que encontraron las trazas de un elemento todavía más radioactivo que el uranio. Con tenacidad, depuraron toneladas de ese material hasta obtener la décima parte de un gramo de un nuevo elemento aún no identificado en la tabla periódica, un elemento que emitía rayos X con tanta fuerza que brillaba en la oscuridad. Era como una conjunción entre materia y energía. Marie Curie bautizó el nuevo elemento con el nombre de *radio*, que quiere decir 'luz' en griego, una luz que, por cierto, la acabó matando de una leucemia después de haber trabajado con ella durante muchos años.

Al mismo tiempo, un estudiante de medicina de Chicago, Emil Grubbe, tuvo la inspiración de utilizar los rayos X para atacar el cáncer. El 29 de marzo de 1896, en una fábrica de tubos de vacío, Grubbe irradió a Rose Lee, una mujer con cáncer de mama que ya había sido operada de una mastectomía y que había tenido una recidiva dolorosa. La mujer recurrió a Grubbe a la desesperada y él se animó a irradiar aquel tumor durante dieciocho sesiones y, por primera vez en la historia, se pudo documentar cómo una irradiación había reducido una lesión cancerosa. El camino hacia la radioterapia estaba allanado.

Al margen de la rama terapéutica, las irradiaciones iniciaron otra carrera, la de penetrar en el cuerpo humano para obtener imágenes incruentas sobre su anatomía y funcionalidad, convirtiéndose en un elemento central para el diagnóstico de las enfermedades en la medicina moderna. Para poner en valor esta línea física de la medicina, te recuerdo las siguientes invenciones que han aparecido en los últimos cien años: los films fotográficos que captan las imágenes que generan los rayos al atravesar estructuras anatómicas, la resonancia nuclear magnética, la ecografía basada en los ultrasonidos, la tomografía axial computada y la tomografía por emisión de positrones. Un despliegue espectacular que los físicos, los ingenieros y la industria relacionada han ofrecido a la medicina y que han marcado una manera más visual de practicarla.

Tóxicos

A mediados del siglo xx la leucemia era una enfermedad muy conocida, pero huérfana de tratamiento y abandonada por los internistas y por los investigadores. Ante ese callejón sin salida, solo Sidney Farber, un patólogo estadounidense, de quien ya he hablado en «Cáncer», no bajaba los brazos. Farber creía que, para combatir tanta ignorancia, lo que había que hacer era ir obteniendo pequeñas victorias terapéuticas, aunque fuera yendo a ciegas. Además, los hospitales estaban repletos de niños y de adultos leucémicos en el corredor de la muerte, deseosos de ofrecer su caso a la ciencia. Oliver Heaviside, un matemático inglés, hablando sobre el imprescindible pragmatismo de la ciencia, preguntó: «¿Debería rechazar la comida porque no entiendo el aparato digestivo?». Un pensamiento, el de ir en busca de resultados sin comprender el proceso, que reproduzco porque coincide plenamente con el de Farber.

La búsqueda intuitiva de Farber dependía de observar las oportunidades que llegaban de la mano del azar, como lo que le sucedió a Fleming con las placas de bacterias contaminadas por hongos que producían penicilina; o como cuando Pasteur se fue de vacaciones y dejó, por olvido, los cultivos de vibriones del cólera aviar sin alimentar y, zas, ese descuido le puso ante los ojos unas colonias de bacterias desnutridas, que marcaron el principio de la era de las vacunaciones con antígenos debilitados artificialmente; o como cuando Marshall olvidó unas placas de cultivos estomacales en la incubadora y descubrió las colonias de *Helicobacter*. Pues el primer golpe de suerte para el tratamiento del linfoma vino de la mano de una tragedia militar.

El 2 de diciembre de 1943, los aviones de la Luftwaffe bombardearon barcos americanos anclados en el puerto de Bari, en el sur de Italia, e hicieron blanco en uno que transportaba setenta toneladas de gas mostaza, el mismo que se había empleado para matar soldados en las trincheras de la Primera Guerra Mundial. La nube tóxica ocasionó una gran mortandad entre los marineros y los habitantes de la costa. Esta vez, sin embargo, los investigadores del ejército americano intentaron averiguar cuál había sido el efecto mortal del gas mostaza, cosa que en la Primera Guerra Mundial nadie se había entretenido en dilucidar. En su búsqueda, los investigadores descubrieron que el veneno había liquidado los leucocitos y la médula de las personas que lo habían respirado. Esta observación inspiró a dos de ellos, Louis Goodman y Alfred Gilman, quienes convencieron a un paciente de linfoma para que aceptara recibir un tratamiento de diez dosis de mostaza, un experimento que le provocó una remisión temporal.

Sin un plan preconcebido, pero contando con el empuje de Farber y las ayudas de la fundación creada por la benefactora Mary Lasker (recuerda su filantropía, explicada en «Cáncer»), además de algún golpe de fortuna cogido al vuelo, como el del gas mostaza, los resultados para el tratamiento del cáncer empezaron a llegar, a pesar de que los avances eran insoportablemente lentos; aun así, el empuje del tándem Farber-Lasker hizo que, poco a poco, los grupos de investigación en cáncer se fueran extendiendo por los principales laboratorios y hospitales del mundo y que las temáticas de estudio se fueran ampliando.

Uno de esos grupos de investigación, que trabajaba en los sótanos de los laboratorios Burroughs Wellcome de Nueva York, iba en busca de moléculas que, como el gas mostaza, fueran tóxicas para las células malignas. Un trabajo tedioso, ya que, con un absoluto desconocimiento de los mecanismos biológicos del cáncer, había que ir haciendo pruebas en animales de laboratorio, de manera persistente y reiterada. Fue así como, en aquel lugar sórdido, los investigadores George Hitchings y Gertrude Elion, tras probar miles de potingues que no llevaban a ninguna parte, encontraron uno, 6-MP, que provocó una remisión temporal de una leucemia y, uno tras otro, los ensayos clínicos de nuevos fármacos contra el cáncer se fueron sucediendo, cosa que hizo que las estanterías de las farmacias hospitalarias se fueran llenando de nuevos productos quimioterápicos más o menos efectivos.

Durante esos tiempos —años sesenta— tomó fuerza la teoría viral del cáncer debido a que había habido hallazgos sobre tres virus que estaban relacionados con él: papiloma, linfoma de Burkitt y hepatitis. Por tanto, si había virus tal vez podría haber vacuna. Con esto, la situación de la oncología en esa época era la siguiente: existían sospechas fundadas de que el cáncer era una enfermedad de origen vírico, aunque tan solo se había encontrado en tres variantes y, por otro lado, había grupos de oncólogos que se dedicaban a probar combinaciones de fármacos citotóxicos, pese a que estaban obteniendo exiguos resultados.

Entretanto, el fisiólogo estadounidense Charles Higgins demostró que las hormonas masculinas influían en el crecimiento de la próstata, como las femeninas en el de las mamas; por tanto, dedujo, y demostró, que también influían en sus respectivos cánceres. El británico Arthur Walpole, conocedor de los trabajos de Higgins, inició un ensayo clínico con tamoxifeno, un antagonista de los estrógenos, que resultó efectivo en mujeres con cánceres de mama con dependencia hormonal. Por tanto, además de los virus, las hormonas también entraron en la escena de la génesis del cáncer.

En ese momento evolutivo, y algo caótico, de la investigación sobre el cáncer se observó que, a pesar de que Farber y Lasker habían empaquetado el cáncer como un enemigo compacto que había que vencer, de la misma manera que los aliados habían vencido a Hitler, aquello iba más de guerra de guerrillas, pues cada vez era más evidente que el cáncer no era un ejército monolítico, sino una miscelánea de enfermedades diferentes, aunque manteniendo un rasgo común: en algún momento había habido una célula que había desafiado el orden tisular establecido y había empezado a duplicarse de manera anárquica y desafiante.

Aún en la década de los sesenta, en el Instituto Nacional del Cáncer de los Estados Unidos, el oncólogo Vincent De-Vita decidió acelerar la carrera de la quimioterapia. Se trataba de probar combinatorias de tratamientos tóxicos hasta casi llegar al envenenamiento, introduciendo más y más fármacos en los sucesivos ensayos clínicos, contando con el apoyo entusiasta de unos pacientes dispuestos a dar una vida que ya no era suya. Esta estrategia recibía muchas críticas, pero el director del Instituto, Tom Frei, la defendía. Los resultados seguían siendo esquivos, lo que no impedía que de vez en cuando sonara la flauta.

Entretanto, al margen del Instituto Nacional del Cáncer, pero también en los Estados Unidos, el hematólogo Edward Thomas puso a prueba su ingenio con el trasplante de células de la médula. A pesar de unos primeros fracasos debidos a incompatibilidades, en 1969 Thomas consiguió el primer trasplante exitoso, una gran noticia para todas las personas que sufrían de leucemia, porque así sus médicos podrían destruir completamente las células malignas de su sangre, con la garantía de que luego la situación se podría regenerar con células madre de otra persona compatible. Definitivamente, se habían olvidado los tiempos en que sus compañeros recomendaban a Farber que dejara morir en paz a los niños con leucemia.

Como resumen de la avalancha de información que acabas de recibir sobre la historia de la investigación en cáncer, me ceñiré a una pequeña selección de resultados. Las tasas de supervivencia a los cinco años de las personas con linfoma de Hodgkin y con leucemia linfocítica aguda son hoy del 90% y las de los niños y niñas con leucemia mieloide aguda del 70%, unas cifras que a mediados del siglo xx eran del 0%. Queda mucho por hacer, pero el camino recorrido es ciertamente meritorio.

Cirugía radical

La reina Atosa de Persia, que vivió cinco siglos antes de Jesucristo, era una mujer muy poderosa. Se casó tres veces y tuvo varios hijos. A los treinta y seis años tuvo la mala fortuna de sufrir una tumoración ulcerada en un pecho, y su esclavo griego le recomendó la amputación, cosa que le practicó él mismo. No se sabe bien cuánto tiempo sobrevivió Atosa a la intervención, pero sí que debió de haber cierta recuperación ya que, agradecida con su esclavo, persuadió a su marido para que extendiera el reino de Persia hacia poniente, lo que implicaba la invasión de Grecia. El caso era que el esclavo quería volver a su casa y Atosa removió cielo y tierra para cumplir su deseo. Esta fue, pues, la primera señal de la fuerza simbólica del cáncer, que, si es cierto lo que explican los historiadores, consiguió movilizar un ejército transportado por un millar de barcos como pago por los servicios prestados por una mastectomía.

El cáncer de mama había sido un azote para las mujeres de todas las estirpes. Imagínate una madre, en plena edad media, que durante la lactancia de su sexto hijo nota un bulto en el pecho, pero, al revés de los anteriores que ya había tenido, este es frío y no duele. Cuando termina la lactancia, el estorbo sigue allí, tal vez incluso un poco más grande. Ella no dice nada a nadie, y menos aún a su marido. Un episodio que termina, indefectiblemente, un año más tarde con la mujer retorcida por el dolor de los huesos y con el tumor del pecho ulcerado. Un final temido que, cuando llegaba, quedaba siempre restringido al entorno femenino. Nadie preguntaba mucho.

En 1867, el profesor de cirugía alemán Theodor Billroth puso en marcha un plan para crear nuevas técnicas quirúrgicas que permitieran extraer tumores malignos de la cavidad abdominal y superar así los pésimos resultados de la cirugía del momento. Billroth destinó una década a efectuar prácticas en barrigas de cadáveres y de animales y, hacia principios de los años ochenta del siglo XIX, escribía que su escuela quirúrgica ya estaba preparada para operar, con garantías, tumores de esófago, estómago, colon y ovarios. Con este empuje, y con la ayuda imprescindible de la asepsia y la anestesia, la cirugía creó el imaginario de que el cáncer era curable, siempre que se actuara de manera radical. Es decir, con limpieza quirúrgica escrupulosa de la zona que había alojado el tumor.

No es de extrañar que el discurso de la radicalidad quirúrgica que había iniciado Billroth encontrara en el cáncer de mama un clima idóneo. El cirujano estadounidense William Halsted (el mismo que empleó guantes de goma por primera vez, visto en «Asepsia») aceptó el reto y, en 1889, definió la técnica de la mastectomía radical para el tratamiento quirúrgico del cáncer de mama, un procedimiento que consistía en el vaciado total de la glándula mamaria, además de la extracción de los ganglios axilares y del músculo pectoral. Halsted defendía que había que hacer tabla rasa para evitar que cualquier pizca, ni que fuera microscópica, de células cancerígenas pudiera recidivar. Con este empuje, la técnica de Halsted iluminó los cenáculos quirúrgicos y dio lugar a una carrera de radicalidad, hasta el extremo de que se ha documentado que un cirujano se animó tanto que extrajo también la clavícula, el hombro y tres costillas a una pobre mujer.

El radicalismo devino en una obsesión para la cirugía, como una especie de seducción fatal que atrapaba a los cirujanos. Era una ideología que se extendió a todas las ramas de la cirugía oncológica y que, lejos de la racionalidad, se rebelaba cuando se la quería evaluar. El dogma era claro: el cáncer requería limpieza radical, y cuanta más mejor, pero la realidad era que las enfermas operadas con la técnica de Halsted pasaban el calvario de un postoperatorio que no solo era muy doloroso, sino que las dejaba extenuadas y anémicas; además, las que sobrevivían lo hacían con una amputación tan importante que les podía provocar linfedema, una especie de elefantiasis del brazo por retención de la linfa.

La realidad era que muchas de las mujeres intervenidas morían del Halsted antes que del cáncer, lo cual no impidió que la técnica se mantuviera prácticamente a lo largo de un siglo, hasta que la evaluación y la aparición de otras terapéuticas complementarias introdujo el sentido común en el asunto. En esta línea, hay que prestar atención a lo que sucedía en el Saint Bartholomew Hospital de Londres en 1924, donde el cirujano Geoffrey Keynes, lejos de los aires radicales estadounidenses, inyectó radio en un tumor de mama avanzado y ulcerado; milagrosamente, la masa se redujo y la úlcera se cerró.

Con un éxito como ese, Keynes sustituyó las mastectomías radicales por otro tipo de intervenciones, que se limitaban a extraer solo el tumor y a irradiar posteriormente la zona intervenida. Con ello demostró que, con menos agresividad, obtenía los mismos resultados que Halsted. Pero la obsesión por la limpieza radical seguía fuertemente consolidada y la línea moderada de Keynes quedó reducida a pequeños círculos británicos. Por tanto, durante los cuarenta años siguientes las cosas fueron así: en Europa se tendió a emplear cada vez más la combinatoria de Keynes, mientras que en los Estados Unidos Halsted predominaba sin ningún tipo de sombra hasta que, en los años sesenta, la prudencia por fin atravesó el Atlántico, y hubo un cirujano en Cleveland Clinic, George Crile, que se atrevió a adoptar los tratamientos combinados de los británicos.

Bernard Fisher, otro cirujano estadounidense converso a las nuevas tendencias europeas, interpelado en una entrevista, dijo: «Creo en Dios, pero para creer en Halsted necesito datos». Fisher necesitó diez años para estructurar un ensayo clínico que finalmente demostró lo que muchos pensaban, que la mastectomía radical de Halsted, en relación con la mastectomía simple, en igualdad de supervivencia y de recurrencias, tenía más complicaciones. Es decir, con Halsted se infligía un sufrimiento innecesario a las mujeres. Del estudio de Fisher, que se publicó en 1980, se deriva una conclusión nefasta para la historia de la medicina. En cien años de aplicación de la mastectomía radical, más de medio millón de mujeres habían sufrido una amputación desproporcionada de sus pechos enfermos sin que nadie hubiera evaluado jamás los beneficios de semejante carnicería. A pesar de los resultados incontestables del estudio de Fisher, costó mucho que los cirujanos, especialmente los estadounidenses, dejaran de practicar el Halsted.

El tratamiento actual del cáncer de mama, fruto de la combinatoria de la mastectomía con el estudio de los ganglios durante la intervención para estimar la extensión del área extractiva, añadido a la quimioterapia y la radioterapia, está mostrando supervivencias a los cinco años del 99%, si el cáncer está localizado, y del 86% si afecta a ganglios o estructuras cercanas. Todo ello, finalmente, un éxito del sentido común, de la evaluación y del trabajo en equipo entre varias disciplinas.

Sangre

Transfundir sangre a las personas que han perdido mucha siempre fue un deseo de los médicos, pero para hacerlo posible había que solucionar tres problemas: la incompatibilidad, la tendencia a la coagulación una vez que la sangre salía del cuerpo y el almacenamiento. Para hablar del primero de estos problemas hay que ir a 1901, a ver qué hacía Karl Landsteiner en la Universidad de Viena. Landsteiner era un patólogo dispuesto a resolver los problemas de la incompatibilidad de la sangre humana y para ello extrajo sangre de veintidós personas, incluyendo la suya y la de sus ayudantes, con la finalidad de elaborar mezclas en placas de laboratorio y observar cuáles generaban grumos y cuáles no, y así identificó dos antígenos en las paredes de los glóbulos rojos a los que llamó A y B, de manera que clasificó a las personas en cuatro categorías: A, B, AB y O, que quería decir que no tenían ni A ni B. Con ello Landsteiner elaboró un mapa de incompatibilidades sanguíneas muy útil, pero todavía incompleto, porque el antígeno Rh, también decisivo para las incompatibilidades, no se descubriría hasta 1940.

A pesar del avance del sistema ABO, las transfusiones se tenían que hacer directamente del donante al receptor, un método muy poco eficiente, hasta que la solución al problema de la coagulación llegó, sorprendentemente, desde el hemisferio sur de la mano del investigador argentino Luis Agote. Agote, al cabo de muchas pruebas, descubrió que si la sangre de un frasco se mezclaba apropiadamente con citrato de sodio, no se coagulaba y, además, el anticoagulante era metabolizado sin ningún problema por el receptor. Cuando estuvo seguro de lo que hacía, Agote, como Morton había hecho con el éter, organizó una demostración pública efectuando la primera transfusión de la historia (no directa de cuerpo a cuerpo) en el Instituto Modelo de Clínica Médica de Buenos Aires, el 9 de noviembre de 1914, ante una audiencia de académicos, médicos y fotógrafos. La transfusión fue un éxito y Luis Agote actuó con generosidad científica al no querer patentar su método para que todo el mundo se pudiera aprovechar de él.

Se dio la eventualidad de que aquel mismo año estalló la Primera Guerra Mundial y los médicos militares canadienses, que habían tomado nota del método de Agote, no dudaron en llevar las transfusiones indirectas al frente. Pese a que la inevitable improvisación fue una fuente de problemas, los cuatro años largos de la guerra hicieron de las transfusiones una terapéutica insustituible para atender a los soldados que habían sufrido hemorragias agudas. Años más tarde, en 1936, en la Guerra Civil Española, llegó una nueva oportunidad para que las transfusiones resolvieran los problemas de seguridad y logística que se habían observado en la Primera Guerra Mundial; en este punto, aparecen dos nombres con perfil propio: el canadiense Norman Bethune y el catalán Frederic Duran i Jordà.

Norman Bethune era un médico comunista que llegó en 1936 a España con las Brigadas Internacionales para defender la República. Bethune, que ya había tenido experiencia de asistencia médica en la Primera Guerra Mundial, organizó el servicio de transfusiones de Madrid y montó una unidad médica móvil preparada para obtener sangre de donantes y transfundirla a los soldados heridos, pero el gran paso adelante lo dio Frederic Duran con la creación de un servicio de transfusiones en Barcelona. Duran estableció un protocolo riguroso para garantizar la calidad de las transfusiones y poder ofrecer al frente republicano la sangre que necesitaba. Un camión refrigerado de transporte de pescado, convenientemente acondicionado, efectuaba envíos semanales de ampollas de sangre barcelonesa al frente de Aragón, un hecho inaudito hasta entonces, que requería una gran capacidad organizativa para el llamamiento de donantes, la recolección, el tratamiento de la sangre y la preparación cuidadosa de los frascos. Se estima que, durante los treinta meses que funcionó el banco de Duran, se recolectaron veinte mil donaciones y se transfundieron nueve mil litros de sangre, unas cifras impresionantes, sobre todo si se tienen en cuenta las penurias del momento.

En 1940, con los tambores de una nueva guerra mundial resonando, el Reino Unido encargó a Charles Drew la dirección de un proyecto de banco de sangre. Drew era un reconocido experto estadounidense que había descubierto que el plasma se podía separar de los glóbulos rojos, lo que le permitió generar muchas innovaciones en los sistemas de almacenaje y distribución de los preparados hemoterápicos. La Cruz Roja británica, por su lado, conociendo los buenos resultados del banco de sangre de Barcelona, invitó a Duran. Un gesto salvador para el médico catalán, dada su incomodidad con las nuevas autoridades franquistas. Duran, tras una breve estancia en Londres, y muchas dificultades burocráticas, acabó dirigiendo el departamento de patología del Hospital Monsall de Manchester hasta su muerte.

Con el banco de sangre británico en marcha, en enero de 1941 la Cruz Roja de los Estados Unidos y el Consejo Nacional de Investigación invitaron a Charles Drew a replicar el proyecto en su país, pero las cosas se complicaron cuando, tres meses después, la Cruz Roja aceptó un mandato federal que decía: «Por razones que no son biológicamente convincentes pero que comúnmente se reconocen como psicológicamente importantes en América, no se considera aconsejable recoger y mezclar sangre caucásica y negra indistintamente para su posterior administración a los miembros de las fuerzas militares».

Drew, afroamericano, dimitió evitando emitir comunicado alguno en ese momento, pero tres años más tarde, en 1944, escribió una carta al director de la Asociación de Normas Laborales en la que decía: «Creo que el ejército cometió un error estúpido al prohibir que los ciudadanos negros pudieran donar sangre para los soldados estadounidenses. El error fue grave por tres razones: a) el gobierno federal no tendría que humillar voluntariamente a sus ciudadanos; b) no existe ninguna base científica para sustentar tal orden; y c) en el frente se necesita cuanta más sangre mejor».

Desde aquellos tiempos, los bancos de sangre gozan de un gran reconocimiento social gracias a su finalidad filantrópica, pero también por haberse forjado en tiempos de guerra con una capacidad organizativa a prueba de bombas (en sentido literal) y con un voluntariado de donantes entusiastas. No en vano cada vez que hay un desastre natural, o un accidente de grandes dimensiones, hay mucha gente que corre a hacer cola ante las puertas del banco de sangre que tienen más cerca para demostrar su solidaridad.

Durante mi residencia, la sangre tenía una gran presencia en nuestras prescripciones. «Una bolsa de más siempre ayudará un poco a combatir la fragilidad», pensábamos los residentes cuando tratábamos a alguna persona mayor recién operada. Hasta que en 2013 llegó la hora de la evaluación, cuando un estudio analizó los efectos secundarios de la sangre, que no eran pocos, pero como muchos médicos siguen atrapados en la idea antigua de «más vale una bolsa de más», en lugar del actual de «más vale una bolsa de menos», el consumo inapropiado de sangre está costando mucho de reconducir.

Los problemas que las transfusiones planteaban a inicios del siglo XX se resolvieron a base de ingenio, tenacidad y necesidad de sangre para los soldados heridos en las trincheras y, cuando llegó la paz, con las lecciones aprendidas de líderes como Landsteiner, Agote, Bethune, Duran y Drew, se pudieron desarrollar servicios de hemoterapia públicos, de acceso universal, sin discriminación racial, con asociaciones de donantes voluntarios y desplegando, además, un abanico muy amplio de productos terapéuticos derivados de la sangre que han resultado de gran impacto en la medicina moderna, unos productos que se tendrían que emplear con sentido común, dado su origen solidario y sus efectos secundarios.

Cuanto antes mejor

George Papanicolaou estudió medicina y zoología en Atenas y Múnich antes de emigrar a Nueva York en 1913, ciudad a la que llegó con una mano delante y otra detrás. Allí encontró trabajo en un laboratorio de investigación, donde fue asignado a estudiar el ciclo menstrual de las cobayas, un encargo que le permitió analizar las modificaciones de las células del cuello de la matriz de acuerdo con el momento del ciclo menstrual. Con los conocimientos adquiridos, extendió sus observaciones a las mujeres, y en concreto a la suya, María, quien accedió a efectuarse un frotis cada día, y así Papanicolaou obtuvo un retrato, más o menos fidedigno, del impacto de la periodicidad de la ovulación en la morfología de las células del cuello de útero de su mujer. Hasta aquí un descubrimiento interesante, aunque aparentemente fútil.

Con la finalidad de profundizar en esta línea de trabajo, Papanicolaou pensó que podría utilizar esa experiencia para estudiar frotis vaginales en condiciones patológicas. Trabajador infatigable, empezó a analizar muestras citológicas de mujeres con todo tipo de patologías del útero, y así fue aprendiendo a reconocer la morfología de las células que provenían de úteros con cáncer. En 1928 publicó sus hallazgos, pero todo lleva a pensar que no eran especialmente esmerados ni lo bastante sensibles, porque fueron rechazados por los patólogos, que defendían que ante el grado de resolución de una biopsia los frotis no podían competir.

Tras dos décadas de trabajo en dos proyectos aparentemente inútiles, el de los frotis normales y el de los patológicos, Papanicolaou desapareció de los focos de la ciencia, pero no se vino abajo. No hay que olvidar que era un griego tozudo que, durante los veintidós años siguientes, entre 1928 y 1950, no cedió y se encerró a estudiar frotis con perseverancia monástica, contando con el apoyo de un ginecólogo, Herbert Traut, que lo ayudaba en la interpretación, y con los servicios de un dibujante japonés de pájaros y peces, Hashime Murayama, que se encargaba de ilustrar los frotis seleccionados.

Con el refinamiento técnico conseguido, Papanicolaou perfiló los cambios morfológicos graduales de las células del cuello de útero en su paso hacia la malignidad y, finalmente, se dio cuenta de que la detección previa del cáncer era el punto fuerte de los frotis, mientras que el diagnóstico de certidumbre era el de las biopsias. Reforzado con materiales y argumentos, en 1952 Papanicolaou convenció al Instituto Nacional del Cáncer de los Estados Unidos para poner en marcha el primer ensayo clínico de diagnóstico precoz del cáncer de cuello de útero. El estudio salió adelante con ciento cincuenta mil mujeres del condado de Shelby, en Tennessee, lo cual supuso un trabajo inmenso, pero tuvo frutos inmediatos ya que descubrió a quinientas cincuenta y cinco mujeres con cáncer cervical invasivo y a quinientas cincuenta y siete en estadios iniciales o con lesiones precancerosas, con una edad media veinte años por debajo de las de los cánceres invasivos y con muchas posibilidades de ser intervenidas con técnicas relativamente sencillas. Los frotis de Papanicolaou cambiaron, por tanto, la perspectiva del cáncer de cérvix de incurable a tratable.

Todavía en clave ginecológica, pongo ahora el foco en la prevención del cáncer de mama. En 1913, el cirujano judeoalemán Albert Salomon, obstinado en la práctica de las mastectomías, había recolectado más de tres mil mamas amputadas con el objetivo de realizar radiografías que permitieran estudiar las sombras radiológicas de los contornos del cáncer. La idea de Salomon era aprender de las piezas anatómicas para dar el paso hacia las radiografías previas a la cirugía; pero fue despedido de su posición universitaria por los nazis (corrían ya los años treinta). Por fortuna para él, Salomon pudo escapar a Ámsterdam, donde se le perdió la pista y con él la técnica incipiente de las mamografías.

Treinta años más tarde, a mediados de los sesenta, con la mastectomía radical de Halsted en la cuerda floja, la mamografía tuvo una segunda oportunidad cuando Robert Egan, un radiólogo de Houston, a semejanza de Papanicolaou, ensayó con las placas, las exposiciones, los ángulos y las posiciones, hasta que consiguió que la trabécula del tejido mamario se viera con suficiente nitidez para que se pudieran detectar tumores incluso de pocos milímetros.

Papanicolaou, Salomon y Egan eran unos hombres pacientes, prácticamente artesanos, además de muy trabajadores, y con ello nos han ofrecido dos técnicas, los frotis de cuello de útero y las mamografías, que llevaron los dos principales cánceres femeninos a una nueva dimensión, la del diagnóstico precoz. Su propuesta era muy intuitiva. «Si lo detectamos antes podremos actuar de manera más efectiva.» La salud pública se entusiasmó con estos avances y los programas poblacionales de amplio alcance de ambas técnicas se extendieron por todas partes; hoy, sin embargo, tras tantos años de aplicación, las evaluaciones no acaban de dar tan buenos resultados como sus defensores desearían.

Tubos

Para visualizar mucosas cercanas a la superficie del cuerpo, como el oído externo, la laringe, la vagina o el recto, los médicos han tenido que diseñar instrumentos que faciliten el acceso a ellas, como el otoscopio, el laringoscopio, el espéculo o el rectoscopio, además de tener que solucionar el problema de la iluminación de las cavidades en las cuales pretendían penetrar. Hasta aquí llegaba, en materia de tubos, la medicina que aprendí en la facultad. Pero cuando se ha querido ir más adentro, pongamos por caso hasta el esófago, el sigma o el colon, entonces la rigidez de los instrumentos ha sido un impedimento grave. En 1868, el médico alemán Adolf Kussmaul diseñó un gastroscopio rígido con luz incorporada, pero, dada la dificultad para encontrar voluntarios para las pruebas, tuvo que pedir la colaboración de un faquir tragasables. La experiencia fue interesante, pero era evidente que no podía hacerse extensiva a la población que no poseía las habilidades del faquir. Por este motivo, los digestólogos y los neumólogos, en los años sesenta del siglo pasado, recibieron con entusiasmo la llegada de la fibra óptica, una innovación que generó una serie de nuevos endoscopios fabricados con filamentos de vidrio flexible por el cual transitan la visión y la luz. La nueva tecnología, de elaboración japonesa, impulsó la endoscopia digestiva y neumológica a la categoría de procedimiento diagnóstico de elección. Pero no terminó aquí la cosa, porque cuando los aparatos incorporaron un canal adicional para cortar, cauterizar y extraer biopsias, las especialidades relacionadas dieron otro salto adelante. Desde entonces, con una sedación de los pacientes, los médicos pueden observar las características de un tumor en un bronquio, fotografiarlo y tomar muestras, o bien introducir un catéter por el interior del colédoco para desencallar una piedra biliar atascada o extirpar un papiloma del colon. Unos servicios que se pueden llevar a cabo sin tener que efectuar ni un solo corte en la piel.

Unos años más tarde, en 1983, se produjo otra novedad significativa cuando apareció la endoscopia electrónica, con unos nuevos tubos que sustituían el haz de fibras por un microtransistor fotosensible. Esto en la práctica significaba que los operadores ya no tenían que depender de un visor, sino que podían ver las imágenes en una pantalla, lo cual les resultaba más cómodo y les permitía compartir el proceso con el resto del equipo. Esta novedad electrónica fue la base para que en esos mismos años ochenta tomara fuerza la laparoscopia, una técnica comparable a la endoscopia, pero que en lugar de penetrar dentro del cuerpo mediante la boca o el ano lo hace a través de la incisión de pequeños cortes en la piel. Los primeros en utilizar la laparoscopia en cavidad abdominal fueron los ginecólogos, pero los cirujanos rápidamente se apuntaron. Luego llegó la laparoscopia en intervenciones de cavidad torácica e, incluso, en las de base de cráneo mediante una incisión en la mucosa del techo de la nariz.

La laparoscopia, una técnica quirúrgica hoy predominante, representó un cambio tan grande en las maneras de actuar que conmocionó a toda una generación de cirujanos que habían aprendido que la buena cirugía, pongamos por caso abdominal, se practicaba con incisiones generosas; habitualmente eran unos cortes que, atravesando el abdomen por el medio, iban desde el esternón hasta el pubis. Eso permitía que los ayudantes, uno a cada lado, estirando con fuerza los separadores ofrecieran al cirujano principal una visión lo más amplia posible del campo operatorio, convertido en un escenario ideal para aplicar las técnicas quirúrgicas con claridad, con incisiones limpias y extracciones de lesiones y tumores bien delimitadas. La laparoscopia, en cambio, era concebida por los cirujanos de ese momento como una técnica contraria a los principios tradicionales de la cirugía, porque daba una visión del campo operatorio limitada por la óptica de los tubos y obligaba a practicar cortes con unos instrumentos largos e incómodos y a extraer piezas patológicas sin la seguridad de haberlo sacado todo. Los cirujanos veteranos decían que eso de la laparoscopia era una moda pasajera que caería una vez pasado el furor, pero contrariamente a los malos augurios se terminó imponiendo. ¿Cuál fue el motivo? Pues que los fabricantes de los aparatos de laparoscopia, a base de aprendizaje, los fueron adaptando a las diferentes circunstancias, pero también que apareció una nueva generación de cirujanos formados entre tubos. Con todo eso, poco a poco los resultados de las laparoscopias fueron superando los de la cirugía tradicional, especialmente en lo concerniente a los posoperatorios, menos traumáticos y dolorosos para los pacientes.

Los cardiólogos, por su lado, llevaban mucho tiempo introduciendo tubos en los vasos sanguíneos, por los que inyectaban contrastes radiológicos que permitían diagnosticar anomalías. Pero esa técnica, conocida como cateterismo, dio un salto adelante cuando en 1978 el cardiólogo alemán Andreas Gruentzig consiguió, a través de un catéter, llegar a una arteria coronaria taponada por una placa de ateroma que estaba produciendo un infarto. Mediante el catéter dirigido a distancia, Gruentzig atravesó la placa de ateroma, introdujo un pequeño globo y lo hinchó hasta que la placa se quebró. Con eso provocó la recuperación del paso sanguíneo de la arteria taponada. Luego retiró el globo y, aparentemente, la zona infartada revivió. Ese cateterismo con la intención de reparar la luz de los vasos sanguíneos se llamó *angioplastia*, y en principio fue un éxito conseguido tan solo con una pequeña incisión en la ingle del paciente y sin necesidad de anestesia. Sin embargo, la angioplastia no consolidaba sus resultados porque las placas de ateroma, una vez retirado el globo, se rehacían. Tuvieron que pasar ocho años más hasta que, en 1985, el médico argentino residente en los Estados Unidos Julio Palmaz presentó el primer *stent*, un anillo que, al retirar el globo, sigue insertado en la zona de la placa del ateroma y mantiene la vía abierta luchando contra la inercia al cierre. Los *stents* representaron la guinda del pastel de la angioplastia, la cual se ha convertido en un proceso efectivo que salva las vidas de la mayoría de las personas que hoy sufren un infarto agudo de miocardio, siempre que lleguen a tiempo a urgencias.

Como la efectividad del cateterismo se ha revelado muy grande, siempre que un país haya hecho el esfuerzo inversor suficiente para disponer de salas de hemodinámica y de profesionales entrenados, hoy ya se aplica a muchos otros procedimientos que requieren intervención, como por ejemplo desatascar los embolismos arteriales en todo el cuerpo, con muy buenos resultados en los casos de ictus cerebrales, pero también para recambiar las válvulas aórticas de personas mayores que, por otro lado, no aguantarían una intervención a corazón abierto.

Los tubos, debidamente actualizados con las tecnologías digitales, se han convertido en unos instrumentos que están aportando soluciones diagnósticas y terapéuticas con eficiencia a problemas graves, como los infartos de miocardio o los ictus, pero también a intervenciones de colon o de estenosis de las válvulas aórticas, las cuales permiten que personas mayores frágiles, que no habrían superado una intervención quirúrgica tradicional, hoy puedan acceder a tratamientos que les mejoran la calidad de la vida.

Bacterias esclavas

Durante los años setenta del siglo pasado, investigadores de la Universidad de Stanford inventaron una tecnología que permitía combinar los genes, con lo cual manipularon cromosomas de bacterias introduciendo en ellas fragmentos de genes humanos que llevaban codificado el patrón para producir ciertas proteínas; con este engaño, pusieron a las bacterias a trabajar en favor de la terapéutica humana. Ahora te debes estar preguntando, exactamente, por qué es importante este invento biotecnológico. Imagínate la diabetes, una enfermedad que sufren más de cuatrocientos millones de personas en el mundo. Como la insulina, la proteína que falta a los diabéticos (recuerda el relato «Insulina»), tiene una estructura compleja, los químicos no conseguían reproducirla artificialmente, por lo cual había que exprimir ocho kilos de páncreas de vacas y de cerdos para obtener un gramo de ella. Por este motivo, el biorreactor creado con bacterias genéticamente manipuladas fue absolutamente disruptivo al iniciar la era de la producción bioindustrial de la insulina, que cambió la vida de los diabéticos de la noche a la mañana.

Los otros grandes beneficiados del ingenio genético fueron las personas que sufrían de hemofilia, una enfermedad hereditaria que se da cuando en la sangre existe carencia del factor VIII o IX de la coagulación, por lo cual las personas afectadas pueden sangrar con cualquier pequeño golpe, dando lugar a unas hemorragias que no se detienen de manera natural. Las madres afectadas de la alteración cromosómica son recesivas, lo que en términos genéticos quiere decir que no sufren la enfermedad pero sí que la transmiten, y por ello todos los enfermos hemofílicos son varones. La hemofilia se hizo famosa porque la reina Victoria de Inglaterra (la misma de los primeros partos sin dolor y de la primera intervención antiséptica) era hemofílica sin saberlo y, mediante las políticas de matrimonios cruzados entre casas reales, la transmitió a las dinastías de Rusia, España y Alemania.

Para evitar las hemorragias, las personas con hemofilia eran tratadas con concentrados del factor de la coagulación del que carecían. El problema era que para obtener una dosis había que emplear centenares de bolsas de sangre, evidentemente de donantes diferentes, lo que provocaba que un paciente hemofílico, a lo largo de su vida, podía recibir sangre de miles de personas, acumulando un gran riesgo de sufrir un fallo del sistema inmunitario. Encima, en 1981 llegó el sida y las personas con hemofilia se vieron muy afectadas. Por fortuna, la ingeniería genética, con el éxito conseguido con la producción de insulina, estaba preparada para forzar a las bacterias esclavas a producir el factor VIII de la coagulación humana, un avance que representó un salto espectacular en la calidad de la vida del millón de hombres hemofílicos que se estima que hay en el mundo, a pesar de que tuvieron que esperar hasta la finalización del ensayo clínico pertinente, en 1992, para disponer del apreciado producto de fabricación biotecnológica.

La bioingeniería genética también produjo hormona del crecimiento, a la que siguieron un montón de otras innovaciones de gran valor terapéutico, como el interferón para el tratamiento de cánceres de la sangre, fibrinolíticos para combatir el embolismo o la vacuna de la hepatitis B, entre otras. En resumen, el ingenio de los investigadores californianos había hecho que bacterias con el ADN adulterado con genes humanos se lanzaran ciegamente a fabricar proteínas hasta entonces desconocidas por ellas. Un caso de práctica biológica esclavista para bien de los humanos.

Electricidad

En 1780, el médico italiano Luigi Galvani demostró que, cuando aplicaba descargas eléctricas a la médula espinal de una rana muerta, las ancas se contraían, un experimento que le hizo pensar que en el interior de los seres vivos debía de existir una especie de electricidad animal que estimulaba los movimientos musculares. Pese a que, con los conocimientos de la época, Galvani no pudo avanzar mucho más, esa observación no cayó en el olvido y durante los años siguientes se dieron muchos avances.

En 1889, durante el primer congreso internacional de fisiología en Basilea, el fisiólogo inglés August Waller mostró un registro en vivo de la electricidad cardíaca humana, una actuación que impresionó al también fisiólogo neerlandés Willem Einthoven, quien decidió dedicar su vida profesional a perfeccionar el instrumento de Waller, algo que hizo con tanto acierto que veinte años más tarde, ya a principios del siglo xx, la industria se interesó y empezaron a aparecer prototipos comerciales de aparatos de registro de electrocardiogramas. El ECG (sigla del ingenio) es aún hoy un método de diagnóstico imprescindible para la práctica clínica y Einthoven es recordado como el padre del ECG, pero sobre todo de la interpretación de sus registros.

El nodo sinusal, situado en la parte superior de la aurícula derecha, es un reloj biológico que genera una descarga eléctrica más o menos a cada segundo, un ritmo con altibajos según las necesidades del cuerpo. Las descargas reiteradas del nodo sinusal se transmiten por un complejo sistema que contiene otro nodo auxiliar y un árbol de filamentos que conecta con todas las células del corazón, las cuales ejecutan las sucesivas sístoles y diástoles a las órdenes del nodo sinusal. En resumen, se trata de un sistema eléctrico y muscular que moviliza, con gran eficiencia, los cinco litros de sangre del torrente circulatorio.

El sistema de marcapasos y de conducción eléctrica del corazón, como todo sistema eléctrico, tiene averías, a veces causadas por los propios nodos, intoxicados o demasiado viejos, que marcan erróneamente el paso, dando lugar a arritmias, taquicardias o bradicardias, o a veces por alteraciones en los filamentos debidas a inflamaciones o infartos. El estudio del sistema eléctrico del corazón y de sus averías ha dado lugar a la construcción de varios aparatos, como los marcapasos sustitutorios; los desfibriladores, que dejan ir descargas cuando detectan que una anomalía del ritmo podría ocasionar un fallo del corazón, y los desfibriladores externos que hoy vemos en gimnasios, estaciones de tren y otros lugares públicos, unos instrumentos diseñados para reactivar, desde el exterior, un corazón que se ha detenido.

La fibrilación auricular es una arritmia que hace que las paredes de las aurículas cimbreen en vez de contraerse, dando lugar a unos movimientos ineficientes que provocan turbulencias de la sangre que pueden, a su vez, generar coágulos que, empujados por los latidos sistólicos, viajan por todo el cuerpo y, claro, se atascan cuando llegan a una arteria de un calibre menor que el suyo, provocando la muerte de las células que dependen del riego de ese vaso ahora taponado. Si el órgano afectado es el cerebro, el ictus es su consecuencia.

Precisamente el cerebro, el gran desconocido, resultó que también tenía actividad eléctrica, lo que se supo cuando, en 1924, el psiquiatra alemán Hans Berger la registró, pero, al contrario de lo que sucedió con el corazón —donde, desde un principio, se relacionaron las descargas eléctricas con las contracciones musculares—, en el caso del cerebro los neurólogos y los psiquiatras no entendieron el significado fisiológico del hallazgo de Berger. Pese al desconocimiento inicial, poco a poco fueron surgiendo interpretaciones clínicas de los electroencefalogramas, conocidos con las siglas EEG, como las que describieron los picos anómalos de actividad eléctrica de la epilepsia, o los patrones diferenciados de las ondas registradas durante el sueño, o las sospechas de tumores y lesiones en las épocas previas al escáner. También aportan mucha información las técnicas de los potenciales evocados, que se llevan a cabo mediante estímulos visuales, auditivos y eléctricos, unos estudios que permiten analizar la recepción cerebral de información procedente de los ojos, los oídos y el tacto. A los EEG, sin embargo, todavía se les ha reservado un último servicio, el del diagnóstico de la muerte cerebral.

El descubrimiento de la electricidad cerebral ha tenido consecuencias no solo diagnósticas, sino también terapéuticas. Las personas con epilepsia o Parkinson con mala respuesta a los medicamentos tienen ahora la oportunidad de ser intervenidas, las primeras con la extracción selectiva del foco originario de la inestabilidad eléctrica y las segundas con la implantación de electrodos que inhiben temblores y contracturas. Otra aportación terapéutica exitosa han sido los implantes cocleares, unos aparatos que transforman señales acústicas en eléctricas, las cuales activan directamente el nervio auditivo. Se trata de unos ingenios que han cambiado radicalmente la vida de los niños y las niñas que nacen con sordera. Pero la aplicación terapéutica más controvertida de la manipulación de la electricidad cerebral, sin ningún género de dudas, ha sido el electrochoque.

Corrían los años treinta del siglo pasado cuando, en un clima dominado por el fascismo, el psiquiatra italiano Ugo Cerletti visitó un matadero de cerdos, donde observó que los electrochoques que los matarifes aplicaban a los animales los aturdían justo antes de clavarles el cuchillo en el cuello. Cerletti pensó que el estado de obnubilación posterior al choque eléctrico que había visto en los cerdos tal vez podría aportar consuelo a las personas perturbadas, y fue así como el 18 de abril de 1938 colocó unos electrodos en las sienes de un enfermo esquizofrénico y, mediante un aparato de corriente alterna, le administró una descarga y, para sorpresa de todo el mundo, tras unos espasmos musculares, el paciente se puso a cantar. Cerletti explicó que, después de un programa de doce electrochoques, los síntomas de esquizofrenia remitieron. Unos buenos resultados que se repitieron en otras personas con depresión severa y con trastornos afectivos y conductuales. Corrió el rumor y la práctica de los electrochoques se extendió por los manicomios, cuyos responsables los adquirieron con fervor. En los nuevos aparatos veían algo mágico. Pero, ¿por qué no decirlo?, el electrochoque tenía un aire represor, con las correas, los electrodos y las convulsiones, que, dado el espíritu fascista emergente de los años cuarenta, no molestaba en absoluto a sus defensores. Tanto es así que las indicaciones de los electrochoques traspasaron los límites de la psiquiatría y se aplicaron asimismo para intentar enderezar a jóvenes rebeldes, mujeres que no obedecían a sus maridos o personas con la sexualidad «equivocada», un asunto insoportable para la moral del momento. No es de extrañar, pues, que el electrochoque arrastre un estigma represor, en buena medida merecido.

Los padres del rockero Lou Reed, judíos conservadores de Brooklyn, lo llevaron al psiquiatra porque consideraban que su hijo era un bicho raro, antisocial y depresivo, y el chico no se escapó de los electrochoques. Aquello lo marcó negativamente, y cuando se hizo famoso le llegó el momento de la venganza. Si prestas atención a la letra de «Kill your sons», Reed dice, refiriéndose a las descargas: «Te dicen que te dejarán volver a casa con mamá y papá, en lugar de consumirte en el manicomio. Pero cada vez que intentes leer un libro no podrás pasar de la página diecisiete, porque habrás olvidado dónde estás. O sea que ni siquiera podrás leer». Otra celebridad víctima de los electrochoques fue la escritora estadounidense Sylvia Plath, que recibió una tanda de descargas tras su primer intento de suicidio, experiencia que recoge con rencor en la novela *La campana de cristal*, de hecho la única que escribió, justo antes de quitarse la vida a los treinta y un años.

La terapia electroconvulsiva (TEC), que es como hay que llamar ahora al electrochoque, es una técnica que se ha modernizado. Hoy se practica con anestesia y con voltajes ajustados a cada paciente y, a pesar del estigma que arrastra, muchos psiquiatras aún creen que aporta mucho valor a personas que sufren sintomatología mental grave debida a depresión mayor, esquizofrenia o trastorno bipolar y que no responden bien a la medicación. Se estima que en la actualidad cada año se practican en el mundo un millón de TEC.

El estudio de la electricidad humana ha servido para conocer mejor el funcionamiento del corazón y, en menor medida, el del cerebro. Unas enseñanzas que han abierto la puerta al tratamiento de las arritmias, la epilepsia, el Parkinson, los trastornos del sueño, la sordera y, eventualmente, algunos trastornos mentales severos.

Filtros

Los riñones son unos filtros semipermeables que permiten pasar sustancias de desecho pero que, en cambio, mantienen en el riego sanguíneo las que son necesarias para el cuerpo. Cuando estos filtros envejecen van perdiendo funcionalidad, en un proceso de deterioro que se puede ver agravado por la diabetes, la hipertensión arterial y las infecciones urinarias de repetición. Así las cosas, a veces puede ocurrir que los riñones dejen de funcionar, lo cual, si no se hace nada, es el principio del final para la persona que lo sufre.

En 1923, el patólogo estadounidense Tracy Putnam demostró que el peritoneo, la membrana que recubre todas las vísceras del abdomen incluyendo sus paredes internas, tenía capacidad de actuar como filtro semipermeable de manera muy parecida a como lo hacen los riñones. Se estima que el peritoneo tiene una superficie de unos dos metros cuadrados, y por ello el descubrimiento de las propiedades semipermeables de una membrana tan grande estimuló a algunos investigadores a poner en marcha un proceso para hacer posible que, en caso de fallo de los riñones, el peritoneo se convirtiera en la alternativa. La diálisis peritoneal, el nombre que se dio al método sustitutivo de la filtración renal, consiste en inyectar un líquido osmótico en la cavidad peritoneal, dejarlo un tiempo dentro para que absorba las toxinas filtradas y retirarlo cuando esté lo bastante sucio. El problema es que esto es más fácil de decir que de llevar a la práctica, por lo que tuvieron que pasar más de veinte años de pruebas hasta que en 1946 se pudo documentar la resolución del primer caso de fallo renal agudo, y trece más para que en 1959 funcionara en enfermos crónicos.

En paralelo al desarrollo de la diálisis peritoneal, en 1943 el médico neerlandés Willem Kolff, en plena ocupación nazi de su país, se puso entre ceja y ceja construir un aparato para limpiar la sangre en caso de fallo renal. Para entenderlo, si la diálisis peritoneal era una alternativa ingeniosa pero biológica, el proyecto de Kolff iba en busca de una solución artificial. Dada la escasez de recursos del momento, el médico neerlandés construyó un aparato que constaba de un filtro formado por un tubo de celofán de los de recubrir salchichas, con propiedades semipermeables, que se llenaba con la sangre de la persona enferma impulsada por una bomba accionada por el motor del limpiaparabrisas de un Ford T desmantelado. Los primeros resultados de aquella lavadora de desguace fueron lógicamente malos, pero en 1945 el ingenio acabó funcionando en una mujer en coma que, tras once horas de diálisis, despertó y vivió muchos años más, eso sí, dependiendo de los nuevos filtros artificiales.

Una tercera alternativa para el fallo renal es la del trasplante, una técnica quirúrgica que no plantea demasiadas dificultades, pero el rechazo que experimenta el cuerpo al detectar un órgano ajeno estropeó todos los intentos de la primera mitad del siglo XX, hasta que el 23 de diciembre de 1954, en el Brigham and Women's Hospital de Boston, un equipo liderado por Joseph Murray hizo realidad el primer trasplante exitoso de riñón, ya que el problema de la incompatibilidad lo solucionaron con un riñón de un hermano gemelo univitelino, gracias al cual el receptor sobrevivió muchos años. Esa fue, pues, una alternativa limitada a los gemelos iguales, hasta que en 1964, con la llegada de los medicamentos inmunosupresores, los programas de trasplante de riñón se pudieron generalizar, con el apoyo de pruebas de compatibilidad cada vez más refinadas y la ayuda de nuevos fármacos. Con todo ello, en las dos versiones, de donante vivo y de cadáver, en 2022 se compatibilizaron ochenta mil trasplantes renales en el mundo.

La sangre transporta no solo oxígeno y alimentos para las células del cuerpo, sino también los productos de desecho que hay que eliminar, por lo cual hacerse mayor con los filtros renales en buen funcionamiento es un hito muy recomendable; pero en caso de fallo, el ingenio de emprendedores como Putnam, Kolff y Murray ha servido para ofrecer alternativas de reposición con diálisis peritoneal, hemodiálisis y trasplante renal, unas soluciones que ayudan a alargar vidas que de otro modo serían inviables.

ECMO

El corazón es un órgano musculado que, como no deja de latir, es imposible de operar si no se para, pero si se para, el paciente muere. ¿Cómo se puede entonces reparar una válvula o arreglar una malformación? La respuesta es lógica: si se quiere practicar la cirugía cardíaca, la única manera es inventar una máquina sustitutoria del corazón que mantenga al paciente vivo mientras los cirujanos trabajan a corazón parado. El reto es muy ambicioso, pero el médico estadounidense John Gibbon estuvo trabajando en él durante más de veinte años, hasta que el 6 de mayo de 1953, en la Jefferson Medical School de Filadelfia, con el apoyo técnico de IBM, Gibbon hizo posible la primera intervención a corazón parado de la historia. La paciente era una muchacha de dieciocho años con una malformación que le provocaba una insuficiencia cardíaca al mezclársele la sangre arterial con la venosa.

Ese caso quirúrgico era de fácil solución técnica, pero parar el corazón puso a prueba un prototipo de máquina que pretendía sustituir no solo el corazón, sino también los pulmones, ya que tenía que bombear y airear la sangre a la vez. El ingenio mantuvo viva a la paciente durante toda la operación y el resultado fue un éxito, facilitado, todo hay que decirlo, por la disponibilidad de heparina, un anticoagulante que permitió que la sangre no se atascara por los circuitos artificiales. En el apartado de reconocimientos de esa primera demostración de circulación extracorpórea hay que mencionar la aportación de Mary, enfermera y esposa de Gibbon, que actuó como perfusionista, estrenando así una nueva profesión. Los aparatos de perfusión han adoptado el nombre de *oxigenación por membrana extracorpórea*, más conocido por el acrónimo ECMO, su sigla en inglés. Como era de esperar, los ECMO no han dejado de mejorar y de adaptarse a las circunstancias y, de la mano del cirujano e intensivista estadounidense Robert Bartlett, dieron el salto a las unidades de cuidados intensivos, consiguiendo el reto de mantener vivos a niños y adultos durante los días críticos de algún fallo cardíaco o respiratorio temporal.

El 3 de diciembre de 1967 todos los periódicos del mundo abrieron sus cabeceras con la noticia. Un equipo de veinticuatro cirujanos, bajo la dirección de Christiaan Barnard, había llevado a cabo en Ciudad del Cabo el primer trasplante cardíaco de la historia. El receptor había sido Louis Washkansky, un hombre de cincuenta y seis años que acabó falleciendo de una neumonía dieciocho días después de la intervención. A pesar de la corta supervivencia de Washkansky, el mundo entero, no solo el científico, lo celebró casi como la llegada, un año y medio más tarde, del *Apollo 11* a la Luna. Por el lado científico, el éxito de Barnard representó un estímulo para la mejora de todos los aspectos determinantes para el buen resultado de un trasplante: la compatibilidad de los órganos, el avance de los medicamentos inmunosupresores y la prevención de infecciones de gérmenes oportunistas.

En el segundo trasplante realizado por el mismo equipo, solo un mes más tarde, un hombre blanco recibió un corazón de un donante negro, un asunto, por otra parte, polémico en la cultura del *apartheid* sudafricano del momento. Ese segundo receptor sobrevivió un año y medio, y todo indica que no tuvo muchas manías ante el hecho de que el corazón de una persona de color latiera en el interior de su pecho de hombre blanco. Al margen del racismo, Barnard dejó en la mesa de la bioética el dilema sobre si la muerte cerebral, con el corazón aún latiendo, era certificable con un simple EEG. Un problema que evidentemente no se había planteado jamás, pero que pasó a ser crucial si se quería obtener donaciones de corazones en buen estado.

Barnard, un hombre atractivo, pasó a ser el centro de atención de las revistas del corazón. No me refiero a las científicas, sino a las que cotillean en la vida romántica de la gente famosa. En plena fama, se separó de su mujer y se casó con una chica de diecinueve años hija de un multimillonario conocido con el apodo de «rey del acero», un matrimonio que tampoco sobrevivió, a la vez que Barnard se dejaba ver en fiestas rodeado de modelos, saboreando la fama. Se casó aún dos veces más y se convirtió en una mina de oro para la prensa rosa, lo que no le impidió llevar a cabo ciento cuarenta trasplantes de corazón, un campo en el que, a pesar de su atribulada vida sentimental, también resultó prolífico. Hay que agradecer, pues, a Barnard que, gracias a su empuje, en el mundo de hoy se estén practicando más de ocho mil trasplantes de corazón al año, la mitad de ellos en los Estados Unidos, pero ninguno en África, precisamente el continente donde se estrenó esa técnica. La supervivencia media de los receptores hoy es de doce años, y hay que destacar que una cuarta parte viven más de veinte años tras la intervención.

No sabemos bien por qué, el corazón siempre ha despertado pasiones, lo cual ha motivado que muchos grupos de profesionales innovadores, con mucha tenacidad, hayan planteado terapéuticas quirúrgicas muy complejas que, gracias al ECMO, han podido intervenir a corazón abierto o bien han cambiado la víscera por otra de un donante, procedimientos que, con la experiencia adquirida y los ajustes apropiados, están aportando soluciones reales a las personas que sufren problemas graves del corazón.

Manualidades

Johan, futbolista profesional, entrenador y fumador empedernido, a los cuarenta y cuatro años sufrió un infarto de miocardio tan grave como para acabar en una mesa de quirófano. Tras ser anestesiado, los cirujanos cardíacos, antes de ir al pecho, fueron a la pierna, donde resecaron una vena que les pareció lo bastante buena. Entonces procedieron a abrir el tórax de Johan, conectaron el ECMO y le detuvieron el corazón. Una vez aclarado el campo quirúrgico, y ya sin latidos, con la vena acabada de extraer de la pierna efectuaron un cortocircuito entre la arteria aorta y la coronaria. Así fue como aquella vena reciclada regaló varios años adicionales a Johan, quien incluso volvió a su labor de entrenador. El éxito de esa intervención, conocida como *bypass coronario*, más allá de la tecnología imprescindible, depende esencialmente de la destreza de los cirujanos para sellar las suturas del injerto.

Dolores, madre ajetreada, resbaló en el supermercado por culpa de una mancha de aceite en el suelo. Se tambaleó, con tan mala fortuna que el carro en el que se apoyó se deslizó. En la caída se golpeó el codo. El diagnóstico fue de fractura de húmero y la traumatóloga que la atendió en urgencias se lo dejó claro de entrada: «Esto se tiene que operar». Ella protestó. Tenía mucho trabajo y, además, estaban los niños. Pero la enfermera de urgencias le hizo darse cuenta de que tendría que recurrir a la solidaridad de su familia, porque con un yeso no habría suficiente. Una vez superado ese escollo, Dolores dijo que no deseaba anestesia general, que prefería que solo le adormecieran el brazo. «No hay problema. Con la anestesia regional no sentirá dolor, pero le pido que no proteste por los ruidos y los golpes», le respondió la doctora. Y por supuesto que los hicieron y los dieron. Toda esa gente tapada de arriba abajo, excepto los ojos, transformaron el quirófano en una carpintería, con el correspondiente zumbido del taladro y el destornillador eléctrico, el tintineo de metales y alguna que otra palabrota altisonante por culpa de los tornillos que no acababan de encajar. Todo ello una exhibición de bricolaje aséptico, por cuyo motivo los traumatólogos y los ortopedistas son valorados por sus habilidades manuales, con las que consiguen que las vidas de muchas personas, como Dolores, puedan volver a la normalidad sin discapacidades sobrevenidas, y si ello no es posible, siempre inventan algún que otro prototipo de prótesis externa para echar una mano.

Aurelio, tras jubilarse, se aficionó a acudir a la biblioteca del barrio a leer el periódico, una actividad con la que antes solo se podía entretener los domingos. Hacía años que llevaba gafas para trabajar, pero después de retirarse, de forma casi imperceptible, empezó a notar que lo veía todo cada vez más turbio. Poco amante de molestar a su doctora, fue a la óptica a ver si le tenían que cambiar las gafas, pero al optometrista le faltó tiempo para decirle: «Usted lo que tiene son cataratas». Aurelio tuvo que esperar unos meses para que se aclarara la lista de espera, y cuando llegó la hora el anestesista lo sedó y le aplicó un colirio anestésico. Entonces, el oftalmólogo, mediante una pequeña incisión en la córnea, le cambió el cristalino opacificado por una lente artificial completamente transparente. Dicho así, todo parece muy sencillo, pero estoy convencido de que Aurelio se siente más seguro si el oftalmólogo que practica esa pequeña intervención está bregado en ella.

Ester ha sido diagnosticada de cáncer de mama y su médica le ha propuesto una reconstrucción mamaria tras la mastectomía. También le ofrece la posibilidad de hablar antes con mujeres que ya se la han hecho y con otras que decidieron que sería mejor no hacérsela. Si finalmente Ester accede a operarse, la cirujana le practicará, una vez vaciado el pecho, la técnica del colgajo, que consiste en extraer una masa de tamaño proporcionado al volumen requerido de alguna otra parte del cuerpo, habitualmente la barriga. Esa masa debe contener piel, grasa y músculo y, sobre todo, la cirujana ha de identificar bien los vasos y los nervios que la proveen, que habrá que recoser en su nueva posición mediante microcirugía, ya que para el éxito del colgajo es imprescindible que la vascularización y la enervación funcionen con normalidad. Un éxito que depende en gran medida de la habilidad, la paciencia y la experiencia del equipo quirúrgico que hará realidad la reconstrucción del pecho de Ester.

Ginés, un hombre atlético, sufrió de joven un accidente de moto que le perjudicó una rodilla, la cual requirió de varias intervenciones, aunque jamás quedó como antes. Al cumplir sesenta años, la articulación le ha dejado de funcionar y Ginés ha acabado teniendo que caminar con la ayuda de una muleta, además de tener que tomar un tratamiento antiinflamatorio continuo, por lo que es preciso cambiar esa rodilla estropeada por otra nueva. El proceso quirúrgico y rehabilitador del recambio articular sigue un protocolo bien establecido. Con este caso quiero destacar que el hecho de que hoy dispongamos de prótesis artificiales de grandes articulaciones es el fruto de un camino largo y complejo de colaboración entre expertos, tanto de la sanidad como de la industria. Lo quiero poner en valor porque para llegar a conseguir que Ginés pueda disponer de una rodilla nueva se ha necesitado de mucho ingenio, mucha tenacidad y mucha inversión. ¡Ah! Y que él viva en un país del hemisferio norte con un servicio sanitario público generoso, porque si lo tiene que resolver por la medicina privada más vale que disponga de una póliza prémium. Y me ahorro el comentario si tiene la mala fortuna de haber nacido en un país de la parte baja de la clasificación de Rosling.

Raquel había sufrido varios episodios de sinusitis, el último muy grave. Al principio el otorrinolaringólogo centró el foco en el tratamiento antibiótico, pero la clave finalmente la dio el dentista, cuando señaló a Raquel que, a base de caries, un par de muelas del maxilar superior habían erosionado el hueso en el que se sustentan, que es justo el que separa el seno de la boca. Eso terminó con un injerto óseo para proteger la barrera entre ambas cavidades, un procedimiento que requiere disponibilidad de biomateriales apropiados, pero sobre todo manos muy entrenadas. Este ejemplo explica cómo la combinación de técnica y habilidades manuales ha evitado a Raquel una vida torturada por la sinusitis crónica y los dolores de cabeza recurrentes, además de eventuales infecciones neurológicas.

Valgan los casos de Johan, Dolores, Aurelio, Ester, Ginés y Raquel para reivindicar la vertiente manual de los profesionales clínicos, unos oficios que evidentemente requieren conocimientos, capacidad comunicativa y trabajo en equipo multidisciplinario, siempre que quien lleve la voz cantante posea la destreza manual que precisan los correspondientes procedimientos.

Compartir

En «Corazón» hemos dejado a Gertrudis en un box de urgencias. Recuerda que, entre las prescripciones de la médica de familia y las de la cardióloga, la mujer se lio con las pastillas y acabó sufriendo una descompensación de su insuficiencia cardíaca. Finalmente, gracias a una ecocardiografía, se determinó que la causa de su problema cardíaco es una estenosis de la válvula aórtica provocada por acumulación de calcio y, con esta información, la doctora plantea una intervención: «Mire, las cosas ahora mismo están así: o se cambia esa válvula o todo irá de mal en peor». La paciente busca la mirada de su hija, que le dice que sí, que hay que hacerle caso. La cardióloga, por su parte, va al grano, pero como se da cuenta de que la anciana tiene los ojos llorosos prefiere dirigirse a la hija mientras explica que le aplicarán una técnica conocida como TAVI, una válvula aórtica artificial que se implanta mediante un cateterismo que se introduce por la ingle sin necesidad de anestesia general.

Al terminar su breve explicación, la doctora extrae un tríptico del cajoncito de un archivador que tiene detrás y lo extiende entre las dos mujeres. «Aquí lo tienen todo bien detallado, por si lo desean estudiar luego en casa. Les doy tiempo para que se lo piensen hasta el lunes, pero no lo alarguen más porque tenemos mucha lista de espera y, tal como está su madre, podríamos llegar tarde.» Las médicas y los médicos de hoy, cuando están seguros de que una intervención o un medicamento tienen una efectividad probada, suelen actuar como la cardióloga del caso. «Yo le informo y usted se lo piensa, pero no demasiado.» Saben que tienen la obligación de explicarse, algo que frecuentemente hacen con una abrumadora profusión, pero en cambio no suelen escuchar demasiado las dudas de sus pacientes o, si lo hacen, tienden a desestimarlas.

Las decisiones compartidas son especialmente útiles cuando la evidencia no da un apoyo significativo a ninguna de las alternativas que se presentan, o cuando aparecen incertidumbres debido a las zonas grises en que se mueven muchas actividades clínicas. A pesar de las buenas intenciones, la práctica de las decisiones compartidas no avanza. Se oyen voces contrarias según las cuales la mayoría de las personas prefieren delegar en sus médicos y médicas, que al fin y al cabo son quienes saben. Pero ¿qué sucedería si una persona, aunque tan solo fuera una, quisiera tomar las riendas de la situación? ¿Los profesionales estarían preparados para ayudarla? ¿O simplemente le ofrecerían un montón de datos y dejarían que se las apañara sola, como les sucede a Gertrudis y a su hija?

El neurocirujano noruego Christer Mjåset argumenta que, en una entrevista clínica en la que está en juego una cirugía, o una medicación con efectos adversos destacables, el profesional debería crear el clima apropiado para que la persona que ha de tomar la decisión se atreviera a hacer, al menos, cuatro preguntas: ¿Es realmente necesario?, ¿Cuáles son sus riesgos?, ¿Existen otras opciones? y ¿Qué sucede si no hago nada?

Para ilustrar un asunto tan importante, el de las cuatro preguntas de Mjåset, he elegido otro caso, el de Rosario, de setenta años, diabética e hipertensa, a quien su médico descubre una fibrilación auricular (recuerda «Electricidad») y le plantea que debería tomar anticoagulantes para evitar un ictus. Si la entrevista es del estilo de la de la cardióloga de Gertrudis, el médico lo arreglaría rápido diciéndole que eso es lo que él cree que le conviene y, como mucho, Rosario tal vez se atreva a preguntar: «Doctor, si se tratara de su madre, ¿usted qué haría?».

Por un momento imagínate a una Rosario segura de sí misma al estilo de la paciente de Diane Meier en «Final» (recuerda a esa psicóloga clínica que fue a la consulta de la paliatóloga para pedirle que la ayudara a prepararse para afrontar el último episodio de su cáncer).

Rosario: ¿Es realmente necesario que tome anticoagulantes?
Médico: Atendiendo a la evidencia conocida sabemos que, de cada cien personas en sus circunstancias, si no toman anticoagulantes, veinticuatro sufrirán un ictus en un mar-

gen de cinco años, mientras que con anticoagulantes solamente lo sufrirán ocho.

Rosario: ¿Cuáles son los riesgos de los anticoagulantes?

Médico: Para el mismo período de tiempo, de cada cien personas que toman anticoagulantes, nueve tendrán que acudir a urgencias por hemorragias de diversa gravedad.

Rosario: ¿Existen otras opciones?

Médico: No.

Rosario: ¿Qué pasa si no hago nada?

Médico: Pues que tendrá que asumir el riesgo del 24% de sufrir un ictus en lugar del 8%. A cambio evitará un 9% de posibilidades de hemorragia.

Desconozco qué decidirá Rosario, pero si, supongamos, es una mujer a quien en su vida normal no le gusta que los demás decidan por ella, este podría ser un diálogo muy provechoso.

Algunos datos empiezan a mostrar que cada vez existen más Rosarios en el entorno. Un estudio ha observado que más de la mitad de los pacientes están descontentos con la información que reciben de sus médicos y médicas y dicen que habrían preferido implicarse más en las decisiones de sus procesos clínicos, mientras que otro estudio revela que más de dos terceras partes de las personas consultadas manifiestan interés por compartir decisiones clínicas que las puedan afectar, una cifra que diez años atrás era tan solo de la mitad.

Muchos médicos y médicas creen que el hecho de tener una relación franca y abierta con sus pacientes equivale a compartir decisiones, pero eso no es cierto, porque la simpatía es una condición necesaria, pero no suficiente, ya que lo que hace falta es que los profesionales tengan la capacidad y las ganas de meterse en la piel de sus enfermos para intentar entender, de verdad, cómo están viviendo el alud de malas noticias que están recibiendo. Como afirma Víctor Montori (ya introducido en «Pacientes»), «la decisión compartida es un asunto emocional, una expresión humana de la atención solidaria y esmerada del paciente, en que ambos protagonistas deberían llegar juntos a una resolución que ha de tener sentido intelectual, emocional y práctico».

La falta de tiempo en las consultas se considera una de las principales barreras para la difusión de las decisiones compartidas, a pesar de que todo indica que su introducción no prolonga demasiado la duración de las visitas, más allá, como es obvio, del período de aprendizaje. Algunas evaluaciones concluyen que, lejos de aumentar el consumo inapropiado, el hecho de compartir las decisiones puede ayudar a reducir el derroche exagerado de pruebas y tratamientos. De hecho, se ha demostrado que, cuando las personas están bien informadas sobre los beneficios y los perjuicios de determinados tratamientos, ellas mismas tienden a escoger los más conservadores.

Acoger

Víctor Montori (el mismo médico del relato anterior) explica que cuando tiene que ir a un hospital que no es el suyo, al llegar lo primero que hace es aplicar el test de acogida, un método que consiste en detenerse en medio del vestíbulo con cara de desorientado, sin exagerar demasiado para que no lo tomen por enfermo, y contar el tiempo que trascurre hasta que alguien con uniforme le pregunte en qué lo puede ayudar. Montori dice que el test de acogida demuestra que hay organizaciones con profesionales muy atareados, para quienes la gente de los pasillos son solo un ruido que los desorienta de sus obligaciones, mientras que otras, más bien poquitas, se han dedicado a desplegar, entre sus empleados, una cultura acogedora.

La actitud acogedora de los profesionales de la sanidad, pese a las montañas de buenas intenciones y de toneladas de estrategias, suele estar bajo mínimos. Valga como atenuante la gran dificultad que tienen los directivos de los hospitales para homologar la empatía de los miles de trabajadores y trabajadoras que cubren todos los turnos. Admitiendo esa dificultad, en 2013 Cleveland Clinic decidió que tenían que sobresalir no solo en resultados clínicos, sino también en acogida, por lo que elevaron el concepto de la experiencia del paciente, desde la unidad de la atención al usuario, un departamento para recibir quejas en la planta baja, hasta el máximo nivel de la organización. Invirtieron de lo lindo en él y, desde su nueva posición en la planta más alta, la nueva unidad desplegó estrategias que tenían por finalidad promover la empatía en todos los rincones de la organización (el caso de Cleveland Clinic ya ha sido introducido en «Pacientes»).

Las nuevas ideas conocidas como «la experiencia de los pacientes» (XPA) se podrían resumir diciendo que las organizaciones sanitarias deberían ir en busca de la percepción que las personas tienen de los servicios que reciben, con la finalidad de ajustarlos, o incluso cambiarlos, de acuerdo con lo que se haya averiguado. Ese es un cambio radical, porque la situación vigente es que las encuestas de satisfacción solo sirven para publicar estadísticas y las quejas para resolver problemas puntuales.

A pesar de la buena voluntad, el despliegue de programas XPA está yendo a un ritmo mucho más lento de lo que sería deseable. Unas dificultades previsibles, para empezar, porque las estructuras clínicas son muy jerárquicas y, por tanto, poco dadas a aventuras, y porque, por otra parte, los pacientes están lejos de ser un colectivo homogéneo con el que sea fácil llegar a acuerdos unánimes sobre cuáles deberían ser las reformas más valiosas. Por ese motivo, he preparado un repaso de algunos proyectos que, un poco aquí, un poco allá, están dando tímidas muestras de que el camino del XPA es factible.

En el Reino Unido, en 2017, el NHS inició un proyecto que llamó «el reto de los quince pasos», en el que la cosa va así: reclutan pequeños grupos variados de personas enfermas y cuidadoras, que reciben una formación previa para, luego, hacer una ronda de unos quince minutos por las unidades clínicas que les han tocado, a razón de una por grupo, con la finalidad de tomar nota de lo que ven de acuerdo con su particular parecer. La ronda termina con una reunión entre los observadores y los observados, en la que los primeros exponen lo que han visto y se debaten mejoras en el propio grupo.

En el Johns Hopkins Hospital, Peter Pronovost, un médico intensivista experto en calidad, defiende que es un error que los hospitales se esfuercen en efectuar encuestas de satisfacción de los pacientes, cuando les resultaría más provechoso preguntar a ciertas personas seleccionadas qué propuestas harían para mejorar la experiencia de la hospitalización. Para poner un ejemplo, una de las personas que eligieron en el Johns Hopkins para esa misión fue un paciente que había recibido un trasplante pulmonar doble, por cuyo motivo había acumulado seis hospitalizaciones, ocho procedimientos ambulatorios con anestesia, más de cien visitas a consultas externas y setecientas pruebas de laboratorio. Con ese currículum, el hospital consideró que ese hombre tenía que ser una persona con una opinión formada. Como fruto de la colaboración de ese paciente y de otros equivalentes, surgió el siguiente decálogo:

1. Déjenme dormir entre las diez de la noche y las seis de la mañana. No me tomen constantes ni me extraigan sangre si no es vital hacerlo, y si lo es, explíquenmelo bien. Piensen que dormir bien me ayuda a recuperarme y me hace sentir mejor.
2. No hagan ruido en el control de enfermería. Bajen el volumen de las conversaciones, el televisor, la radio, el ordenador y las alarmas de los aparatos y los monitores, especialmente de noche. Los pacientes preferimos plantas de hospitalización menos ruidosas.
3. Tengan inventariadas y protegidas mis pertenencias.
4. Llamen a la puerta antes de entrar y preséntense. Diríjanse a mí por mi nombre y no me tuteen si no se lo pido. Me gustaría que respetaran mi intimidad y mi manera de ser.
5. Tengan colgado en la pared un pizarrín con los nombres de los profesionales de cada turno y con las acciones que me han preparado para el día y comprueben que mi nombre y el número de la cama estén escritos en la cabecera.

6. Ténganme al corriente, a mí y a mi familia, si observan cambios en mis condiciones clínicas. Infórmenme también si hay retrasos en las pruebas programadas.

7. Tengan mi habitación limpia. Limpien en profundidad cada día. Me han dicho que la limpieza reduce el riesgo de infecciones.

8. Escúchenme e implíquenme en las decisiones de mi proceso clínico. Usen un lenguaje sencillo y confirmen que les he entendido.

9. Explíquenme las normas básicas del hospital. El hecho de vivir temporalmente en unas instalaciones grandes y complejas donde trabaja mucha gente es aturdidor.

10. Mantengan un nivel alto de profesionalismo en todo momento. Cuando están tomando un café en el *office* o cuando ya han terminado su turno, para mí siguen siendo el reflejo del servicio que se me ofrece.

Si alguna vez has tenido que vivir unos días en una cama de hospital, estoy convencido de que has entendido enseguida lo importante que es este catálogo.

En 2019, el Hospital Clínic de Barcelona inauguró un espacio de intercambio de experiencias, un lugar donde las personas enfermas y sus cuidadores pueden debatir entre ellas y con los profesionales en un clima relajado, lejos de las tensiones de la consulta. Se trata de un espacio abierto que favorece que los pacientes expresen cómo viven su enfermedad y cómo está yendo su contacto con los servicios que se les ofrecen, además de ser un espacio polifacético apto para la cocreación, la formación y la investigación.

En 2021, el Hospital Vall d'Hebron de Barcelona llevó a

cabo una experiencia de *shadowing*, en la cual un observador se engancha literalmente a una persona usuaria del centro, lógicamente con su consentimiento, y anota todos los detalles de su periplo por las instalaciones asistenciales. Para entender qué sucedió en Vall d'Hebron con el experimento *shadowing*, resumo un caso que han publicado con personas que sufrían síndrome de Marfan, una enfermedad rara del tejido conectivo. Los observadores, uno distinto para cada paciente, los acompañaron por circuitos, contactos con profesionales, salas de espera y peticiones de formularios. ¿Qué salió de ello? Pues unos diagramas de flujos que, debidamente analizados, aportaron información sobre oportunidades de mejoras en redundancias, burocracias innecesarias y comunicaciones insuficientes.

Pese a que todo el mundo está de acuerdo en que, en términos generales, el trato que reciben las personas enfermas por parte de los profesionales de las organizaciones sanitarias es francamente mejorable, a la hora de ponerse manos a la obra se observa que los sistemas de salud van muy faltos de dirigentes que lo tengan tan claro como los de Cleveland Clinic. En este sentido, la activista profesionalizada Sue Robins (ya introducida en «Pacientes») dice que, para apaciguar críticas, muchos hospitales practican el «tokenismo», que es invitar a personas enfermas a todo tipo de actos y mesas de debate, con el único objetivo de que salgan en la foto para, a continuación, y ya fuera de los focos, seguir haciendo lo que se ha hecho toda la vida, obviamente sin el estorbo de los pacientes.

Rehabilitar

El concepto de rehabilitar las personas enfermas surge de los sanatorios antituberculosos (recuerda «Peste blanca»), unas instituciones cerradas que pretendían devolver a los pacientes tuberculosos a la sociedad tras haber seguido un programa basado en el aire sano de las montañas. Los balnearios, menos específicos en lo tocante a la casuística, también han adoptado esa idea de la rehabilitación, en este caso mediante tratamientos con aguas termales. Pero cuando a mediados del siglo pasado la medicina científica tomó las riendas de la actividad clínica, la idea de rehabilitar decayó. Como existían antibióticos y quirófanos, los buenos aires y las termas pasaron a un segundo plano.

La medicina científica, no obstante, ni era tan efectiva como pretendía, ni llegaba a cubrir todos los problemas de salud, pero su arrogancia era inmensa. Pongo como ejemplo una unidad de psiquiatría, hoy ya no manicomio, dotada de modernos antipsicóticos. Su estrategia ante las crisis de las personas con problemas mentales es la misma que la de los cirujanos tratando a personas con apendicitis aguda. Unos días de ingreso, un tratamiento fuerte y, cuando los síntomas que motivaron el ingreso remiten, a casa. En el caso de las crisis psicóticas, sería mejor decir «hasta la próxima».

La fisioterapia, una disciplina que existe desde la antigüedad, fue obteniendo, poco a poco, mayor notoriedad sobre todo en las lesiones de los deportistas, pero su fama se extendió a otros campos, como las lesiones laborales, los accidentes de tráfico y los problemas articulares de la gente mayor. Por tanto, la nueva fisioterapia tomó posición como un tratamiento, por sí mismo, para la puesta a punto de ligamentos y articulaciones lesionados, pero también como un complemento de los posoperatorios de intervenciones osteoarticulares.

En el mundo actual, la rehabilitación, una disciplina médica que engloba la fisioterapia, ya no pretende aislar a las personas en un balneario, sino que quiere ayudarlas a recuperarse de un problema puntual para retornarlas, en la medida de lo posible, a su nivel de vida anterior. Esta visión de la rehabilitación está siendo muy efectiva para las personas con enfermedades neurodegenerativas, enfermedades coronarias, bronquitis crónica, ictus y afectaciones de la salud mental.

¿Cómo actúa la rehabilitación cuando un problema de salud no tiene un tratamiento claramente efectivo? En estos casos, el terapeuta debería tener la capacidad para comprender la manera de ser de cada persona. No se puede llevar adelante la rehabilitación de una persona con esquizofrenia sin conocer a fondo cómo está siendo su vivencia. Con esto quiero decir que montar talleres de terapia ocupacional para una mujer que no comprende qué sucede en el interior de su cerebro puede ser incluso contraproducente, como fue el caso de Ángel en «No puedo más», que asistía a los talleres para que lo dejaran en paz, pero a quien lo que lo ocupaba de veras era cómo tramar un plan para quitarse la vida, algo que ninguno de los terapeutas que lo atendían detectó.

En este punto nace el concepto del proyecto vital como base para elaborar planes terapéuticos de personas en situaciones complejas, una idea que me lleva a Assertive Community Treatment (ACT), un modelo asistencial basado en el trabajo en equipo multidisciplinario asentado en la comunidad, que fue creado en los años setenta en un hospital psiquiátrico de Minnesota y desplegado posteriormente en diferentes países. ACT tiene como finalidad atender intensivamente, en su propio entorno, a personas con síntomas graves de enfermedad mental y con riesgo de crisis psiquiátricas. Esta metodología asertiva, para empezar, valora la situación personal de cada uno de sus pacientes, ajusta sus planes terapéuticos, trabaja los aspectos más prácticos de sus vidas cotidianas y atiende las crisis con servicios domiciliarios de continuidad. La práctica de ACT ha demostrado un efecto positivo sobre las hospitalizaciones evitables y sobre la calidad de vida de los pacientes.

La rama de salud mental de Buurtzorg (recuerda «Enfermeras y enfermeros»), en la línea de ACT, orienta los planes terapéuticos de sus pacientes hacia la restauración del contacto con sus entornos y trabaja para desarrollar estrategias que les permitan recuperar el control de sus vidas, hasta el punto de que en el proceso de rehabilitación los propios pacientes colaboran con otros pacientes, como un elemento más de su propia recuperación. Las personas tratadas por la rama de salud mental de Buurtzorg entran en un entorno donde continuamente son invitadas a reflexionar sobre su proyecto vital y a proponer, ellas mismas, ideas sobre cómo salir adelante.

La rehabilitación es una rama de la terapéutica muy valiosa si es capaz de entender la manera de ser de las personas que atiende y, en los casos más complejos, si aprende a elaborar los planes terapéuticos a partir de averiguar cuáles son realmente sus proyectos vitales.

No sabemos bastante

Los relatos que acabas de leer son una muestra del esfuerzo realizado por investigadores, instituciones e industria para aportar soluciones a problemas de salud concretos. Pienso, no obstante, que es justo poner en contexto estos avances de la medicina, pues durante este mismo período el mundo, en todos sus ámbitos, también ha cambiado mucho y, como todo está entrelazado, hay que reconocer que sin la revolución industrial y los avances sociales y tecnológicos casi ninguna de las innovaciones explicadas habría sido posible.

A pesar de los grandes hitos alcanzados, hay campos en los que aún existe mucho margen para la mejora, especialmente en el cáncer, en la salud mental, en las enfermedades neurodegenerativas y en las aplicaciones de la medicina personalizada y la inteligencia artificial en los procesos clínicos. También hay mucho terreno para avanzar en el fomento de buenas prácticas, en la humanización de las actividades clínicas y en la reducción de las desigualdades sociales, la piedra angular para que la innovación llegue donde más se necesita.

¿Y AHORA QUÉ?

Los supermercados de hoy son una muestra del exceso de la sociedad de consumo. Todos sabemos, a pesar de que hablamos poco de ello, que la factura que ha de pagar la naturaleza para llenar de productos las coloridas estanterías de los supermercados no es menor, empezando por los animales sometidos a sufrimientos crueles y siguiendo con la contaminación de la agricultura industrial, el uso de conservantes y edulcorantes sintéticos y la falta de reciclaje eficiente de los plásticos del empaquetado, además de la huella carbónica del transporte de alimentos exóticos. Dicho esto, la gran disponibilidad de alimentos tiene una vertiente positiva, y es que hoy los humanos, salvo los que viven en el nivel uno de Rosling (menos de dos euros al día), especialmente quienes vivimos en el nivel cuatro, tenemos al alcance una gama amplísima de alimentos a unos precios asequibles, algo impensable hace tan solo un par de generaciones.

Más allá de la alimentación, el exceso está en todas partes, como por ejemplo en el consumo de ropa de vestir, en los combustibles fósiles, en la electrónica, en la climatización, en las actividades de ocio, etcétera. Los ciudadanos del nivel cuatro consumimos por encima de nuestras necesidades reales, mientras que los que no tienen nuestra suerte anhelan tomar el ascensor social —o la patera— para poder consumir como nosotros. A pesar de los discursos ecologistas y las cumbres mundiales, la sociedad actual está lejos de aplicar el sentido común en sus hábitos de consumo.

Por otra parte, el uso de los recursos sanitarios no es una excepción y, por tanto, también está sometido a fuertes presiones consumistas. Para poner cifras al exceso sanitario he acudido a un trabajo de un grupo de investigación de la Universidad de Stanford que, tras revisar miles de historias clínicas, concluyó que el derroche por prácticas de escaso valor podría llegar a representar entre un cuarto y un tercio del gasto sanitario. En esa misma línea, el oncólogo estadounidense Vinay Prasad publicó una revisión en la que decía haber detectado casi cuatrocientas prácticas clínicas que se tendrían que revertir, debido a que no obtienen los resultados esperados. Prasad comenta que la inercia del exceso en la provisión de servicios sanitarios es tan grande que, cuando una actividad clínica ya está implantada, cuesta muchos años conseguir que se deje de hacer, pese a tener la evidencia en contra. Valgan como ejemplo las mastectomías radicales de Halsted (comentadas en «Cirugía radical»), que se siguieron practicando durante muchos años después de que se supiera con certeza que resultaban más nocivas que beneficiosas.

Pese a la presión del consumo exagerado de los servicios sanitarios, pienso que es de justicia reconocer los servicios clínicos que están aportando mucho bienestar a las personas y, como supongo que ya te imaginas, empiezo por el programa de vacunaciones infantiles, todo un éxito del ingenio de científicos comprometidos con la salud pública, unos programas que, allí donde han llegado, han cambiado radicalmente el panorama de la salud de los niños y las niñas. También quiero destacar el modelo de la atención primaria de base comunitaria y de acceso universal, sobre todo cuando, lejos de burocracias, tiene la capacidad de adaptarse a los determinantes de la salud de cada pueblo y barrio, accionar los activos sociales y educativos y ofrecer un primer nivel de atención sanitaria de calidad. Dicho esto (vacunaciones y atención primaria), sigo con una lista de servicios que están ayudando a muchas personas y dando respuestas efectivas a muchas situaciones difíciles, como los sistemas de emergencias, los servicios a la salud sexual y reproductiva, los de salud mental, los medicoquirúrgicos, los oncológicos, los de cuidados intensivos, los de cuidados paliativos, los sociosanitarios, los odontológicos, los de rehabilitación y las unidades de investigación.

Con la finalidad de afrontar el grave problema del derroche, los servicios sanitarios públicos y privados deberían centrarse en las actividades clínicas valiosas, para dejar de hacer, por contra, las que no lo son; por ello es clave definir de qué hablamos cuando hablamos de valor, por lo que te propongo confiar en el académico estadounidense Michael Porter, que lo define como la calidad percibida de un servicio en relación con sus costes. Es decir, que para la gente (aquí nos incluimos tú y yo) lo importante no son los servicios en sí mismos, sino cómo los percibe. Como creo que el concepto porteriano de valor es el que nos tendría que permitir enderezar los excesos del consumismo sanitario, te invito a ir conmigo en autobús y, una vez dentro, con los pasajeros bien juntitos, es fácil que oigamos a alguien decir esto: «La relación calidad-precio del restaurante al que fui anoche era bastante buena». Lo que viene a decir esa persona, que probablemente no tiene estudios de economía, es que para lo que pagó no estuvo nada mal lo que comió. Si quien ha pronunciado la frase es un muchacho joven, tal vez ha querido decir que fue a un lugar donde por veinte euros dispuso de un bufet libre con la bebida incluida, pero si, imagínatelo, es una funcionaria de mediana edad, puede haber expresado que fue a un restaurante de cocina sofisticada que no resultó ser tan caro como había temido. Las personas valoramos las cosas de maneras muy diferentes, y por ello son las percepciones las que mueven los mercados, y no otras consideraciones.

Michael Porter tuvo un contacto con el sistema de salud, fruto del cual escribió un libro que se convirtió en seminal. Porter dice en él, refiriéndose a las aseguradoras, que las ve demasiado obcecadas en medir la actividad asistencial, y a los médicos demasiado concentrados en la protocolización de los procesos clínicos, y todos ellos demasiado poco interesados en medir cuál es el valor que tanta actividad aporta a la salud de las personas. Ese desenfoque de la provisión de servicios sanitarios no es exclusivo de la medicina privada, sino que también afecta a los servicios públicos.

Te pongo un ejemplo para que te des cuenta de la magnitud del problema. Antonio, de ochenta y muchos años, se rompe el fémur. Una ambulancia lo lleva al hospital más cercano, donde con toda probabilidad le operarán de una artroplastia de cadera (es el nombre técnico para la reposición de la articulación y de la cabeza del fémur con material sintético). Estará unos días en la planta de hospitalización y luego lo derivarán a una unidad de convalecencia, donde seguirá un programa de rehabilitación hasta el momento del alta. Con todo ello, el sistema de salud habrá puesto en marcha un montón de indicadores para evaluar el proceso clínico, como el tiempo transcurrido entre la llegada a urgencias y la entrada a quirófano, la estancia hospitalaria ajustada por complejidad, etcétera. Si el sistema es privado, ese proceso clínico generará una factura de acuerdo con la estimación de los costes inferidos; si es público, se recopilarán los mismos datos como justificación del presupuesto del hospital. En ninguno de ambos sistemas la experiencia vivida por Antonio, o los resultados a medio y largo plazo, contarán para nada.

En un mundo en que la gente en el autobús habla del valor de los servicios, curiosamente en la sanidad aún se habla de actividad. Tanto es así que si pusiéramos a directivos sanitarios a dirigir una fábrica de coches, veríamos que todo su empeño se dirigiría a mejorar la producción y, si un día visitara la fábrica el presidente de la compañía y, alarmado por el *stock* de vehículos que ha visto en el aparcamiento, preguntara cómo van las ventas, los directivos con mentalidad sanitaria responderían que ese no es su problema, que ellos cobran para que la fábrica produzca con eficiencia.

Volviendo a Antonio, la responsabilidad de los médicos y las médicas del hospital termina en el momento del alta. Si al cabo de seis meses el hombre siente dolor o no, ha recuperado la funcionalidad perdida o no, sufre una incontinencia urinaria o se ha vuelto más frágil y ya no se vale por sí mismo, ese es un problema de la atención primaria y de los servicios sociales. El trabajo del hospital solo ha sido el de implantar una cadera de la manera más eficiente posible.

En mis tiempos de consultor con frecuencia era llamado por directivos de organizaciones sanitarias que me pedían que los ayudara a levantar la mirada hacia el valor y, para empezar, me entretenía en hacerles ver su realidad con la mirada del presidente de la empresa. Por ese motivo, el día antes de la primera sesión acudía a internet para buscar su plan estratégico. Una vez bajado, subrayaba las palabras más nobles que encontraba en él, donde nunca escaseaban conceptos como los de los resultados en salud, el humanismo, la implicación de los pacientes, la gestión del conocimiento, la responsabilidad social corporativa y cosas así. Vaya, la mirada del presidente. Luego iba a la memoria de actividades e, indefectiblemente, siempre recopilaba un montón de parámetros cuantitativos que no tenían nada que ver con los propósitos del plan estratégico, sino con el prisma del director de la fábrica. Con esa labor previa, al día siguiente me gustaba empezar la sesión con una pantalla compartida. A la izquierda proyectaba qué habían dicho que pretendían hacer y a la derecha de qué rendían cuentas. «Dije que vendería coches, pero en realidad cuantifico cuántos vehículos produzco.»

Con esto que he dicho ya debes intuir que hacer avanzar los sistemas de salud hacia el valor no será fácil; por ello, me parece clarificador mostrarte un texto que los editores de *The Lancet* escribieron en el prólogo del monográfico «Right Care», que la revista publicó en 2017. Dice así: «La práctica clínica valiosa es la que aporta más beneficios que efectos no deseados, la que tiene en cuenta las circunstancias de cada paciente y su manera de ver las cosas y la que, además, se sustenta en la mejor evidencia disponible y en los estudios de coste-efectividad». Esta es una definición que te recomiendo que enmarques y que ventiles cada vez que tengas delante a alguien con mentalidad de director de fábrica.

TRES REFLEXIONES
PARA TERMINAR

El futuro de la humanidad es incierto. No me alargaré con esto, pero los titulares que hoy recibimos son amenazadores: falta de gobierno universal, pugnas imperiales por el control de los mercados, tendencias totalitarias por doquier, amenaza de colapso nuclear, secuestro de datos en pocas manos, radicalismo capitalista, desigualdades sociales, migraciones masivas, urbanización descontrolada, agresiones al medio ambiente, reducción de la biodiversidad, calentamiento global. Aterrador.

En este mundo convulso, la lucha por la vida ha ido tomando diferentes formas según segmentos sociales. La población del nivel uno (recuerda la clasificación de Rosling), mil millones de personas que viven con menos de dos dólares al día, lucha por sobrevivir, y por eso sigue teniendo muchos hijos; la de los niveles dos y tres, cinco mil millones de personas con más de dos dólares al día pero con menos de treinta y dos, ya han reducido su fertilidad pero se esfuerzan por tener acceso a servicios sanitarios de calidad; mientras que los mil millones que vivimos en el nivel cuatro, con más de treinta y dos dólares al día, consumimos los servicios sanitarios a espuertas, como si no hubiera un mañana.

En cuanto a la investigación básica, tenemos aún grandes lagunas para entender la influencia de la genética y la epigenética en la constitución de la morfología y la manera de ser de cada individuo, pero también para comprender la elaboración de la conciencia, justamente la fracción del funcionamiento del cerebro que nos diferencia como humanos, y si nos adentramos en la fisiopatología, aún tenemos mucho campo por correr para conocer cuál es el mecanismo celular más íntimo del cáncer y de las enfermedades degenerativas, además de un amplio abanico de enfermedades, empezando por las psiquiátricas y llegando hasta muchísimas de las de baja frecuencia.

Si hacemos caso a los demógrafos, el crecimiento de la población mundial tocará techo cuando llegue a los once mil millones de personas, siempre que los mil millones del nivel uno salgan del pozo y, por tanto, reduzcan su fertilidad. La segunda cifra, la de los setenta y dos años de esperanza de vida, también tendrá un incremento, pero no tanto por los avances de la medicina como por el grado de actividad del ascensor social. La tercera cifra, la del 75% de la influencia de los determinantes sociales de la salud, acabará siendo la piedra angular. Por tanto, urge que la humanidad elabore estrategias efectivas para combatir las amenazas que ella misma ha creado, si desea que los once mil millones de personas que la acabarán componiendo vivan de manera saludable y en armonía con el planeta que pisan.

Notas

Tres cifras para empezar

Rosling (2018) es un libro de consulta obligada para entender la economía del mundo de hoy en relación con el de ayer; de él han surgido las cifras demográficas a las que aludo en el texto. McKeown (1981) es un libro seminal, a cuyas conclusiones hay que prestar atención. Illich (1975) es una obra de consulta para los amantes de una salud pública desmedicalizada. Lalonde (1974) es un documento de referencia de los determinantes sociales de la salud y tiene como primer firmante a Marc Lalonde, entonces ministro del gobierno canadiense. Este documento ha trascendido con el nombre de informe Lalonde.

Pobreza

De Rosling (2018) he tomado prestado el modelo de los cuatro niveles basados en los ingresos económicos. Se trata de una aportación notable del profesor sueco para analizar de forma cuidadosa la evolución social y económica de los pueblos del mundo de hoy. Si sumas las cifras del número de personas a cada uno de los cuatro niveles, te darás cuenta de que el resultado que da es de siete mil millones, y no los ocho mil esperados. Ello se debe a que Rosling construyó el modelo en el momento en que la población mundial acababa de llegar a los siete mil millones de habitantes. Wagstaff (2002), Chokshy (2018) y Williams (2020) son tres artículos que explican el impacto de las desigualdades sociales y económicas en la salud de las poblaciones. OECD Indicators (2021) es un informe que analiza datos de los sistemas de salud de treinta y ocho países, incluidos los que se llaman emergentes, como China, Rusia, Brasil, India, Indonesia y Sudáfrica. El dato de la esperanza de vida de los jóvenes según su nivel formativo corresponde a 2019, justo antes de la pandemia de covid.

Comida

En Harari (2014) están las referencias a las epidemias de hambre de India y China. En Susaeta (2018) hay una ficha que explica el descubrimiento de Ötzi, los restos del hombre que vivió hace algo más de cinco mil años, que adoptaron el nombre del valle de los Alpes donde reposaron en el interior de un glaciar todo ese tiempo. La lista de la comida de los espectadores del coliseo romano la he encontrado en un artículo del periódico *Ara* del 19 de diciembre de 2022, firmado por Sílvia Marimon, sobre los quince hallazgos arqueológicos más importantes de 2022. Quested (2021) es un informe de las Naciones Unidas que analiza el derroche de comida en todo el mundo. La cita de Will y Ariel Durant procede de Durant (2022).

Violencia

En Harari (2014) está la reseña del exterminio de la noche de San Bartolomé. En Durant (2022) está la cita sobre las penas de muerte de los seguidores de Tiberio y Cayo Graco. En Zweig (2002) está la cita sobre las crueldades de Julio César.

Eugenesia

De las varias ediciones de la *República* de Platón en español, he citado una reciente, Platón (2020). De las diversas ediciones de *El origen de las especies* de Darwin en español, he citado una reciente, Darwin (2023). En Susaeta (2018) hay una reseña sobre Georg Mendel y sus trabajos. En Mukherjee (2017) está la fuente de inspiración del texto sobre la eugenesia.

Little Boy

La principal fuente de información de este relato ha sido Ortiz (2022), una novela histórica que relata la implicación de los científicos húngaros en la construcción de la bomba atómica estadounidense. La segunda fuente de este relato ha sido Hürter (2022), una historia sobre la evolución de la física atómica durante la primera parte del siglo xx. También ha sido una buena ayuda la puesta en escena de la película *Oppenheimer*, de 2023, dirigida por Christopher Nolan.

Acceso

Beveridge (1944) es un informe seminal que fue la base para la creación, dos años más tarde, del National Health Service del Reino Unido, y del que me gusta destacar el siguiente fragmento: «Las políticas de seguridad social se han de conseguir en cooperación entre el Estado y los individuos, con el Estado garantizando los servicios y la financiación, sin escatimar incentivos, oportunidades ni responsabilidades al establecer un mínimo de servicios, aunque habría que alentar a las personas a las acciones voluntarias, en bien de ellas y de sus familias». El análisis de gastos y resultados por países del texto procede del informe OECD Indicators (2019), un documento en el que se analizan datos de los sistemas de salud de treinta y ocho países, incluidos los que se denominan emergentes, como China, Brasil, India, Indonesia y Sudáfrica.

Hombres

OECD Indicators (2021) es un informe que analiza datos de los sistemas de salud de treinta y ocho países, incluidos los que se denominan emergentes, como China, Brasil, India, Indonesia y Sudáfrica. El dato de la diferencia de la esperanza de vida entre mujeres y hombres corresponde a 2019, justo antes de la pandemia de covid. En la construcción del Empire State Building murieron cinco trabajadores, una cifra que se consideró baja para los estándares de la época. Por otra parte, en los duros trabajos de perforación del primer túnel de Vielha, el que se inauguró en 1948, murieron diez obreros. Las medidas de seguridad en el trabajo, todavía hoy, tienen un despliegue muy irregular, con circunstancias muy preocupantes en los países emergentes, especialmente cuando los obreros son inmigrantes de países más pobres. Para ilustrar la gravedad del problema, recomiendo consultar una investigación de *The Guardian*, publicada el 21 de febrero de 2021, que revela que en la construcción de las instalaciones del Mundial de fútbol de Qatar de 2022 perdieron la vida seis mil quinientos trabajadores inmigrantes, una cifra escandalosa, que generó tímidas protestas entre los gobiernos de los países desarrollados, las cuales fueron insuficientes para motivar penalización alguna a los organizadores del evento.

Mujeres

El pasaje de la Biblia citado que habla del castigo por la violación de una mujer virgen está en Deuteronomio 22:28-29. En Harari (2014) está la reseña sobre las circunstancias de la gobernanza de la reina Isabel I de Inglaterra. En Rosling (2018) hay un gráfico evolutivo de la fertilidad mundial y la referencia al estudio que correlaciona el bienestar con la fertilidad, también en los países confesionales.

Criaturas

En Harari (2014) está la lista de los dieciséis partos de la reina Leonor de Inglaterra. En Fitzharris (2019) está la información sobre la mortalidad de la descendencia del profesor James Syme.

Gente mayor

Los datos del envejecimiento de la población se pueden encontrar en muchos lugares, pero los que yo utilizo están en OECD Indicators 2021 y en las webs de la ONU y de la OMS. Para el tema de los servicios domiciliarios y las residencias sociales recomiendo visitar el *post* del 27 de abril de 2020 de Jordi Varela «¿Sanitarizar las residencias?», en el blog «Avances en Gestión Clínica». La soledad ha sido objeto de estudio por parte de un grupo de investigadores del Departamento de Psicología de la Brigham Young University, quienes publicaron un metaanálisis en Holt-Lunstad (2015). El estudio que habla de los incrementos de la polimedicación en España está en Hernández-Rodríguez (2020). El informe que prevé el impacto de la polimedicación en los Estados Unidos está en Alves-Conceição (2018). Para este tema de la medicación de la gente mayor, recomiendo visitar el *post* del 15 de julio de 2022 de Cristina Roure «La epidemia de la prescripción de bajo valor, ¿tratamiento o prevención?», en el blog «Avances en Gestión Clínica». El problema de los efectos adversos y de las interacciones de medicamentos está en Garattini (2018).

Comunidad

Michael Marmot presidió la Comisión sobre Determinantes Sociales de la Salud de la OMS y es jefe del Departamento de Epidemiología y Salud Pública del University College de Londres. Los cinco primeros ejemplos de la selección de programas de salud comunitaria están en un documento de The King's Fund, en Alderwick (2015). Los programas de salud comunitaria del ICS en Bellvitge y en Morera-Pomar de Badalona están en Varela (2021). La información sobre la ONG Possible la he extraído de una entrevista a David Citrin, su director, en la web «Pritpal S Tamber – Exploring the future of Health». El artículo se titula «Re-aligning Revenue With Care». La publicación no está fechada, pero se puede encontrar en la red sin dificultades. Es muy recomendable la visualización del documento estratégico «Our For-Impact Culture Code», de Possible, prestando especial atención a la página donde están los once principios que inspiran su código. Este documento también está disponible en abierto en la red. La evidencia sobre las intervenciones para vacunar a niños y niñas en colectivos de baja adherencia está en Saeterdal (2014); sobre actuaciones en salud maternal y neonatal en colectivos de riesgo está en Lassi (2015); y sobre programas para reducir el sida entre hombres que tienen sexo con hombres está en Johnson (2008).

Pacientes

Los principios de Picker sobre la atención centrada en la persona están en la web del propio Instituto. El proyecto de Cleveland Clinic está explicado, con mucho detalle, en Merlino (2013). La web «patientslikeme» sigue siendo un referente indiscutible para todas las personas y los profesionales interesados en la atención centrada en las personas. En DeBronkart (2014), además de las valiosas aportaciones del autor, no hay que perderse las de su médico, Danny Sands, especialmente las recomendaciones que hace a sus colegas y a los pacientes. También es interesante consultar la web «epatientdave». En Robins (2022) la autora explica las vivencias a raíz de la pérdida de su hijo por un cáncer y cómo cree ella que, a partir de su experiencia, puede ayudar a los hospitales a tratar a sus pacientes de una manera más humana. La web de Patricia Ripoll es «mamatiene-migraña». El decálogo de África está en el *post* «Decálogo del paciente», de Mònica Almiñana, publicado en «Avances en Gestión Clínica» el 21 de junio de 2019. El congreso al que se hace referencia en el texto fue el I Congreso Internacional de Humanización de la Asistencia Sanitaria, celebrado en el Hospital La Fe de Valencia durante los días 11 y 12 de abril de 2019. El artículo sobre la despersonalización de las historias clínicas está en Karan (2018). El libro sobre The Patient Revolution ha sido traducido al castellano, y está en Montori (2019).

Médicos y médicas

La biografía de William Osler (Bliss, 2005) no está exenta de polémica. Con ojos de hoy sorprende que Osler pusiera el acento en la parte humana del conocimiento del paciente como un medio para llegar al diagnóstico, pero que, en cambio, mostrara tan poco interés en la vertiente terapéutica. Se podría decir que los pacientes oslerianos morían con la misma celeridad que los otros, pero con el diagnóstico mejor catalogado. Por otra parte, también resulta extraño que un hombre que ha pasado a la historia como un icono del humanismo médico se declarara racista, eugenista y edadista (el término que se emplea para referirse a una persona que defiende la discriminación por razón de edad). Los tres autores vinculados al *New England Journal of Medicine* son Jerome Kassirer, John Wong y Richard Kopelman, y están en Kassirer (2010). En el texto se han expresado opiniones de otros autores, cuyas referencias te facilito: Ofri (2017), Launer (2019) y Wen (2013).

Enfermeras y enfermeros

Se puede encontrar una edición en PDF de las *Notes on Nursing. What it is and What it is not*, de Florence Nightingale, de 1959, en internet, editada por The Library of the University of California Los Angeles. En Byrne (2008) hay un texto extraído de las *Notes on Nursing* en el que se observa cómo Nightingale creó su cuerpo de conocimiento enfermero sin tener aún noticia alguna de la teoría germinal. Dada su popularidad, se han publicado muchas biografías de Florence Nightingale. El libro clave de Virginia Henderson, *The principles of Nursing*, de 1955, se encuentra en edición de segunda mano en la red. En Laloux (2016) hay una reseña del modelo organizativo de las enfermeras comunitarias de Buurtzorg en los Países Bajos. En Minnaar (2021) también hay una descripción de las esencias de la organización de enfermeras comunitarias neerlandesas Buurtzorg. The Commonwealth Fund publicó el 29 de mayo de 2015 un «Case Study»: «Home Care by Self-Governing Nursing Teams: The Netherlands' Buurtzorg Model» (que se puede encontrar en internet) en que se refleja el modelo Buurtzorg y sus excelentes resultados.

LGTBIQ+

El libro que explica la historia y el cierre del Tavistock's Gender Service for Children está en Barnes (2023). Una crítica a la medicalización inapropiada de los niños transgénero está en Masson (2023), y otra crítica, desde la óptica feminista, a la penetración de las ideas transgeneristas en la educación está en Carrasco (2022), mientras que las cifras del negocio de la transexualidad están en Ekman (2021). Los resultados de las evaluaciones de los programas de transexualidad en Finlandia y Suecia están en la web de la SEGM (Society for Evidence Based Gender Medicine): «One Year Since Finland Broke with WPATH Standards of Care. Finland prioritizes psychotherapy over hormones, and rejects surgeries for gender-dysphoric minors», del 2 de julio de 2021, y «Sweden's Karolinska Ends All Use of Puberty Blockers and Cross-Sex Hormones for Minors Outside of Clinical Studies. Concerns over medical harm and uncertain benefits result in a major policy shift», del 5 de mayo de 2021.

Diferentes

En Foot (2015) se explica la historia de Franco Basaglia, el psiquiatra que consiguió cerrar los manicomios italianos. *Alguien voló sobre el nido del cuco* es una película de 1975 dirigida por Milos Forman, que tuvo como protagonista a Jack Nicholson, con un guion basado en la novela homónima de Ken Kesey. Por otra parte, existe mucha literatura ambientada en manicomios, pero de todo lo que he leído quiero destacar *La extraña desaparición de Esme Lennox*, y lo hago porque el tema de esa novela no se centra tanto en el clima interno de un psiquiátrico, cosa que ya hizo Kesey, sino en la historia de una muchacha de dieciséis años con un carácter huraño, probablemente esquizofrénica aunque la autora no lo termina de aclarar, a quien sus padres encierran en un manicomio porque no la soportan, donde pasa recluida sesenta años sin que ningún miembro de su familia vaya a verla nunca más. Sencillamente, la borraron de la memoria familiar por el solo hecho de ser considerada problemática; el libro está en O'Farrell (2009). Para saber más sobre la psiquiatrización de la vida normal, me he inspirado en Frances (2013). Para profundizar en las recomendaciones que las agencias internacionales hacen a los gobiernos sobre la necesidad de desplegar programas dirigidos a la mejora de la salud mental de las poblaciones, he consultado los dos documentos siguientes: European Comission (2016) y World Health Organisation (2022).

Indígenas

Galeano (1971) es una obra imprescindible para entender el genocidio que españoles y portugueses infligieron a los indios americanos. Para las cifras demográficas de los nativos americanos he utilizado Collier (1947). Para la historia de las minas de Potosí, he acudido a Romero (1949). En Harari (2014) está la información sobre el genocidio de Tasmania. En Zweig (2002) está la cita sobre la crueldad de Núñez de Balboa con los indígenas.

Esclavos

La información sobre la esclavitud en el mundo antiguo está en Ciccotti (2005) y Andreau (2011). En Harari (2014) está la fuente de la información sobre el tráfico de esclavos africanos. La Declaración Universal de los Derechos Humanos se aprobó el 10 de diciembre de 1948 en la Asamblea General de las Naciones Unidas celebrada en París, en un clima conmocionado por el dolor, la destrucción y una mortandad de dimensiones dantescas causados por las dos guerras mundiales que azotaron a la humanidad durante la primera mitad del siglo xx.

Migrantes

El texto del relato sobre los migrantes, dada su actualidad, ha surgido fundamentalmente de la información periodística disponible. La IOM es la Organización Mundial para la Migración, que publica puntualmente su informe anual, de donde he extraído los datos del texto.

Presos

En la web «World Population Review» hay una página, «Incarceration Rates by Country», de donde han surgido los datos de las tasas de encarcelamiento por países. En Goffman (2013) hay cuatro ensayos sobre la vida de los internados psiquiátricos. Foucault (2009) es un libro idóneo para entender las formas sutiles del control y la sumisión. Clemmer (1940) es un libro que establece el concepto de «prisonization» como el de la sumisión de los presos en un entorno caótico y amenazador.

Vulnerables

En el informe «La salud en Barcelona», de la Agencia de Salud Pública de Barcelona, están los datos de la esperanza de vida por barrios. Este informe, que está en la web del Ayuntamiento de Barcelona, se renueva cada año. La Fundació Arrels, en el último recuento visto en su web, ha estimado que en Barcelona hay mil doscientas personas que viven en la calle, la mayoría hombres extranjeros relativamente jóvenes, una cifra que pasaría de los cinco mil si no fuera porque más de tres mil se alojan en recursos sociales públicos o privados. En San Francisco, donde existe una alerta social por el gran número de personas que viven en la calle, se considera que la cifra supera las ocho mil. El dato sale del informe San Francisco Homeless Count & Survey. Comprehensive Report 2019. Applied Survey Research (ASR)». En la clasificación internacional de enfermedades (ICD 10) existe el código Z60.2 para «problems related to living alone» y el Z59.6 para «low income».

Techo

En Rosling (2018) se recogen las previsiones demográficas de la población mundial, lo que el autor hace con su toque peculiar. En la edición del periódico *Ara* del 4 de diciembre de 2022 hay una entrevista a Albert Esteve, director del Centre d'Estudis Demogràfics, donde afirma que cree que no se llegará al techo de los once mil millones de habitantes y que, en sesenta o setenta años, empezará el declive de la población mundial.

Divinidades

Como de mitología no entiendo ni jota, he confiado en Fry (2019), un autor británico que ha escrito dos libros deliciosos sobre mitos y héroes, muy útiles para desconocedores del tema. La cita nombrada en el texto sobre el poder curativo del rey de Francia está en Villalonga (2017).

Humores y miasmas

En la web de la *Encyclopedia of Philosophy* hay una página, «A Peer-Reviewed Academic Resource», con información que me ha resultado útil para entender mejor el pensamiento hipocrático, con una mención especial al debate sobre los beneficios de las teorías causales. En Guerra (2007) hay un capítulo muy extenso que habla sobre la medicina hipocrática, además de ofrecer la biografía de Thomas Sydenham.

Remedios

Las memorias del médico Lewis Thomas son una pieza clave para entender el tipo de medicina que se practicaba durante la primera mitad del siglo XX; están en Thomas (1995). La bibliografía sobre remedios caseros es muy extensa. Los hay para todos los gustos. Pedanio Dioscórides fue un médico y boticario griego que escribió uno de los tratados más importantes de la botánica farmacéutica, que en el siglo X se tradujo al árabe y en el XIV al latín. En 1961, el botánico, farmacéutico y químico leridano Pius Font i Quer renovó la farmacopea de Dioscórides; está en Font (2016). En Susaeta (2018) hay una ficha sobre Dioscórides y otra sobre la triaca de Galeno.

Alternativas

En Harris (2016), el autor revisa el impacto del efecto placebo en los diferentes procesos clínicos, especialmente los quirúrgicos. Una revisión sistemática, Meissner (2013), analiza el efecto placebo en el tratamiento de la migraña desde la perspectiva de diferentes opciones terapéuticas. Se trata de una investigación de gran interés porque la migraña es una enfermedad muy dada a la irrupción de medicinas alternativas, sobre todo para personas que no evolucionan satisfactoriamente con los tratamientos homologados. En Tan (2001), la autora efectúa una introspección autobiográfica de su pasado familiar en China, donde menciona varias veces la manera de actuar de la medicina china.

Ciencia

En Zweig (1986) hay un relato sobre el clima del Renacimiento favorable a la revolución científica. Los siguientes libros han resultado seminales, pero ahora son piezas difíciles de obtener y, por tanto, hay que buscarlas en los círculos bibliográficos apropiados:

- *De Revolutionibus Orbium Coelestium*, de Nicolás Copérnico, de 1543. Es la obra maestra que revolucionó la cosmología del siglo XVI y fue prohibida por la Iglesia católica.
- *Sidereus Nuncius*, de Galileo Galilei, de 1610. Es una colección de las primeras observaciones que Galileo hizo al telescopio.
- *Dialogo sopra i due massimi sistemi del mondo Tolemaico, e Coperniciano*, de Galileo Galilei, de 1632. Es una defensa por parte de Galileo del modelo copernicano.
- *Discours de la méthode*, de René Descartes (Editorial Ian Maire, Leiden 1637). El autor utilizó la palabra *discurso* en lugar de *tratado*, que habría sido la apropiada, con la finalidad de intentar esquivar la Inquisición.
- *Philosophiae Naturalis Principia Mathematica*, de Isaac Newton, de 1687.
- *Novum Organum Scientiarum*, de Francis Bacon, de 1620. Documento que sienta las bases del método científico.
- En la red hay una edición en francés de *La Science Expérimentale*, de Claude Bernard, reimpresa hace poco, que parece ser fiel al original del 1878.

Cuerpo humano

El cuadro *Lección de anatomía del doctor Tulp*, pintado por Rembrandt en 1628, está expuesto en el Museo Mauritshuis de La Haya, en los Países Bajos. En Fitzharris (2018) está la descripción de la suciedad de las salas de disección y el riesgo mortal de los estudiantes cuando se pinchaban con algún utensilio quirúrgico. Los siguientes libros y documentos han sido seminales, pero hoy son piezas difíciles de obtener y, por tanto, hay que buscarlos en los círculos bibliográficos apropiados:

- El papiro de Edwin Smith (llamado así en honor del egiptólogo que lo descifró) recoge casos clínicos explicados de una manera pragmática, libre de los conceptos mágicos y religiosos de la época. Se estima que el autor fue Imhotep, un médico que vivió hacia el 2625 antes de Cristo. El papiro se encuentra en la Academia de Medicina de Nueva York.
- *De humani corporis fabrica libri septem*, de Andrés Vesalio, de 1543, se encuentra en un fondo de reproducciones de las ilustraciones originales en Wikimedia Commons.
- *Concessio ei data qui componere haud valet*, de la enciclopedia médica *Kitab al-Tasrif*, escrita por Abulcasis en el siglo X, es una obra de treinta volúmenes con descripción detallada de la anatomía humana, clasificación de enfermedades y técnicas quirúrgicas.
- *Canon Medicinae*, de Ibn Sina, del siglo XI, es un compendio de catorce volúmenes sobre anatomía y práctica clínica, absolutamente inaudito para su época, que llegó a Europa de la mano de los cruzados. En el siglo XII fue traducido al latín.
- *Christianismi Restitutio*, de Miguel Servet, de 1546. En el libro V está la descripción de la circulación pulmonar.
- *Exercitatio Anatomica de Motu Cordis et Sanguinis in Animalibus*, de William Harvey, de 1628, es una descripción de la metodología experimental imprescindible para llegar a inducir una nueva doctrina sobre la circulación de la sangre.

Células y tejidos

En Susaeta (2018) hay una ficha sobre Virchow y una mención de Santiago Ramón y Cajal. En Guerra (2007) hay una reseña de los trabajos de Rudolf Virchow y de Ramón y Cajal. El diario de Santiago Ramón y Cajal está publicado en Ramón y Cajal (2021). Dada su popularidad, en las librerías hay muchas biografías del personaje: Cánovas (2021), Fernández (2014) y Rodríguez (2007), las más recomendadas. Los siguientes libros y documentos han sido seminales, pero hoy son piezas difíciles de obtener y, por tanto, hay que buscarlas en los círculos bibliográficos apropiados:

- *Micrographia: or Some Physiological Descriptions of Minute Bodies Made by Magnifying Glasses. With Observations and Inquiries Thereupon*, de Robert Cook, de 1665. La obra incluye ilustraciones de insectos y plantas vistos al microscopio.
- La teoría celular fue publicada en 1839 casi al unísono por Theodor Schwann en *Mikroskopische Untersuchungen über die Übereinstimmung in der Struktur und dem Wachsthum der Thiere und Pflanzen* y por Matthias Schleiden en *Beiträge zur Phytogenesis*.

Experimentar

Una captura del texto de la obra original de James Lind, *A treatise of the scurvy*, de 1753, se encuentra en la web «The James Lind Library». Dada la trascendencia de la metodología comparativa, y con las dudas surgidas por las carencias en la documentación del ensayo clínico de Lind, vale la pena tener en consideración la siguiente conclusión del artículo de Milne (2012): «Even if Lind's report of a controlled trial may be a fabrication, as some have alleged because his patients did not appear on the ship's sick list, his account nevertheless illustrates a way of thinking about how to compare treatments, and this is of historical interest in its own right». Se puede encontrar una breve reseña de la biografía de James Lind en Arraigada (2019). En Harari (2014), el autor describe el experimento de James Lind, del cual destaca la astucia del capitán James Cook al adoptar, de manera precoz, las recomendaciones de Lind en su expedición científica y militar a Tahití en 1768. Una decisión que contribuyó al éxito del proyecto, que no lamentó baja alguna por escorbuto, toda una proeza en aquellos tiempos.

Suciedad

El relato de los trabajos de Alexander Gordon y de Oliver Wendell Holmes está en Fitzharris (2018). *Die Ätiologie, der Begriff und die Prophylaxis des Kindbettfiebers*, de 1861, es una publicación seminal de Ignaz Semmelweis. En Nuland (2005) y en Fitzharris (2018) se describe el trabajo de Semmelweis en la Maternidad de Viena. Las palabras de Berkeley Moynihan las he extraído de Fitzharris (2018). Los datos sobre la mortalidad por amputaciones de la Royal Infirmary de Edimburgo están en Simpson JY. *Hospitalism. Its Effects on the Results of Surgical Operations, etc.* Parte II. Edimburgo. Oliver and Boyd 1869: 20-24.

Microorganismos

Louis Pasteur ha sido un personaje muy popular, por lo que existe mucho material biográfico, del que me gustaría destacar una película: *The Story of Louis Pasteur*, un largometraje de 1936 dirigido por William Dieterle e interpretado por Paul Muni, que ganó el Oscar al mejor actor. También me gustaría destacar una biografía de Louis Pasteur, en Laurioz (2003). La biografía de Joseph Lister está muy bien documentada en Fitzharris (2018). La biografía de Robert Koch está en Brock (1999). En Guerra (2007) hay reseñas de los trabajos de Louis Pasteur, Joseph Lister y Robert Koch.

Mendel

El grueso de la información sobre la investigación de Gregor Mendel la he extraído de Mukherjee (2017). En Susaeta (2018) hay una reseña sobre Mendel y sus trabajos.

Antibióticos

La biografía de Gerhard Domagk está en Grundmann (2005). El artículo seminal de Alexander Fleming sobre su hallazgo en el laboratorio, que está en Fleming (1929), y un segundo artículo que he creído de interés, Fleming (1946), tienen que ver con la aplicación práctica de la penicilina en la posguerra. La biografía de Alexander Fleming está en MacFarlane (1984). En Guerra (2007) están las reseñas de los trabajos de Gerhard Domagk, Alexander Fleming, Howard Florey y Ernst Chain. El informe que habla de la epidemia de las resistencias de los antibióticos está en O'Neill (2016).

Causalidad

Dawber (1951) es la primera publicación del proyecto Framingham, que fue seguida por una serie de más de mil doscientos trabajos científicos que han surgido de esta experiencia, sin duda el estudio de cohorte más famoso del mundo. Es muy recomendable consultar la web oficial del proyecto, «Framingham Heart Study». Lógicamente hay muchos libros sobre metodología epidemiológica, pero aquellos con los que me formé, y que siguen siendo mis referentes, son Rumeau-Rouquette (1970) y MacMahon (1975). Para saber más sobre el proyecto de medicina de precisión, recomiendo consultar Collins (2015). La información sobre la relación entre tabaco y cáncer de pulmón la he extraído de Mukherjee (2014).

Herencia

En Mukherjee (2017) hay información sobre los trabajos previos al descubrimiento del ADN. Este libro ha sido mi fuente de inspiración para la mayoría de este relato. En Watson (1968) se puede leer el relato personal de uno de los investigadores de la molécula de ADN. Human Genome Project dispone de una web propia alojada en el National Human Genome Research Institute de los National Institutes of Health (NIH) de los Estados Unidos. El mito de Rosalind Franklin ha creado multitud de biografías que destacan su perfil investigador en un mundo aún reservado a los hombres. En *Homo Deus*, Harari explica la nueva lucha de la humanidad por el control y la manipulación genéticas; está en Harari (2016).

Homologación

Los dos artículos seminales de Avedis Donabedian son Donabedian (2005), una reedición del original de 1966, que no se encuentra en la red, y Donabedian (1978), un artículo posterior al de 1966 que el autor publicó en la revista *Science*. El libro referente de la metodología de la calidad es Donabedian (2003). Recomiendo consultar la *Revista de Calidad Asistencial*, suplemento 1, 2001, vol. 16, donde hay publicada una entrevista a Avedis Donabedian, además de una traducción al castellano de su artículo de 1966. También vale la pena echar una ojeada a la web de la Fundación Avedis Donabedian.

Evidencia

El artículo seminal de la medicina basada en la evidencia es Guyatt (1992). El libro que desplegó los instrumentos de la medicina basada en la evidencia y que tuvo un gran impacto en la cultura médica es Sackett (1995). Es muy recomendable la lectura de una revisión llevada a cabo por investigadores de la Universidad de Oxford sobre los diez mejores artículos de los primeros veinticinco años de la medicina basada en la evidencia, en Nunan (2018).

No lo sabemos todo

Como ya he dicho anteriormente, Mukherjee (2017) ha sido mi fuente fundamental sobre la comprensión del genoma y su expresión fenotípica. Últimamente ha aparecido mucha documentación sobre los avances en el descubrimiento de los mecanismos de la conciencia, entre la que he escogido Dehaene (2015) y Macip (2022).

Plaga bíblica

La lepra tiene mucha presencia en la Biblia. En el Antiguo Testamento, en Levítico, está la fuente del estigma que asocia la enfermedad con la ofensa a Dios, pero también está en el Nuevo Testamento, especialmente cuando Jesús cura de manera milagrosa a un enfermo. En Byrne (2008) hay un capítulo sobre los detalles del descubrimiento de la micobacteria causante de la lepra a cargo del investigador noruego Gerhard Armauer Hansen, en 1873, además de una explicación de la relación genética entre las micobacterias de Hansen y de Koch. En Guerra (2007) hay una breve reseña de los trabajos de Gerhard Armauer Hansen.

Peste negra

La peste negra impactó fuertemente en la cultura popular. Solo hay que recordar las famosas máscaras con pico de pájaro para proteger a los médicos de los miasmas que decían que desprendían los moribundos y los muertos, unos efluvios que se pensaba que eran la causa de la peste. La producción artística también ha sido muy influida por la peste negra; sirvan de ejemplos el cuadro *El triunfo de la muerte*, de Pieter Brueghel el Viejo; los cien cuentos del *Decamerón*, de Giovanni Boccaccio, ambientados en el terrible brote de Florencia; la película *El séptimo sello*, de Ingmar Bergman; y las novelas *La peste*, de Albert Camus, y *Las noches de la peste*, de Orhan Pamuk. En Byrne (2008) hay un capítulo dedicado al brote de peste negra del siglo XIV. En Gargantilla (2016) hay un capítulo específico sobre la peste. En Guerra (2007) hay unas breves reseñas de los trabajos de Alexander Yersin y Shibasaburō Kitasato. En Hardt (2016) hay un análisis del impacto europeo y mundial de la peste negra. En Magner (2009) hay un análisis histórico muy completo del impacto de la peste negra.

Peste blanca

Mann (2009) corresponde al libro *La montaña mágica*, una novela imprescindible si te apetece respirar el ambiente enrarecido de los sanatorios antituberculosos de principios del siglo XX. *Cartes a Mahalta*, de Màrius Torres y Mercè Figueras, es un libro epistolar entre dos amantes recluidos por unas normas carcelarias basadas en el desconocimiento de la epidemiología de la tuberculosis; está en Torres (2017). En la novela *La llama inmortal de Stephen Crane*, Paul Auster explica la vida y la obra literaria de Stephen Crane, un escritor estadounidense que murió tuberculoso a los veintiocho años, tras una vida azarosa, llena de dificultades económicas y con escaso reconocimiento literario; está en Auster (2021). Crane, como Màrius Torres, es la imagen de la víctima propiciatoria del bacilo de Koch. En Sontag (2008), la escritora enferma de cáncer efectúa un paralelismo literario entre el papel de la tuberculosis en el romanticismo y el del cáncer en la actualidad. En McKeown (1981) se encuentra el gráfico de la reducción de la mortalidad por tuberculosis en Inglaterra y Gales. En Guerra (2007) hay una breve reseña de los trabajos de Robert Koch. En Byrne (2008) hay un capítulo dedicado a la tuberculosis. En Hamilton (2015) hay un capítulo dedicado al impacto de la tuberculosis en los Estados Unidos.

Vacuna viene de vaca

Una captura del texto original de Edward Jenner está en internet, en «The Three Original Publications on Vaccination Against Smallpox. The Harvard Classics. 1909-14. An Inquiry Into the Causes and Effects of the Variolæ Vaccinæ, Or Cow-Pox 1798». En Byrne (2008) hay varios capítulos dedicados a la viruela. En Gargantilla (2016) hay un capítulo específico sobre la viruela. En Guerra (2007) hay una breve reseña de los trabajos de Edward Jenner. En Hardt (2016) hay una descripción de la experimentación de Edward Jenner con la vacuna de la viruela. En Magner (2009) hay un apartado específico de la viruela. En Hamilton (2015) hay un análisis de los esfuerzos internacionales para erradicar la viruela en todo el planeta.

Fuente de Broad Street

En 1948, seis años antes de descubrir el foco de la fuente de Broad Street, John Snow había publicado *On the Mode of Communication of Cholera* (está en internet), donde ya descartaba la transmisión aérea en favor de la alimentaria de los brotes de cólera. En el libro *John Snow and the Cholera Epidemic of 1854: The History of the Outbreak and Its Impact on Public Health Measures*, referenciado en Anónimo (2020), el autor (desconocido) explica las críticas que recibió John Snow por no haber descubierto el mecanismo causal del cólera y, curiosamente, cómo sí fue admitido en las élites científicas por sus innovaciones en el campo de la anestesia. En Broad Street, el Ayuntamiento de Londres, en homenaje a los trabajos de John Snow, instaló una réplica de la fuente contaminada, con una placa conmemorativa. En Hardt (2016) hay un análisis de la confrontación entre la actitud observadora de John Snow y la teoría vigente de los miasmas. En Byrne (2008) hay varios capítulos dedicados al cólera. En Magner (2009) se enmarca el trabajo de John Snow en el avance de un nuevo modelo para la epidemiología de las infecciones. En Susaeta (2018) hay una ficha sobre John Snow y la epidemia del cólera.

En la web «Galeria de Metges Catalans» hay una reseña de los trabajos de Joaquim Balcells. En la web «Bill & Melinda Gates Foundation» están los datos sobre la falta de sanitarios higiénicos en el mundo de hoy.

Mosquitos

Hay un artículo de Eduardo Angulo en la web «Cuaderno de Cultura Científica» del 5 de junio de 2017, «Historias de la malaria: Charles Louis Alphonse Laveran y el protozoo», que explica los descubrimientos del paludismo que llevaron a cabo a finales del siglo XIX Alphonse Laveran, Ronald Ross y Giovanni Grassi. En este mismo artículo de Angulo hay una recopilación bibliográfica de gran interés para entender la controversia académica que se generó. Para los datos de la malaria y las estrategias para combatirla, he consultado el informe OMS (2021). En Guerra (2007) hay una reseña de los trabajos de Alphonse Laveran y Ronald Ross.

Venus y Mercurio

En Tampa (2014) está el núcleo más importante de información clínica y epidemiológica de la historia de la sífilis que he utilizado en el texto. La cita de Francisco López de Gómara está en la «Biblioteca Virtual Miguel de Cervantes», en el artículo «Historia General de las Indias / Francisco López de Gómara; prólogo y cronología Jorge Gurría Lacroix», de 1999. La relación de personajes que sufrieron la sífilis ha surgido del artículo de Wright (1971). En Fitzharris (2017) está la mención a los clubes de desnarigados de Londres. Para el experimento racista de Tuskegee, he acudido a Brandt (1978) y Brown (2017); para el experimento también racista de Guatemala, a Fox (2010) y McNeil (2010); y para ambos, a Reverby (2012).

Jinete pálido

Existe una foto de marzo de 1918, que se puede encontrar fácilmente en las redes, del hangar-enfermería del campo Funston de Kansas, que recuerda los pabellones deportivos y los palacios de ferias que, en la primavera de 2020, muchos gobiernos reconvirtieron en hospitales durante la primera ola de covid. En Spinney (2017) he encontrado una fuente de información que me ha resultado clave para elaborar el texto de este relato, además de la referencia de la imagen afroamericana icónica del jinete pálido, como ilustración de la pestilencia, las plagas, el hambre y la muerte. En Hamilton (2015) hay una referencia al impacto de la gripe española en el ejército estadounidense. En Hardt (2016) hay una crítica al gobierno de los Estados Unidos por haber atribuido el adjetivo *española* a la epidemia, haciendo recaer en un país ajeno la culpa del grave problema sanitario que nació en el seno de su ejército. En Magner (2009) hay una breve reseña del impacto de la gripe española, en clave estadounidense.

Patentes

En el artículo «Once Again, A Man With A Mission», del *New York Times* del 25 de noviembre de 1990, George Johnson explica la tenacidad de Jonas Salk en la elaboración y la evaluación de la vacuna de la polio. En Magner (2009) hay un apartado específico sobre la vacunación de la poliomielitis. Jonas Salk fue todo un personaje que acabó creando un gran instituto de investigación biomédica en La Jolla (San Diego) y publicó varios libros sobre su visión de la salud pública. En Oshinsky (2010) está descrita la historia de la polio desde la perspectiva de los Estados Unidos. En la web de la OMS hay dos declaraciones de su director general, Tedros Adhanom Ghebreyesus, en relación con la covid: la declaración de la pandemia en «WHO Director-General's opening remarks at the media briefing on COVID-19 - 11 March 2020» y la recomendación de distribuir las vacunas de manera equitativa en todo el mundo en «WHO Director-General's opening remarks at the media briefing on COVID-19 - 4 December 2020».

FDA

El relato de la FDA se sustenta en información procedente de Sharfstein (2018).

Estómago

En Mukherjee (2014) está la información básica sobre los trabajos de Robin Warren y Barry Marshall. La información sobre la epidemiología disruptiva de la úlcera péptica está en Kurata (1984) y en Abbasi-Kangevari (2022). El trabajo seminal sobre el hallazgo del *Helicobacter* está en Marshall (1984).

Sitiados

Sharfstein (2018) trata sobre la crisis del sida en los Estados unidos. Esta ha sido mi fuente de información principal sobre el brote de sida estadounidense de los años ochenta. Mukherjee (2014) contiene una reseña sobre la búsqueda del tratamiento del sida vinculada al sarcoma de Kaposi. Magner (2009) contiene una visión mundial de la pandemia del sida, sobre todo africana. En Guerra (2007) hay una reseña de los trabajos de Luc Montagnier y Robert Gallo. Dado el gran impacto social del sida, especialmente en el colectivo LGB-TIQ+, hay muchos libros publicados que expresan diversos puntos de vista, de los que creo que habría que destacar dos: Shilts (2007), un *best-seller* de 1987 que fue reeditado veinte años más tarde, y Sontag (2008), que contiene reflexiones de la escritora estadounidense en que compara el estigma y la culpa que despiertan la tuberculosis, el cáncer y el sida. También quiero mencionar la película *Philadelphia*, de 1993, dirigida por Jonathan Demme y protagonizada por Tom Hanks y Denzel Washington, que concienció al gran público sobre el estigma del sida.

Sur

En la web de la Organización Panamericana de la Salud (OPS) hay una página dedicada a las «Enfermedades desatendidas, tropicales y transmitidas por vectores», que contiene una información epidemiológica muy útil sobre esta materia. La web de la OMS tiene una página específica para los centros colaboradores, con una guía en PDF. En Mitjà (2012) está el artículo que explica la investigación sobre el nuevo método de tratamiento con una sola pastilla de azitromicina de las criaturas de la isla de Lihir que sufren pian. En la web de ISGlobal hay información sobre el Centro de Investigação em Saúde de Manhiça, en Mozambique.

Hilillos de plastilina

El desastre nuclear de Chernóbil, y su posterior gestión, cuentan con una miniserie televisiva de 2019, creada por Craig Mazin y dirigida por Johan Renck, con un gran éxito de crítica. También existe un libro muy completo sobre el tema en Plokhy (2020). Sobre la crisis del vertido de alquitrán del petrolero *Prestige*, hay un libro que refleja el punto de vista de diversos autores, Pereiro (2022). En Rosling (2018) está la experiencia en primera persona de Hans Rosling en el brote de Ébola de Liberia. En Sharfstein (2018) está la fuente principal del relato de ese brote. En Magner (2009) hay una reseña del brote de Ébola de 2014 en el África occidental, con una especial mención a la elevada mortalidad en los santuarios de gorilas y chimpancés.

No lo puedo dejar

En Colom (2019) se describe la evolución conceptual de la visión de las adicciones desde una perspectiva de la seguridad ciudadana hasta otra basada en la problemática de la salud que la sostiene. La mayoría de las cifras de la prevalencia de las adicciones que están en el texto las he extraído de este documento. En la web del Departamento de Salud y Servicios Humanos del gobierno federal estadounidense hay información sobre la crisis de opioides en ese país.

No puedo más

Un estudio publicado en *Nature Genetics* ha puesto de relieve la naturaleza metabólica y psiquiátrica de la anorexia; está en Watson (2019). En las estanterías de las librerías hay un montón de libros sobre la depresión, pero la gran mayoría son manuales de autoayuda. En cuanto a las publicaciones científicas, existe mucha evaluación de tratamientos antidepresivos, en gran parte financiados por la industria farmacéutica, pero lo que cuesta encontrar son estudios clínicos y sociales de la depresión desde una perspectiva humana. La web de la OMS contiene un epígrafe sobre suicidios con datos y tendencias actualizadas (hay que buscar en la pestaña del centro de prensa). En el libro *Las vírgenes suicidas*, de Jeffrey Eugenides, una historia llevada a la pantalla por Sofia Coppola, Cecilia, la protagonista, ante la incomprensión de su psiquiatra, dice: «Obviamente, doctor, usted nunca fue una niña de trece años», una frase que denuncia la falta de empatía de muchos psiquiatras; está en Eugenides (2006). El libro de Allan Frances que mejor recoge el peligro de la psiquiatrización de la vida normal es Frances (2013).

Corazón

En la pestaña del centro de prensa de la web de la OMS están las diez principales causas de defunción en el mundo. Para la epidemiología de la insuficiencia cardíaca he consultado dos publicaciones: una es Rodríguez-Artalejo (2004), de ámbito español, y la otra Roger (2021), más actualizada y con visión mundial. Las guías de práctica clínica son instrumentos para los profesionales, unos documentos que los alientan reiteradamente a trabajar de manera más efectiva y, cada vez más, con la implicación de los propios pacientes. La guía de práctica clínica de insuficiencia cardíaca más empleada ahora mismo es McDonagh (2021), un producto de la Sociedad Europea de Cardiología.

Insulina

En la web de Human Rights Watch hay un *post* del 12 de abril de 2022, «If I am out of insulin, I am going to die. United States' lack of regulation fuels crisis of unaffordable insulin», que ofrece mucha información sobre la alarmante crisis estadounidense de la insulina. En *Lancet Diabetes & Endocrinology* hay una carta, Hirsch (2022), de donde he sacado la mayoría de la información sobre la crisis de la insulina en los Estados Unidos.

Cronicidades

Atul Gawande es un cirujano que escribe regularmente en varios medios, incluido el *New Yorker*, y que ha publicado varios libros. El artículo de la madre de Dave Luz, que menciono, está en Gawande (2012). Hay dos revisiones sistemáticas Cochrane que indican que con medidas preventivas se podrían disminuir las caídas de la gente mayor; están en Gillespie (2012) y Kendrick (2014). Un editorial de JAMA polemiza sobre la promoción de la movilización y la prevención de caídas en los hospitales; está en Growdon (2017). El caso de la abuela que no puede subir las escaleras está en Aronson (2015).

Cáncer

En Mukherjee (2014) está la información sobre Fanny Rosenow y el *New York Times*. El tema Farber-Laker se trata en el mismo libro de Mukherjee. Para la crítica a las metáforas militares, he consultado McCartney (2014). Para la demostración de que la actitud luchadora no está relacionada con la supervivencia, he buscado en Petticrew (2002). La cita de Robert Hernando ha sido extraída de un artículo en *La Vanguardia* del 5 de enero de 2023, escrito por Domingo Marchena a raíz de la muerte por cáncer de Elena Huelva, una *influencer* sevillana de veinte años. En Sontag (2008), la escritora reflexiona sobre el sufrimiento del cáncer, que compara con el de la tuberculosis de la época romántica. La cifra de la incidencia mundial de cáncer surge de Globocan 2020, una fuente de información de la International Agency for Research on Cancer, de la OMS.

Yatrogenia

El informe del Instituto de Medicina estadounidense que dio el disparo de salida a las políticas de seguridad de los pacientes está en Kohn (1999). El metaanálisis que determinó la incidencia de la yatrogenia está en Panagioti (2019). El estudio que ha analizado la mortalidad debida a los errores médicos en los Estados Unidos está en Makari (2016). Hay un libro imprescindible de Henry Marsh, *Sobre todo no hagas daño*, en el que el autor, neurocirujano, a la hora de jubilarse rinde cuentas de los errores médicos que ha cometido a lo largo de su carrera, un libro delicioso que en su día fue número uno en ventas en el Reino Unido y dio lugar a una película, *The English Surgeon*; está en Marsh (2016).

Final

La historia de Cicely Saunders está en Mukherjee (2014). La historia del Hospital del Mar y del Hospital de l'Esperança, entre otras instituciones sanitarias catalanas, está en el segundo volumen de Corbella (2015). En Gawande (2015), el autor, ya citado en el relato «Cronicidades» por un escrito en el *New Yorker*, defiende que la vida también puede ser valiosa cuando nos hacemos mayores, frágiles e indefensos y llega un momento en que ya no podemos valernos por nosotros mismos. En esta línea, quiero mencionar dos libros de sendos clínicos humanistas que reflexionan sobre su vivencia del final de la vida desde el momento en que recibieron la noticia de que sufrían un cáncer avanzado: uno es Oliver Sacks, el neurólogo y escritor angloestadounidense, y el otro Henry Marsh, el neurocirujano inglés que ya he citado en «Yatrogenia». Ambos están en Sacks (2016) y Marsh (2023). El caso de la psicóloga clínica paciente de Diane Meier se explica en Meier (2014). El artículo de Dawn Gross sobre la idea de que «ya no hay nada que podamos hacer» está en Gross (2015). El artículo de Gustavo Tolchinsky sobre la oportunidad biológica de morir está en el blog «Avances en Gestión Clínica», en un *post* del 2 de septiembre de 2015. El informe de la comisión de *The Lancet* está en Sallnow (2022).

Asepsia

La cita sobre el tratamiento de la medicina azteca de los huesos rotos está en la web «Arqueología Mexicana», haciendo clic en «México antiguo» y a continuación en «El tratamiento de las fracturas». En Harari (2014), el autor habla del impacto de las amputaciones en los heridos de la batalla de Waterloo. El texto normativo para evitar heridas surge de «Year-Book of Medicine, Surgery, and Their Allied Sciences for 1862. Londres; New Sydenham Society; 1863», un documento que está en internet. En Fitzharris (2017) está la fuente de los relatos sobre el método Lister, el absceso de la reina Victoria, el discurso de Lister en el septuagésimo aniversario de Louis Pasteur y de la antisepsia a la asepsia. En Trueta (1978), el autor explica el método para tratar heridas que había aprendido del artículo de Winnett Orr. Orr (1927) es el artículo seminal que Manuel Corachan pasó a Josep Trueta. Orr (1942) es el artículo que Orr publicó sobre su método en plena Segunda Guerra Mundial.

Anestesia

Hay dos artículos, Chaturvedi (2011) y Robinson (2012), además de un libro, Mendelson (2020), de donde he sacado la información con las historias de William Morton, Valerius Cordus, August Frobenius, Crawford Long, Horace Wells y James Simpson. En la web del Wood

Library-Museum of Anesthesiology (WLM) hay un cronograma de los avances de la historia de la anestesia.

Física

En Mukherjee (2014) hay información sobre los trabajos de Wilhelm Röntgen en el descubrimiento de los rayos X y las posteriores aportaciones de Becquerel, Pierre y Marie Curie y Emil Grubbe, además de información sobre los trabajos de Henry Kaplan en la adaptación de los aceleradores lineales a la oncología.

Tóxicos

En Mukherjee (2014) hay información sobre los inicios de Sidney Farber, además del incidente de la nube tóxica de gas mostaza en el puerto de Bari y la actividad del laboratorio Burroughs Wellcome, de los trabajos de Charles Huggins sobre la influencia hormonal en los cánceres glandulares y de Arthur Walpole con el tamoxifeno. En Sellers (1996) está la cita de Oliver Heaviside. La historia de Edward Thomas está explicada en Ruiz-Argüelles (2012). Las cifras de supervivencia del linfoma de Hodgkin y de las leucemias que he recogido en el texto han surgido de la web de la American Cancer Society.

Cirugía radical

En Mukherjee (2014) hay información sobre la historia de Atosa y su esclavo griego, además de sobre los trabajos de Theodor Billroth, William Halsted, Geoffrey Keynes y Bernard Fisher. El ensayo clínico que comparó los resultados de la técnica de Halsted con los tratamientos alternativos está en Fisher (1980). Para el tema de las dificultades en la reversión de la técnica Halsted cuando ya se había demostrado que tenía más efectos negativos que positivos he consultado Prasad (2015). Las cifras de supervivencia del cáncer de mama que he recogido en el texto han surgido de la web de la American Cancer Society.

Sangre

Existe una autobiografía de Karl Landsteiner con una edición actualizada, Landsteiner (2013). Hay un libro escrito por Norman Bethune sobre su vivencia socorriendo a las personas que huyeron atropelladamente de Málaga en dirección a Almería después de que la ciudad cayera en manos de los franquistas, una masacre en la que debieron de morir cinco mil civiles. Bethune estaba allí y lo explica en un libro que acaba de tener una nueva edición en castellano; está en Bethune (2022). Hay una biografía de Frederic Duran i Jordà en Grífols (1997). La biografía de Charles Drew se puede consultar en Schraff (2015) y en el *post* «Medical Innovations: Charles Drew and Blood Banking», publicado el 4 de mayo de 2020 en la web «The National WWII Museum», de Nueva Orleáns. El metaanálisis que demostró que habría que ser más estrictos en las indicaciones de las transfusiones está en Salpeter (2013). La revista *Nature* se hizo eco de la importancia de los criterios restrictivos para las transfusiones de sangre en un editorial; está en Anthes (2015).

Cuanto antes mejor

En Mukherjee (2014) está la información sobre los trabajos de George Papanicolaou, Albert Salomon y Robert Egan. En 1973 George Papanicolaou publicó una conferencia que él mismo había pronunciado en 1928 en Michigan, «New Cancer Diagnosis»; está en Papanicolaou (1973). Varios estudios están advirtiendo de que los cribajes de cáncer de mama no están dando unos resultados tan buenos como sus promotores desearían; he seleccionado los siguientes: Gøtzsche (2013), Miller (2014), Christiansen (2022) y Bretthauer (2023).

Tubos

En Haubrich (2001) hay una reseña de la biografía de Adolf Kussmaul. En Sotomayor-Tribín (2022) hay un breve artículo sobre la historia de la endoscopia digestiva. Los primeros pasos de la laparoscopia quedan recogidos en Litynski (1996). La historia de Andreas Gruentzig y de los pioneros del cateterismo cardíaco está en Monagan (2007). Las dos revisiones que demostraron la superioridad de la angioplastia ante la fibrinólisis, que era el tratamiento médico habitual para los infartos de miocardio en los años noventa, están en Keeley (2003) y Grines (2003). El artículo en el que Julio Palmaz presenta el invento del *stent* está en Palmaz (1985).

Bacterias esclavas

La cifra del número de personas con diabetes en el mundo surge de la web de la OMS. En Mukherjee (2014) y (2017) hay información sobre Genentech, la empresa que puso en marcha la biotecnología genética. La cifra del número de hombres con hemofilia que hay en el mundo ha surgido de Iorio (2019).

Electricidad

He encontrado una reedición de una obra de Luigi Galvani sobre el descubrimiento de la electricidad en los animales, Fowler (2018). Hay una biografía de Willem Einthoven en Snellen (1995). La prevalencia de la fibrilación auricular se ha triplicado en los cincuenta años de seguimiento del estudio de Framingham y, con el envejecimiento de la población, la previsión es que el incremento no se detenga, lo que representa un dilema, ya que si se quieren evitar ictus es necesario que muchas más personas tomen anticoagulantes, unos fármacos nada inofensivos en lo tocante a los efectos secundarios. Se puede ver un buen análisis del problema en Lippi (2021). Los resultados a largo plazo de la cirugía de la epilepsia están en Mohan (2018). Las indicaciones de los tratamientos quirúrgicos de las personas con Parkinson y los potenciales objetivos terapéuticos están en Lee (2018). Sobre la historia del electrochoque he encontrado dos artículos muy interesantes: uno es de *La Vanguardia*, «Electroshock, una terapia con muy mala prensa», firmado por Anabel Herrera y publicado el 15 de febrero de 2021; y el otro de *El Confidencial*, «La historia del electroshock: el tratamiento más polémico y estigmatizado», firmado por Enrique Zamorano y publicado el 28 de marzo de 2021. El libro comentado de Sylvia Plath está editado en castellano: Plath (2019).

Filtros

La publicación original de Tracy Putnam de 1923, «The living peritoneum as a dialyzing membrane», está en la web de la Sociedad Americana de Fisiología. En Barker (2013) hay un relato muy completo sobre la historia de los trasplantes. El periódico *El País* del 16 de febrero de 2009 publicó una necrológica de Willem Kolff. Como se espera de un obituario, al margen del elogio del difunto, la redactora, Isabel Ferrer, ofrecía un resumen muy interesante de las aportaciones a la humanidad de este inventor de máquinas sustitutivas de los órganos cuando fallan. La cifra del número de trasplantes del año 2020 la he sacado de la web «Statista».

ECMO

La historia del desarrollo del primer aparato ECMO de John Gibbon está en Hill (1982). En YouTube hay un vídeo de 4:38 minutos que se puede visionar haciendo clic en «The ECMO Story – Michigan Medicine», en el que Robert Bartlett y un equipo ECMO explican de manera sintética su modelo de trabajo, la clave para hacer funcionar eficientemente una tecnología tan sofisticada. En plena fama, Christiaan Barnard publicó sus memorias, que se tradujeron al castellano; están en Barnard (1969). Las estadísticas de los trasplantes son de la web «Statista».

Manualidades

Los resultados del *bypass* coronario a largo plazo están en Gaudino (2020). Los resultados de la osteosíntesis de las fracturas de húmero frente a los tratamientos conservadores están en den Hartog (2022). Las desigualdades en el mundo respecto a las intervenciones de cataratas, y sus resultados, están en la revisión sistemática de Han (2022). Los resultados de las reconstrucciones mamarias tras mastectomía están en Santosa (2018). En la web de la Agència de Qualitat i Avaluació Sanitàries de Catalunya (AQuAS) hay una iconografía dedicada al apoyo a la decisión compartida en materia de reconstrucción mamaria después de una mastectomía. En Skou (2015) hay un ensayo clínico para evaluar los resultados de las artroplastias de rodilla. En la web «Statista» hay cifras de artroplastias de rodilla de los países de la OCDE. En Qian (2020) hay una evaluación a largo plazo de los injertos de hueso en el suelo de los senos maxilares.

Compartir

Las cuatro preguntas clave de las decisiones clínicas compartidas están en la Ted Talk de Christer Mjåset: «4 questions you should always ask your doctor». Los datos para el diálogo entre Rosario y su médico sobre la necesidad de tomar anticoagulantes cuando se sufre una fibrilación auricular los he tomado prestados de la web de Mayo Clinic: «Anticoagulation Choice Decision Aid». La revisión sistemática que analiza el descontento de los pacientes con la información recibida está en Kiesler (2006). La encuesta en la que se manifiesta el interés de los ciudadanos por las decisiones compartidas es de ámbito europeo; está en Coulter (2005). La definición de la decisión compartida la he extraído de la conferencia que Víctor Montori dio en Barcelona en la jornada «Right Care» de la Societat Catalana de Gestió Sanitària el 19 de mayo de 2017. Se puede acceder al vídeo de la conferencia a través del blog «Avances en Gestión Clínica» en el *post* del 5 de junio de 2017. Una revisión sistemática Cochrane demuestra que, cuando los pacientes están bien informados, mejoran el grado de conocimiento de su enfermedad y la percepción que tienen de su proceso clínico, además de reducir los excesos en pruebas y tratamientos; está en Stacey (2014).

Acoger

El caso del proyecto de experiencia del paciente de Cleveland Clinic se publicó en *Harvard Business Review*, lo que ayudó a divulgarlo e hizo que muchos, como yo mismo, lo conociéramos; está en Merlino (2013). Los manuales del proyecto del reto de los quince pasos constan en un documento del NHS de 2017 que está en su web: «The fifteen steps challenge. Quality from a patient's perspective; an inpatient Toolkit». El decálogo del Johns Hopkins Hospital está en Pronovost (2015). El espacio de experiencia de los pacientes del Hospital Clínic de Barcelona está en el *post* de Joan Escarrabill «Pedalear y preguntar», en el blog «Avances en Gestión Clínica» del 13 de diciembre de 2019. La experiencia *shadowing* del Hospital Vall d'Hebron de Barcelona está en el *post* de Gloria Gálvez «*Shadowing* para conocer la experiencia del paciente», en el blog «Avances en Gestión Clínica» del 22 de noviembre de 2021. El *shadowing* es una variante del *lean management*, una técnica diseñada por Toyota para conseguir la máxima eficiencia posible de sus procesos, contando con la opinión de las personas implicadas. La metodología *shadowing* está en Digioia (2015) y en Gualandi (2019).

Rehabilitar

La experiencia de ACT en Minnesota está en Stein (1978). Las bases del trabajo en salud mental de Buurtzorg están en su web, en la sección Buurtzorg T.

¿Y ahora qué?

El derroche de los hospitales californianos está analizado en Halvorson (2009), con cifras que posteriormente se han corroborado en Berwick (2017). Vinay Prasad es oncólogo, además de un activo investigador en el estudio del exceso en el uso de los recursos clínicos. Su libro de referencia es Prasad (2015). La necesidad de revertir prácticas clínicas de escaso valor, una producción del equipo de Prasad, se puede ver en Herrera-Pérez (2019). La definición de JAMA sobre la actuación médica exagerada está en Morgan (2019). En estas notas también quiero reconocer tres libros que me dieron la entrada al pensamiento crítico sobre los excesos de la práctica clínica, justo en el momento en que, en el año 2012, dejé mi posición de directivo para dedicarme a la consultoría y la formación. Estos tres libros son Brownlee (2007), Evans (2011) y Goldacre (2014). El libro seminal sobre el valor de los sistemas de salud, *Redefining Health Care*, está en Porter (2006). Sabine Kleinert y Richard Horton, editores de *The Lancet*, publicaron su editorial sobre la práctica clínica de valor en Kleinert (2017).

Tres reflexiones para terminar

Las veintiuna lecciones de Harari para el siglo veintiuno componen, desde mi punto de vista, una carta de navegar para afrontar las amenazas de la humanidad en estos tiempos convulsos; están en Harari (2018). También pienso que la lectura de la guía de Heying y Weinstein es una buena ayuda para entender los retos de la humanidad, y está en Heying (2021), así como el libro *De la sabana a Marte, la economía de la inteligencia natural*, de Xavier Sala i Martín, que está en Sala (2023).

Bibliografía

Abbasi-Kangevari, M.; Ahmadi, N.; Fattahi, N.; Rezaei, N., *et al.* «Quality of care of peptic ulcer disease worldwide: A systematic analysis for the global burden of disease study 1990-2019». *Plos One*, 1 de agosto de 2022.

Alderwick, H.; Ham, C.; Buck, D. *Population health systems. Going beyond integrated care.* Londres: The King's Fund; 2015.

Alves-Conceiçáo, V.; Rocha, K. S. S.; Silva, F. V. N.; Silva, R. O. S., *et al.* «Medication Regimen Complexity Measured by MRCI: A Systematic Review to Identify Health Outcomes». *Ann Pharmacother.* 2018; 52(11): 1117-34.

Andreau, J.; Descat, R. *The Slave in Greece and Rome.* Wisconsin y Londres: The University of Wisconsin Press; 2011 (el original en francés es de 2006).

Anònim. *John Snow and the Cholera Epidemic of 1854: The History of the Outbreak and Its Impact on Public Health Measures.* Londres: Charles River Editors; 2020.

Anthes, E. «Evidence-based medicine: Save blood, save lives». *Nature.* 2015; 520: 24-6.

Aronson, L. «The medical system may treat you well, but less so after you reach age 80». *The Washington Post,* 6 de abril de 2015.

Arraigada, J. «James Lind 1716-1794». *Revista Médica Clínica Las Condes,* enero-febrero de 2019; 30-1.

Auster, P. *La llama inmortal de Stephen Crane.* Barcelona: Seix Barral; 2021.

Barker, C. F.; Markmann, J. F. «Historical Overview of Transplantation». *Cold Spring Harb Perspect Med,* 3 de abril de 2013; 3(4): a014977.

Barnard, C.; Pepper, C. B. *Mi vida. Memorias de Christiaan Barnard.* Barcelona: Plaza & Janés; 1969 (el original en inglés es del mismo año).

Barnes, H. *Time to Think: The Inside Story of the Collapse of the Tavistock's Gender Service for Children.* Londres: Swift Press; 2023.

Bernard, C. *La Science Expérimentale.* París: Prodinnova; 2020.

Berwick, D. M. «Avoiding overuse – The next quality frontier». *Lancet,* 8 de julio de 2017; 390(10090): 102-4.

Bethune, N. *La desbandá: El crimen de la carretera de Málaga a Almería y otros escritos.* Logroño: Pepitas de calabaza; 2022.

Beveridge, W. *Full Employment in a Free Society.* Londres: New Statesman and Nation and Reynolds News; 1944.

Bliss, M. *William Osler, una vida entregada a la medicina.* Barcelona: Ergon; 2005 (el original en inglés es de 1999).

Brandt, A. M. «Racism and research: The case of the Tuskegee Syphilis study». *Hastings Cent Rep.* 1978; 8(6): 21-9.

Bretthauer, M.; Wieszczy, P.; Løberg, M.; Kaminski, M. F., *et al.* «Estimated Lifetime Gained With Cancer Screening Tests. A Meta-Analysis of Randomized Clinical Trials». *JAMA Intern Med.* Publicado en línea el 28 de agost de 2023.

Brock, T. D. *Robert Koch. A Life in Medicine and Bacteriology.* Washington DC: American Society for Microbiology; 1999.

Brown, D. L. «You've got bad blood: The horror of the Tuskegee syphilis experiment». *The Washington Post,* 16 de mayo de 2017.

Brownlee, S. *Overtreated. Why too much medicine is making us sicker and poorer.* Nueva York: Bloomsbury USA; 2007.

Byrne, J. P. *Encyclopedia of pestilence, pandemics, and plagues.* West Port: Greenwood Press; 2008.

Cánovas, F. *Cajal.* Madrid: Alianza Editorial; 2021.

Carrasco, S.; Hidalgo, A.; Muñoz, A.; Pibernat, M. *La coeducación secuestrada: Crítica feminista a la penetración de las ideas transgeneristas en la educación.* Barcelona: Editorial Octaedro; 2022.

Chaturvedi, R.; Gogna, R. L. «Ether day: an intriguing history». *Med J Armed Forces India.* 2011; 67(4): 306-8.

Chokshy, D. A. «Income, Poverty, and Health Inequality». *JAMA.* 2018; 319 (13): 1312-3.

Christiansen, S. R.; Autier, P.; Støvring, H. «Change in effectiveness of mammography screening with decreasing breast cancer mortality: a population-based study». *Eur J Public Health.* 2022; 32(4): 630-5.

Ciccotti, E. *La esclavitud en Grecia, Roma y el mundo cristiano. Apogeo y ocaso de un sistema atroz.* Barcelona: Círculo Latino; 2005.

Clemmer, D. *The prison community*. Boston: Christopher Publishing House; 1940.

Collier, J. *The Indians of the Americas*. Portsmouth: Sheafe Street Books; 1947.

Collins, F. S.; Varmus, H. «A New Initiative on Precision Medicine». *N Engl J Med*. 2015; 372: 793-5.

Colom, J.; Estrada, M.; Ibar, A. I.; Ruiz, G., *et al*. *Pla de drogues i addiccions comportamentals 2019-2023. De la prevenció universal a la reducció de danys*. Agència de Salut Pública de Catalunya; 2019.

Corbella, J. *Història de la medicina catalana*. Barcelona: Edicions DAU; 2015.

Coulter, A.; Jenkinson, C. «European patients' views on the responsiveness of health systems and healthcare providers». *Eur J Public Health*, agost de 2005; 15(4): 355-60.

Darwin, C. H. El origen de las especies mediante selección natural. Madrid: Alianza Editorial; 2023 (traducción de Dulcinea Otero-Piñeiro).

Dawber, T.; Meadors, G. F.; Moore, F. E. «Epidemiological Approaches to Heart Disease: The Framingham Study». *Am J Public Health*, marzo de 1951; 41: 279-86.

DeBronkart, D. *¡Dejad que los pacientes ayuden! Una guía sobre el compromiso del paciente. Cómo médicos, enfermeros, pacientes y cuidadores pueden asociarse para mejorar la atención*. Nashua: ePatientDave; 2014 (el original en inglés es de 2013).

Dehaene, S. *La conciencia en el cerebro. Descifrando el enigma de cómo el cerebro elabora nuestros pensamientos*. Buenos Aires: Siglo XXI Editores; 2015 (el original en inglés es de 2014).

Den Hartog, D.; Van Bergen, S. H.; Mahabier, K. C.; Verhofstad, M. H. J., *et al*. «Functional and clinical outcome after operative versus nonoperative treatment of a humeral shaft fracture (HUMMER): results of a multicenter prospective cohort study». *Eur J Trauma Emerg Surg*, agosto de 2022; 48(4): 3265-77.

Digioia, T. *Patient Shadowing: How to Reduce Costs While Improving the Patient Experience and Outcomes*. Institute for Healthcare Improvement; 11 de noviembre de 2015.

Donabedian, A. «Evaluating the Quality of Medical Care». *Milbank Q*, diciembre de 2005; 83(4): 691-729.

—. «The Quality of Medical Care». *Science*, mayo de 1978; 200(4344): 856-64.

—. *An Introduction to Quality Assurance in Health Care*. Oxford: Oxford University Press; 2003.

Durant, W. y A. *Lecciones de la Historia*. Barcelona: Arpa; 2022 (el original en inglés es de 1968).

Eckman, K. E. *Sobre la existencia del sexo. Reflexiones sobre la nueva perspectiva de género*. Madrid: Cátedra Feminismos; 2021.

Eugenides, J. *Las vírgenes suicidas*. Barcelona: Anagrama; 2006.

European Comission. *Joint Action on Mental, Health and Well-being*. EC; 2016.

Evans, I.; Thorton, H.; Chalmers, I.; Glasziou, P. *Testing Treatments. Better Research for Better Healthcare*. Londres: Pinter & Martins; 2011.

Feministes de Catalunya. *D'homes adults a nenes adolescents. Canvis, tendències i interrogants sobre la població atesa pel Servei Trànsit a Catalunya 2012-2021*. FC, enero de 2023.

Fernández, J. A. *Santiago Ramón y Cajal: epistolario*. Madrid: La Esfera de los Libros; 2014.

Fisher, B.; Montague, E.; Redmond, C.; Deutsch, M., *et al.* «Findings from NSABP Protocol No. B-04-comparison of radical mastectomy with alternative treatments for primary breast cancer. I. Radiation compliance and its relation to treatment outcome». *Cancer*, 1 de julio de 1980; 46(1): 1-13.

Fitzharris, L. *De matasanos a cirujanos: Joseph Lister y la revolución que transformó el truculento mundo de la medicina victoriana*. Madrid: Debate; 2018 (el original en inglés es de 2017).

Fleming, A. «On the antibacterial action of cultures of a penicillium, with especial reference to their use in the isolation of B. Influenzae». *Br J Exp Pathol*. 1929; X: 226.

—. *Penicillin, Its Practical Application*. Londres: Butterworth & Co; 1946.

Font, P. *Plantas medicinales: el Dioscórides renovado*. Barcelona: Ediciones Península; 2016.

Foot, J. *The man who closed the asylums. Franco Basaglia and the Revolution in Mental Health Care*. Londres y Nueva York: Verso; 2015.

Foucault, M. *Vigilar y castigar: Nacimiento de la prisión*. Madrid: Siglo XXI Editores; 2009 (el original en francés es de 1975).

Fowler, R.; Galvani, L. *Experiments and Observations Relative to the Influence Lately Discovered by M. Galvani and Commonly Called Animal Electricity*. Franklin Classics, 2018.

Fox, M. *U. S. apologizes for syphilis experiment in Guatemala*. Reuters, 1 de octubre de 2010.

Frances, A. *Saving Normal. An insider's revolt against out-of-control psiquiatric diagnosis, DSM-5, big pharma and the medicalization of ordinary life*. Nueva York: William Morrow; 2013.

Fry, S. Mythos: Los mitos griegos revisados. Barcelona: Anagrama; 2019 (el original en inglés es de 2018).

Galeano, E. *Las heridas abiertas de América Latina*. Madrid: Siglo XXI Editores; 1971.

Garattini, S.; Bertele, V. «Benefits, benefits, once more benefits... with no risk? Stop overlooking the harms of medicines». *Eur J Clin Pharmacol.* 2018; 74: 373-5.

Gargantilla, P. *Enfermedades que cambiaron la historia*. Madrid: La Esfera de los Libros; 2016.

Gaudino, M.; Samadashvili, Z.; Hameed, I.; Chikwe, J., *et al.* «Differences in Long-term Outcomes After Coronary Artery Bypass Grafting Using Single vs Multiple Arterial Grafts and the Association With Sex». *JAMA Cardiol.* 2020; 6(4): 401-9.

Gawande, A. «Big Med: Restaurant chains have managed to combine quality control, cost control, and innovation. Can health care?». *New Yorker. Annals of Health Care*, 13 de agosto de 2012.

—. *Ser mortal: la medicina y lo que importa al final*. Barcelona: Galaxia Gutenberg; 2015 (el original en inglés es de 2014).

Gillespie, L. D.; Robertson, M. C.; Gillespie, W. J.; Sherrington, C. «Interventions for preventing falls in older people living in the community». *Cochrane Database Syst Rev*, 12 de septiembre de 2012.

Goffman, E. *Internados: Ensayo sobre la situación social de los enfermos mentales*. Buenos Aires: Amorrortu; 2013 (el original en inglés es de 1961).

Goldacre, B. *I think you'll find it's a bit more complicated than that*. Londres: Harper Collins Publishers; 2014.

Gøtzsche, P. C.; Jørgensen, K. J. «Screening for breast cancer with mammography». *Cochrane Database Syst Rev*, 4 de juny de 2013; (6): CD001877.

Grífols, J. *Frederic Duran i Jordà. Un mètode, una època*. Barcelona: Hemo-Institut Grífols; 1997.

Grines, C.; Patel, A.; Zijlstra, F.; Weaver, W. D., *et al.* «Primary coronary angioplasty compared with thrombolytic therapy for acute myocardial infarction: Six-month follow up and analysis of individual patient data from randomised trials». *Am Heart J.* 2003; 145: 47-57.

Gross, D. M. «The Error in 'There's Nothing More We Can Do'». *The New York Times*, 15 de julio de 2015.

Growdon, M. E.; Shorr, R. I.; Inouye, S. K. «The Tension Between Promoting Mobility and Preventing Falls in the Hospital». *JAMA Intern Med.* 2017; 177(6): 759-60.

Grundmann, E. *Gerhard Domagk: The First Man to Triumph over Infectious Diseases. (Naturwissenschaft - Philosophie - Geschichte)*. Münster: LIT Verlag; 2005.

Gualandi, R.; Masella, C.; Viglione, D.; Tartaglini, D. «Exploring the hospital patient journey: What does the patient experience?». *Plos One.* 2019; 14(12): e0224899.

Guerra, F. *Historia de la medicina.* Madrid: Ediciones Norma-Capitel; 2007.

Guyatt, G.; Cairns, J. C.; Churchill, D.; Cook, D., *et al.* «Evidence-Based Medicine. A New Approach to Teaching the Practice of Medicine». *JAMA,* 4 de noviembre de 1992; 268(17): 2420-5.

Halvorson, G. C. *Health care will not reform itself.* Boca Ratón: CRC Press; 2009.

Hamilton, J. D. *The History of Infectious Diseases at Duke University in the Twentieth Century.* Duke: Lulu Publishing Services; 2015.

Han, X.; Zhang, J.; Liu, Z.; Tan, X. «Real-world visual outcomes of cataract surgery based on population-based studies: a systematic review». *Br J Ophthalmol.* 2022; 0: 1-10.

Harari, Y. N. *Sapiens. De animales a dioses: Breve historia de la humanidad. Barcelona: Debate; 2014* (el original en hebreo es de 2011).

—. *Homo Deus: Breve historia del mañana. Barcelona: Debate; 2016* (el original en hebreo es de 2015).

—. *21 lecciones para el siglo XXI. Barcelona; Debate; 2018* (el original en inglés es de 2018).

Hardt, M. D. *History of Infectious Disease Pandemics in Urban Societies.* Lanham: Lexington Books; 2016.

Haubrich, W. S. «Kussmaul who pioneered gastroscopy». *Gastroenterology,* noviembre de 2001; 121(5): 1038.

Hernández-Rodríguez, M. A.; Sempere-Verdú, E.; Vicens-Caldentey, C.; González-Rubio, F. «Evolution of polypharmacy in a Spanish population (2005-2015): A database study». *Pharmacoepidemiol Drug Saf,* abril de 2020; 29(4). 433-43.

Herrera-Pérez, D.; Haslam, A.; Crain, T.; Gill, J., *et al.* «A comprehensive review of randomized clinical trials in three medical journals reveals 396 medical reversals». *Elife,* 11 de junio de 2019; 8: e45183.

Heying, H.; Weinstein, B. *Guía del cazador recolector para el siglo XXI*. Barcelona: Planeta; 2022 (el original en inglés es de 2021).

Hill, J. D. «John H. Gibbon, Jr. Part I. The development of the first successful heart-lung Machine». *Ann Thorac Surg*, septiembre de 1982; 34(3): 337-41.

Hirsch, I. B. «Insulin pricing in the USA: the saga continues». *Lancet Diabetes Endocrinol*, 1 de octubre de 2022; 10(10): 695.

Holt-Lunstad, J.; Smith, T. B.; Baker, M.; Harris, T., *et al.* «Loneliness and Social Isolation as Risk Factors for Mortality: A Meta-Analytic Review». *Perspect Psychol Sci.* 2015; 10(2): 227-37.

Hürter, T. *Tiempo de incertidumbre. Los brillantes y oscuros años de la física (1895-1945)*. Barcelona: Tusquets Editores; 2022 (el original en alemán es de 2021).

Illich, I. *Némesis médica. La expropiación de la salud*. Barcelona: Barral Editores; 1975.

Iorio, A.; Stonebraker, J. S.; Chambost, H.; Makris, M., *et al.* «Establishing the Prevalence and Prevalence at Birth of Hemophilia in Males. A Metaanalytic Approach Using National Registries». *Ann Intern Med*, 15 de octubre de 2019.

Johnson, W. D.; Díaz, R. M.; Flanders, W. D.; Goodman, M., *et al.* «Behavioral interventions to reduce risk for sexual transmission of HIV among men who have sex with men». *Cochrane Database Syst Rev*, 16 de julio de 2008.

Karan, A. «Changing the way we communicate about patients». *The BMJ Opinion*, 29 de agosto de 2018.

Kassirer, J.; Wong, J.; Kopelman, R. *Learning clinical reasoning*. Second Edition. Filadelfia: Lippincott Williams & Wilkins; 2010.

Keeley, E. C.; Boura, J. A.; Grines, C. L. «Primary angioplasty versus intravenous thrombolytic therapy for acute myocardial infarction: A quantitative review of 23 randomised trials». *Lancet.* 2003; 361: 13-20.

Kendrick, D.; Kumar, A.; Carpenter, H.; Zijlstra, G. A. R., *et al.* «Exercise for reducing fear of falling in older people living in the community». *Cochrane Database Syst Rev*, 28 de noviembre de 2014.

Kiesler, D. J.; Auerbach, S. M. «Optimal matches of patient preferences for information, decision-making and interpersonal behavior: Evidence, models and interventions». *Patient Educ Couns*, junio de 2006; 61(3): 319-41.

Kleinert, S.; Horton, R. «From universal health coverage to right care for Health». *Lancet*, 8 de julio de 2017; 390(10090): 1012.

Kohn, L. T.; Corrigan, J. M.; Donaldson, M. S. *To Err is Human. Building a*

Safer Health System. Washington: Institut of Medicine. National Academy Press; 1999.

Kurata, J. H.; Haile, B. M. «Epidemiology of peptic ulcer disease». *Clin Gastroenterol*, mayo de 1984; 13(2): 289-307.

Lalonde, M. *A New Perspective of the Health of Canadians. A Working Document*. Ottawa: Government of Canada; 1974.

Laloux, F. *Reinventar las organizaciones*. Barcelona: Arpa y Alfil Editores; 2016 (el original en inglés es de 2014).

Landsteiner, K. *The Specificity of Serological Reactions*. Mineola, Nueva York: Dover Publications; 2013.

Lassi, Z. S.; Bhutta, Z. A. «Community-based intervention packages for reducing maternal and neonatal morbidity and mortality and improving neonatal outcomes». *Cochrane Database Syst Rev*, 23 de marzo de 2015.

Launer, J. *How not to be a doctor*. Londres: Duckworth; 2019.

Laurioz, P. Y. *Louis Pasteur: La réalité après la légende*. París: Éditions de Paris; 2003.

Lee, D. J.; Dallapiazza, R. F.; De Vloo, P.; Lozano, A. M. «Current surgical treatments for Parkinson's disease and potential therapeutic targets». *Neural Regen Res*, 13 de agosto de 2018; (8): 1342-5.

Lippi, G.; Sanchis-Gomar, F.; Cervellin, G. «Global epidemiology of atril fibrillation. An increasing epidemic and public health challenge». *Int J Stroke*, febrero de 2021; 16(2): 217-21.

Litynski, G. S. *Highlights in the history of laparoscopy: The development of laparoscopic techniques – a cumulative effort of internists, gynecologists, and surgeons*. Frankfurt: Barbara Bernert Verlag; 1996.

MacFarlane, G. *Alexander Fleming: The man and the myth*. Boston: Harvard University Press; 1984.

Macip, S. *¿Qué nos hace humanos? Notas para un biohumanismo racionalista. Barcelona: Arcadia*; 2022.

MacMahon, B.; Pugh, T. F. *Principios y métodos de epidemiología*. México: La Prensa Mexicana; 1975 (el original en inglés es de 1960).

Magner, L. N. *A History of Infectious Diseases and the Microbial World*. Westport: Praeger Publishers; 2009.

Makary, M. A.; Daniel, M. «Medical error – The third leading cause of death in the US». *BMJ*. 2016; 353: i2139.

Mann, T. *La montaña mágica. Barcelona: Edhasa; 2009* (el original en alemán es de 1924).

Marsh, H. *Ante todo no hagas daño*. Barcelona: Salamandra; 2016 (el original en inglés es de 2014).

—. *Y al final, asuntos de vida o muerte*. Barcelona: Salamandra; 2023 (el original en inglés es de 2022).

Marshall, B. J.; Warren, J. R. «Unidentified curved bacilli in the stomach of patients with gastritis and peptic ulceration». *Lancet*, 16 de junio de 1984; 1(8390): 1311-5.

Masson, C.; Eliacheff, C. *La fábrica de los niños transgénero: Cómo proteger a nuestros menores de la moda trans*. Barcelona: Deusto; 2023.

McCartney, M. «The fight is on: military metaphors for cancer may harm patients». *BMJ*. 2014; 349: g5155.

McDonagh, T. A.; Metra, M.; Adamo, M.; Gardner, R. S., *et al.* «ESC Guidelines for the diagnosis and treatment of acute and chronic heart failure». *Eur Heart J*, 21 de septiembre de 2021; 42(36): 3599-726.

McKeown, T.; Lowe, C. R. *Introducción a la medicina social*. Madrid: Siglo XXI Editores; 1981 (el original en inglés es de 1966).

McNeil, D. G. Jr. «*U. S. Apologizes for Syphilis Tests in Guatemala*». *New York Times*, 1 de octubre de 2010.

Meier, D. «Teaching doctors when to stop treatment». *Washington Post*, 19 de mayo de 2014.

Mendelson, W. B. *Nepenthe's Children: The history of the discoveries of medicines for sleep and anesthesia*. Nueva York: Pythagoras Press; 2020.

Merlino, J.; Raman, A. «Health Care's Service Fanatics». *Harv Bus Rev*, mayo de 2013.

Miller, A. B.; Wall, C.; Baines, C. J.; Sun, P., *et al.* «Twenty five year follow-up for breast cancer incidence and mortality of the Canadian National Breast Screening Study: randomised screening trial». *BMJ*, 11 de febrero de 2014; 348(9): g366.

Milne, I. «Who was James Lind and what exactly did he achieve». *J R Soc Med*. 2012; 105: 503-8.

Minnaar, J.; Morree, P. *Revolucionarios del Trabajo: Organizaciones pioneras que cambiaron radicalmente su forma de trabajar*. Amsterdam: Corporate Rebels Nederland; 2021 (el original en inglés es de 2019).

Mitjà, O.; Hays, R.; Ipai, A.; Penias, M., *et al.* «Single-dose azithromycin versus benzathine benzylpenicillin for treatment of yaws in children in Papua New Guinea: an open-label, non-inferiority, randomised trial». *Lancet*, 28 de enero de 2012; 379(9813): 342-7.

Mohan, M.; Keller, S.; Nicolson, A.; Biswas, S., *et al.* «The long-term outcomes of epilepsy surgery». *Plos One,* 16 de mayo de 2018; 13(5): e0196274.

Monagan, D.; Williams, D. O. *Journey into the Heart: A Tale of Pioneering Doctors and Their Race to Transform Cardiovascular Medicine.* Sheridan: Gotham Books; 2007.

Montori, V. *Por qué nos rebelamos. La revolución del paciente por una atención cuidadosa y gentil.* St Paul: The Patient Revolution; 2019 (el original en inglés es de 2017).

Morgan, D. J.; Dhruva, S. S.; Coon, E. R.; Wright, S. M., *et al.* «2019 Update on Medical Overuse. A Review». *JAMA Intern Med.* 2019; 179(11): 1568-74.

Mukherjee, S. *El emperador de todos los males. Una biografía del cáncer.* Barcelona: Editorial Debate; 2014 (el original en inglés es de 2011).

—. *El gen: Una historia personal. Barcelona: Debate, 2017* (el original en inglés es de 2016).

Nuland, S. B. *El enigma del doctor Ignác Semmelweis: Fiebres de parto y gérmenes mortales.* Barcelona: Antoni Bosch Editor; 2005.

Nunan, D.; O'Sullivan, J.; Heneghan, C.; Pluddemann, A., *et al.* «Ten essential papers for the practice of evidence-based medicine». *Evid Based Med,* febrero de 2018; 23(1): 25-8.

OECD Indicators. *Health at a Glance 2021* (el documento está accessible en la web de la OCDE).

O'Farrell, M. *La extraña desaparición de Esme Lennox. Barcelona: Salamandra; 2009* (el original en inglés es de 2006).

Ofri, D. *What patients say, what doctors hear.* Boston: Beacon Press; 2017.

OMS. *Informe mundial de malaria. Material informativo. Mensajes principales.* Organización Mundial de la Salud; 2021.

O'Neill, J. «Tackling drug-resistant infections globally: Final report and recommendations». *AMR Review,* mayo de 2016.

Orr, H. W. «Treatment of Osteomyelitis and Other Infected Wounds by Drainage and Rest». Reimpreso de SG&O, publicado por The *Surgical Publishing Co,* octubre de 1927: 446-64.

—. «The Orr Method for wounds and compound fractures». *JAMA.* 1942; 118(11): 917.

Ortiz, J. *L'artefacte.* Barcelona: Edicions de 1984; 2022.

Oshinsky, D.M. *Polio: An American Story.* Oxford: Oxford University Press; 2005.

Palmaz, J. C.; Sibbitt, R. R.; Reuter, S. R.; Tio, F. O., *et al.* «Expandable intra-luminal graft: a preliminary study. Work in progress». *Radiology*, julio de 1985; 156(1): 73-7.

Panagioti, M.; Khan, K.; Keers, R. N.; Abuzour, A., *et al.* «Prevalence, severity, and nature of preventable patient harm across medical care settings: systematic review and meta-analysis». *BMJ*. 2019; 366: 14185.

Papanicolaou, G. «New Cancer Diagnosis». *CA: A Cancer Journal for Clinicians*, mayo-junio de 1973.

Pereiro, X. M. *Chapapote*. Madrid: Libros del KO; 2022.

Petticrew, M.; Bell, R.; Hunter, D. «Influence of psycological coping on survival and recurrence in people with cancer: systematic review». *BMJ*. 2002; 325: 1066.

Plath, S. *La campana de cristal*. Barcelona: Random House; 2019.

Platón. *Diálogos IV. República. Madrid: Editorial Gredos; 2020.*

Plokhy, S. *Chernobyl. The History of a Nuclear Catastrophe*. Nueva York: Basic Books: 2020.

Porter, M. E.; Teisberg, E. O. *Redefining Health Care. Creating Value-Based Competition on Results*. Boston: Harvard Business School Press; 2006.

Prasad, V. K.; Cifu, A. S. *Ending medical reversal. Improving outcomes, saving lives*. Maryland: Johns Hopkins University Press; 2015.

Pronovost, P. «Here are 10 patient suggestions for hospitals. Let's make them happen». *KevinMD.com*, 5 de noviembre de 2015.

Quested, T.; Forbes, H.; O'Connor, C. *UNEP Foof Waste Index Report 2021.* United Nations Environment Programme 2021.

Qian, S. J.; Mo, J. J.; Si, M. S.; Qiao, S. C., *et al.* «Long-term outcomes of osteotome sinus floor elevation with or without bone grafting: The 10-year results of a randomized controlled trial». *J Clin Periodontol*, agosto de 2020; 47(8): 1016-25.

Ramón y Cajal, S. *El mundo visto a los ochenta años. Impresiones de un arteriosclerótico.* Sevilla: Editorial Renacimiento; 2021.

Reverby, S. M. «Ethical Failures and History Lessons: The U.S. Public Health Service Research Studies in Tuskegee and Guatemala». *Public Health Rev.* 2012; 34: 13.

Robins, S. Ducks in a row. Health Care Reimagined. Burnaby: Bird Communications; 2022.

Robinson, D. H.; Toledo, A. H. «Historical development of modern anesthesia». *J Invest Surg*, junio de 2012; 25(3): 141-9.

Rodríguez, J. L.; González, J.; Prieto, J. *Santiago Ramón y Cajal: bacteriólogo.* Santiago de Chile: Ars Médica; 2007.

Rodríguez-Artalejo, F.; Banegas, J. R.; Guallar-Castillón, P. «Epidemiología de la insuficiencia cardíaca». *Rev Esp Cardiol,* febrero de 2001; 57(2): 163-70.

Roger, V. L. «Epidemiology of Heart Failure. A Contemporary Perspective». *Circ Res.* 2021; 128: 1421-34.

Romero, E. *Historia económica del Perú.* Buenos Aires: Editorial Sudamericana; 1949.

Rosling, H. *Factfulness: Diez razones por las que estamos equivocados sobre el mundo. Y por qué las cosas están mejor de lo que piensas. Barcelona: Deusto; 2018* (el original en inglés es del mismo año).

Ruiz-Argüelles, G.; Gómez-Almaguer, D. «El trasplante de médula ósea, el Premio Nobel y la muerte del Dr. Edward Donnall Thomas». *Med Univ,* octubre de 2012; 14(57): 183-4.

Rumeau-Rouquette, C.; Bréart, G.; Padieu, R. *Méthodes en épidemiologie.* París: Flammarion Médecine-Sciences; 1970.

Sackett, D. L.; Straus, S. E.; Richardson, W. S. *Evidence-Based Medicine: How to Practice and Teach EBM.* Londres: Churchill-Livingstone; 1995.

Sacks, O. *Gratitud.* Barcelona: Anagrama; 2016 (el original en inglés es de 2015).

Saeterdal, I.; Lewin, S.; Austvoll-Dahlgren, A.; Glenton, C., *et al.* «Interventions aimed at communities to inform and/or educate about early childhood vaccination». *Cochrane Database Syst Rev,* 19 de noviembre de 2014.

Sala, X. *De la sabana a Marte. La economía de la inteligencia natural.* Barcelona: Conecta; 2023.

Salpeter, S.; Buckley, J. S.; Chatterjee, S. «Impact of more restrictive blood transfusion strategies on clinical outcomes: a meta-analysis and systematic review». *Am J Med,* febrero de 2014; 127(2): 124-31.

Sallnow, L.; Smith, R.; Ahmedzai, S. H.; Bhadelia, A., *et al.* «Report of the Lancet Commission on the Value of Death: bringing death back into life». *Lancet,* 26 de febrero de 2022; 399: 837-84.

Santosa, K. B.; Kim, H. M.; Hamil, J. B.; Wilkins, E. G., *et al.* «Long-term Patient-Reported Outcomes in Postmastectomy Breast Reconstruction». *JAMA Surg.* 2018; 153(10): 891-9.

Schraff, A. E. *The Life of Dr. Charles Drew: Blood Bank Innovator.* Nueva York: Enslow Publications; 2015.

Sellers, E. E. «Early pragmatists». *Science*, 30 de diciembre de 1966; 154 (3757): 1604.

Sharfstein, J. M. *The Public Health Crisis. Survival Guide. Leadership and Management in Trying Times*. Oxford: Oxford University Press; 2018.

Shilts, R. *And the Band Play on. Politics, People and the AIDS Epidemic. 20th Anniversary Edition*. Nueva York: St. Martin's Griffin, 2007.

Skou, S. T.; Roos, E. M.; Laursen, M. B.; Rathleff, M. S., *et al*. «A Randomized, Controlled Trial of Total Knee Replacement». *N Engl J Med*. 2015; 373: 1597-606.

Snellen, H. A. *Willem Einthoven (1860-1927), father of electrocardiography: Life and work, ancestors and contemporaries*. Dordrecht: Kluwer Academic Publishers; 1995.

Sontag, S. *La enfermedad y sus metáforas. El sida y sus metáforas*. Barcelona: Penguin Random House Editorial; 2008 (el original en inglés es de 1988-1989).

Sotomayor-Tribín, H. A.; Prieto-Ortiz, R. B.; Ramírez-Buriticá, P. A. «El endoscopio en gastroenterología. Breve reseña». *Medicina*, julio-septiembre de 2022; 44(3): 497-501.

Spinney, L. *Pale Rider. The Spanish flu of 1918 and how it changed the world*. Londres: Vintage; 2017.

Stacey, D.; Légaré, F.; Lewis, K.; Bennett, C. L., *et al*. «Decision aids for people facing health treatment or screening decisions». *Cochrane Database Syst Rev*, 28 de enero de 2014.

Stein, L. I.; Test, M. A. *Alternatives to mental hospital treatment*. Nueva York: Plenum Press; 1978.

Susaeta Ediciones (obra editorial sin autores identificados). *Historia de la medicina. Atlas ilustrado*. Madrid: Susaeta Ediciones; 2018.

Tampa, M.; Sarbu, I.; Matei, C.; Benea, V., *et al*. «Brief History of Syphilis». *J Med Life*, 15 de marzo de 2014; 7(1): 4-10.

Tan, A. *La hija del curandero*. Barcelona: Plaza & Janés; 2001 (el original en inglés es del mismo año).

Thomas, L. *The Youngest Science. Notes for a Medicine-Watcher*. Nueva York: Penguin Books; 1995.

Torres, M.; Figueras, M. *Cartes a Mahalta*. Barcelona: Club Editor; 2017.

Trueta, J. *Fragments d'una vida. Memòries*. Barcelona: Edicions 62; 1978.

Varela, J.; Roure, C.; Brugués, A.; Bayona, X., *et al*. *Innovant en l'atenció primària a Catalunya. Una aproximació a la realitat*. Barcelona: Societat Catalana de Gestió Sanitària, febrero de 2021.

Villalonga, L. *Bearn o la sala de las muñecas*. Barcelona: Malpaso Ediciones; 2017.

Wagstaff, A. «Poverty and Health sector inequalities». *Bull World Health Organ*. 2002; 80(2): 97-105.

Watson, H. J.; Yilmaz, Z.; Thornton, L. M.; Hübel, C., *et al*. «Genome-wide association study identifies eight risk loci and implicates metabo-psychiatric origins for anorexia nervosa». *Nat Genet*, agosto de 2019; 51(8): 1207-14.

Watson, J. *The Double Helix: A Personal Account of the Discovery of the Structure of DNA*. Nueva York: Atheneum; 1968.

Wen, L.; Kosowsky, J. *When doctors don't listen. How to avoid misdiagnoses and unnecessary tests*. Nueva York: Thomas, Dunne Books; 2013.

Williams, E.; Buck, D.; Babalola, G. *What are health inequalities?* Londres: The King's Fund; 2020.

World Health Organisation. *World mental health report. Transforming mental health for all*. WHO; 2022.

Wright, A. D. «Venereal disease and the great». *Brit J Vener Dis*. 1971; 47: 295-306.

Zweig, S. *Momentos estelares de la humanidad*. Barcelona: Acantilado; 2002 (el original en alemán es de 1928).

—. *Erasmo de Rotterdam*. Barcelona: Editorial Juventud; 1986 (el original en alemán es de 1934).

Agradecimientos

Mi primer agradecimiento es para Gemma, que me ha aportado su criterio de lectora experta en cada uno de los ochenta relatos del libro.

También deseo expresar mi gratitud a los siguientes amigos y amigas que han colaborado en la mejora de los textos: Enric Agustí, Joan Berenguer, Jaume Capó, Rafael Clusa, Joan Escarrabill, Marga Esteve, Gloria Gálvez, Lluïsa Garcia, Rafael Manzanera, Núria Nadal, Vicente Ortún, Jaume Padrós, Mercè Penalba, Andreu Segura, Jaume Sellarès, Josep Tabernero, Antoni Trilla y Teresa Verdura.